Lucien Israël

Die unerhörte Botschaft der Hysterie

Lucien Israël

Die unerhörte Botschaft der Hysterie

Dritte Auflage

Ernst Reinhardt Verlag München Basel

Titel der französischen Originalausgabe:
„L' hystérique, le sexe et le médecin"

Aus dem Französischen von

Dr. med. Peter Müller, Karlsruhe, und
Dr. med. Peter Posch, Freiburg

Die Deutsche Bibliothek – CIP-Einheitsaufnahme

Israël, Lucien:
Die unerhörte Botschaft der Hysterie / Lucien Israël. [Aus dem Franz. von Peter Müller und Peter Posch]. – 3. Aufl. – München ; Basel : E. Reinhardt, 1993
Einheitssacht.: L' hystérique, le sexe et le médecin ⟨dt.⟩
ISBN 3-497-01142-8

ISBN 3-497-01142-8

Printed in Germany

INHALTSVERZEICHNIS

*Die Hysterie ist kein Phänomen der Pathologie und kann in jeder Hinsicht als höchste expressive Möglichkeit angesehen werden.**
Aragon, Breton

Ouvertüre

Seit einer Reihe von Jahren bin ich in Sachen Hysterie quer durch Frankreich und einen Teil Europas gereist. Ich habe dabei gelernt, daß nach jeder Darstellung, jedem Vortrag, jeglichem Beitrag zu diesem Thema jemand mit der Bemerkung zur Stelle war, ich hätte diesen oder jenen Gesichtspunkt vernachlässigt. Das liegt nicht zuletzt an meinen eigenen Grenzen. Aber solche Interventionen bezeugen auch, daß die Hysterie einen zwangsläufig mit den Grenzen des Wissens konfrontiert. Die Hysterie lehrt. Und aus eben dieser Lehre geht hervor, daß jede Aussage über die Hysterie unzulänglich bleiben muß. Was ungesagt oder ungeschrieben blieb, kann der Zuhörer oder der Leser entdecken, der dabei von der Hysterikerin indirekt geführt wird. Die Lehre der Hysterie ist eine Anleitung zu Reflexion, zu Kritik. Und weil die Hysterikerin immer etwas Unvorhergesehenes oder Unerhörtes schaffen wird, kann es kein vollständiges Lehrbuch der Hysterie geben, denn sie würde einem immer zeigen, daß etwas darin fehlt.

Deshalb ist hier auch ein Zusammenstoß zwischen Hysterikerin und Arzt, eine Auseinandersetzung zwischen der Lehre der Hysterie und dem Wissen der Medizin unvermeidbar. Seit einigen Jahren kann man an den Medizinischen Fakultäten eine inflationäre Zunahme des Lehrstoffs beobachten. Vielleicht gab es für den Arzt einmal Zeiten, in denen er in seinem Fach alles wissen konnte. Doch ist das schon lange her. Trotzdem scheint sich der Arzt das nicht eingestehen zu wollen; er tut weiter so, als ob er alles wissen könnte, als ob er auf alles eine Antwort hätte, wie wenn ihn nichts überraschen könnte. Insofern Lehre und Wissen der Medizin ausschöpfend sein wollen, werden sie vor allem erschöpfend. Da der Arzt von dieser Totalität oder Pseudototalität überzeugt oder aber zu matt ist, sie in Frage zu stellen, kann ihn eine Hysterikerin nur noch schockieren oder beleidigen, wenn sie ihm zeigen will, daß sein Wissen lückenhaft ist. Die Hysterikerin rüttelt an der bequemen Position eines Schon-Bescheid-Wissens und bringt alle gesicherte Kenntnis durcheinander. Sie zeigt, daß etwas zu erschaffen, zu erfinden und zu wünschen übrigbleibt.

---

* Zur 50-Jahr-Feier der Hysterie. *La révolution surréaliste,* 1918,11.

Der Titel dieses Buches gleicht der Beschreibung einer Reiseroute.* Es gibt Reisen, die man mit einem wissenschaftlichen Ziel unternimmt, und andere, eher touristische, bei denen man mit dem Führer in der Hand bestrebt ist, ja keinen der kulturell oder gastronomisch interessanten Punkte der Reiseroute zu versäumen. So hätte der Titel dieses Buches auch heißen können: „Bei meinem Spaziergang durch ..." Das hätte sich vielleicht nicht sehr ernsthaft angehört. Aber – ist das Ernste interessant?

Dieser Spaziergang durch die Hysterie, der an manchen überraschenden Punkten Halt machen wird, soll das Interesse des Lesers wecken und ihm etwas von der Einstellung des Amateurs zurückgeben (in Amateur steckt das Wort *amo*: ich liebe), die ihm durch Arbeit, Wissenschaft und den „Ernst des Lebens" oft genug verloren ging.

Es soll versucht werden, die Lehren der Hysterie zu vermitteln, sie all denen zugänglich zu machen, für die das, was die Neurose zu sagen hat, interessant ist, die ahnen, daß es interessant ist, der Neurose zuzuhören. Dieses Zuhören läßt einen eingefahrene Gewohnheiten und Haltungen aufgeben und führt zur Wiederbelebung unserer Beziehung zum Anderen. Dies nicht allein auf individueller Ebene, sondern auch in der Gruppe und im sozialen Bereich. Die Hysterie ist revolutionär. Sie stand am Anfang der psychoanalytischen Revolution, aber sie hat bei weitem noch nicht alle ihre Früchte hervorgebracht.

So könnte man die Hysterie eingewoben in vielen Protest- und Befreiungsbewegungen wiederentdecken, wie auch in den von repressiven, unterdrükkenden Systemen offengelassenen Freiräumen.

Läßt sich der Arzt auf die Hysterie ein, dann wird er sich wieder für seine Arbeit interessieren können und die Freude am Entdecken wiederfinden, die wie jede wirkliche Freude nicht immer ohne Beunruhigung entstehen kann. Diese wiedergefundene Freude ist die Opfergabe, die uns die Hysterikerin wird lassen müssen, wenn sie unseren Weg kreuzt.

---

* A. d. Ü.: Der französische Titel lautet: *L'hystérique, le sexe et le médecin.*

GESCHICHTLICHES ALS EINFÜHRUNG ODER – DIE LEGENDÄRE HYSTERIE

Geschichte oder Legende? Man wird wählen müssen. Entweder man legt fest, was Hysterie ist, und begnügt sich damit, die Bausteine zusammenzusuchen, die zum derzeitigen medizinischen Konzept passen, oder man öffnet sein Ohr den Hysterien früherer Tage; nicht nur aus der Geschichte der Medizin, auch aus den Mythen, aus der Volkssprache, aus allem, woraus Legenden entstehen. Nur wenn man sich vom Ballast allzu gründlicher Kenntnisse, die doch oft nur aus Vorurteilen bestehen, befreit, kann man einen Zugang zur Hysterie finden.

„Die Definition der Hysterie ist niemals gegeben worden und wird auch niemals gegeben werden", schrieb Lasègue, und er rechtfertigte diesen Standpunkt mit dem Formenreichtum und der Veränderlichkeit dessen, was er als Symptome ansah. Der Satz Lasègues sollte aber ergänzt werden, und zwar auf folgende Weise: „Die Definition der Hysterie ist niemals gegeben worden und wird auch niemals ... von einem Arzt gegeben werden." Denn, was das Blickfeld einengt und jede Definition verhindert, ist das Haften an starren medizinischen Konzepten. Das soll nicht heißen, daß sich kein Arzt an der Definition der Hysterie versuchen dürfte, sondern nur, daß er sich zuerst einmal von dem durch sein Wissen konstituierten Rahmen losreißen, sich von seiner Rolle distanzieren und neue Mittel und Wege erfinden müßte, mit denen er etwas in Angriff nehmen kann, von dem sich mit Sicherheit eines sagen läßt, nämlich, daß es keine Krankheit wie alle anderen ist.

Die medizinische Einstellung, oder besser gesagt, die Einstellungen der Medizin gegenüber der Hysterie lassen sich in zwei gegensätzliche Typen unterteilen: die allen Ärzten wohlbekannte zurückweisende Haltung, die sich etwa folgendermaßen ausdrückt: „Das sind keine echten Kranken, die bilden sich das nur ein." Und die dazugehörige Umkehrung, die Haltung der Psychiater, die sich mit ihren Kranken zwar nicht aus dem Bereich der Medizin ausgeschlossen, aber doch von der Kollegenschaft zurückgewiesen fühlen und nunmehr versichern: „Die Hysterie ist eine Krankheit wie jede andere." Gerade den Psychiatern muß man so eine Behauptung nachsehen, ist sie doch in ihren Augen gerechtfertigt; denn indem sie unter der gesellschaftlichen Ächtung ihrer Kranken leiden, können sie kaum verkennen, daß dieser Ausschluß auf sie selbst zurückfällt. Der Psychiater ist mit seinen Kranken in den Asylen interniert. Warum hat er diesen Weg, dieses Leben gewählt? Altruismus, wissenschaftliches Interesse, eigene Neurose, um nur einige Motive zu nennen, die so eine Wahl verständlich erscheinen lassen. Doch solche Erkenntnisse machen es einem noch lange nicht leichter, nach dieser

Wahl mit sich im Einklang zu stehen. So erklärt sich das Verhalten des manchmal etwas verlegenen Psychiaters und seine Beteuerung, daß die seelischen „Krankheiten" zu den anderen Krankheiten zu rechnen seien. Dabei wäre es gerade im Interesse der wissenschaftlichen Forschung besser, an der Besonderheit der seelischen Erkrankungen, des Verrücktseins, festzuhalten, auch wenn das hin und wieder zu Komplikationen in der Beziehung zu den Kollegen führt; man muß sich nämlich auf die in der traditionellen Medizin üblichen Untersuchungsmethoden beschränken, wenn man sie als gewöhnliche Krankheiten ansieht. Es ist doch aber offenkundig, daß die Psychiatrie von einer möglichst vielseitigen, multidisziplinären Betrachtungsweise nur profitieren kann. Schon die Bezeichnung Hysterie wird auch in Bereichen gebraucht, die von der Medizin ganz weit entfernt sind. Sie ist Bestandteil der Umgangssprache, und es ist fraglich, ob die „Hysterie" der Umgangssprache dem medizinischen Hysteriebegriff entspricht.

Ob Arzt oder nicht, jeder muß damit rechnen, eine ganze Menge Hysterien in seinem Bekanntenkreis zu entdecken. Daraus ließe sich schon als erstes folgern: keineswegs alle Hysterien durchlaufen die „Sanierungsmaßnahmen" des Arztes. Nur die gescheiterten Hysterien, die „kranken" Hysterien machen mit dem Arzt Bekanntschaft; was den Gedanken nahelegt, daß es vielleicht gelungene Hysterien gibt, wenigstens solche, die der Medizin entgehen. Dieser Gesichtspunkt darf keinesfalls vernachlässigt werden.

Mit Hilfe dieser Vorbemerkungen können wir uns jetzt einigen Etappen der medizinischen Auffassung über die Hysterie zuwenden, Etappen, in denen nach allgemeiner Ansicht eine grundsätzliche Weichenstellung erfolgte. Wie üblich kann man zunächst mit einem Zitat von Hippokrates anfangen und sich im gleichen Atemzug daran erinnern, daß man schon auf einigen ägyptischen Papyrusrollen Beschreibungen findet, die sich nur auf die Hysterie beziehen können. Und wie sollte es auch anders sein? Wo es menschliche Sexualität gibt, kann die Hysterie nicht fehlen.

Der Anstoß zu dem ganzen Trubel ging von Hippokrates aus. Die von ihm beschriebenen Störungen haben etwas mit Wanderungen des Uterus zu tun. Der durch Enthaltsamkeit seiner Eigentümerin frustrierte Uterus (griechisch: hysteron) wandert im Körper umher, *quaerens quem devoret*, um sich schließlich im Gehirn festzufressen, wo ihm die weiße Substanz das zu spärlich zur Verfügung gestellte Sperma ersetzt. Dabei erzeugt er Fieber und Ausdünstungen, Krisen und Kreischen* oder vielleicht „Schreie und Flüstern"**.

Die uterinen Wanderungen lassen an andere Wanderungen weiblicher

---

* A. d. Ü.: Französisch *crises et cris*.

** Der Text wurde zu einer Zeit geschrieben, als der Film *Schreie und Flüstern* von Bergman lief, ein Film, in dem an Hysterie kein Mangel herrscht.

Geschlechtsorgane denken: die der „gezähnten Scheiden" in den Mythen amerikanischer Indianer. Besonders bei den Murias findet man die Legende, daß gezähnte Scheiden nachts den Körper ihrer Herrinnen verlassen, um die Früchte des Feldes abzuweiden. Nach der Gefangennahme durch die Menschen wurden sie ihrer Zähne beraubt und mit Hilfe der Klitoris an ihrem ursprünglichen Ort festgenagelt.

Warum die Verknüpfung eines hippokratischen Textes über die Wanderungen der Gebärmutter im Körperinneren mit einer Indianerlegende über die Beutezüge der gezähnten Scheiden? Dafür zwei Begründungen: erstens, um zu zeigen, daß die weiblichen Geschlechtsorgane „fressend" sind, und zweitens, um zu betonen, daß es sich hier um männliche Phantasmen handelt. Es muß von nun an festgehalten werden, daß jeder Zugang zur Hysterie immer durch solche Phantasmen verstellt ist. Diese Phantasmen bringen die Angst oder die Verärgerung der Männer speziell gegenüber der Hysterikerin zum Ausdruck, wodurch sie besser verstecken können, daß sie die gleichen Empfindungen gegenüber der Frau allgemein haben.

Erinnern wir uns noch einmal an Hippokrates: Sprichwörter wie „das ist ihr zu Kopfe gestiegen" sind nicht so sehr Beweise für eine jahrhundertelange mündliche Überlieferung außerhalb der Medizin, deren Ursprung bei dem griechischen Arzt zu suchen wäre, als vielmehr Hinweise für eine immer aus den gleichen Quellen gespeiste Inspiration. Dabei spielt es kaum eine Rolle, ob sich die durch die Sexualität verursachten Phantasmen auf die Männer oder die Frauen beziehen.

Die ganze vorwissenschaftliche Medizin beruht sowieso hauptsächlich auf phantasmatischen Vorstellungen und nur zu einem kleinen Teil auf philosophischen oder logischen Erwägungen. Nicht, daß der Phantasieanteil uninteressant wäre, nur scheint sich die Medizin so sehr ihrer Anfänge zu schämen, daß sie alles vermeidet, was sie an diese, zumindest nach heutigem Verständnis unwissenschaftliche Ära erinnern könnte.

So entsteht vor unseren Augen das Bild einer Medizin, die sich in Kleinigkeiten verliert und die Phantasie als Hexenwerk verfolgt, womit sie einen unentbehrlichen Motor jeder Kreativität aufgibt.

Dann kam Galenus. Seine Leistung bestand darin, die Gebärmutter zu fixieren, ohne daß er allerdings bestritt, daß die Enthaltsamkeit die Ursache hysterischer Störungen sei. Zwar wandert die Gebärmutter nun nicht mehr im Körper umher, doch bleiben Ursachen und Wirkungen der Hysterie dieselben.

Die mittelalterliche Medizin trägt kaum etwas zum Verständnis der Hysterie bei. Sie hat sich in dieser Epoche allgemeiner Religiosität in andere Bereiche zurückgezogen. Aufgehend in makelloser Inbrünstigkeit erregt die Hysterie in der Blütezeit des Mittelalters kaum Aufsehen.

Aber mit dem Ende des Mittelalters, vor allem nach Reformation und Gegenreformation, mehren sich die religiösen „Verirrungen" und mit ihnen die Hexen und Hexenmeister. Im Rahmen der Inquisition kam es dann zu den Hexenverfolgungen. Interessant ist hier der Wechsel vom individuellen Ausdruck der Hysterie zur Massenhysterie, Ansteckung, Nachahmung und Identifizierung: Auf Grund der Ungenauigkeit der Begriffe kann hier jeder verstehen, was ihm beliebt. Analog den Vorgängen in der Öffentlichkeit entstehen solche Phänomene wahrscheinlich im Gefolge einer Aktion und erfahren ihre Definition erst nachträglich. So hat die Hexenjagd dem Hexensabbat den Weg bereitet und neue Ausdrucksmöglichkeiten wie Besessenheit und Trancezustände geschaffen. So ähnlich wie die heutige weite Verbreitung von Vorbeugemaßnahmen gegen depressive Zustände und Selbstmorde das Auftreten dieser Symptome oder besser gesagt die Wahl solcher Verhaltensweisen geradezu begünstigt. In dem Maße, in dem sich die Hysterie in religiöse Bereiche, vor allem in deren profanere, nichtsdestoweniger aber sehr anregende Varianten zurückzog, entmedikalisierte sie sich.

„Sich zurückzog" ist eine etwas unklare Ausdrucksweise. Denn, eben den Ärzten, gerade den Molière-haftesten, entronnen, lieferte sie sich sogleich wesentlich spektakulärer den neuen Verfolgern aus. Wieder einmal begegnete sie dem Phantasma des Mannes, durch das sie zur Feindin erklärt wurde. Anders ausgedrückt: unter äußerlich sehr verschieden aussehenden Formen, zwischen denen kaum Gemeinsamkeiten zu erkennen sind, entdeckt man eine identische Struktur: eine „Behandlung", die die Hysterie unschädlich machen soll ... unschädlich für das männliche Phantasma.

Mit Paracelsus kehrt die Hysterie wieder zur Medizin zurück. Es bedarf nicht mehr des Übernatürlichen, damit die hysterischen Phänomene entstehen; die Gedanken und Phantasien – freilich nur die der Kranken – reichen jetzt dafür aus.

Im darauffolgenden, also im 17. Jahrhundert, konsolidiert sich die „Wiedereingliederung" der Hysterie in die Medizin durch den Gehirnanatomen Willis. In seiner Beschreibung der Hysterie beläßt er ihr zwar einen viszeralen Ursprung, nimmt aber an, das Gehirn habe dabei eine Relaisfunktion.

Auch Sydenham, den englischen Hippokrates, einen berühmten Zeitgenossen und Landsmann von Willis, ließ die Hysterie nicht ganz gleichgültig. Ja sowenig, daß er sie sogar der Hinterlist, Verlogenheit und Vortäuschung falscher Tatsachen bezichtigte. Gerichtet war diese Warnung an die Adresse der Ärzte, die sich vor dieser Simulantin in acht nehmen sollten. Doch war das wirklich ein Zeichen von Undankbarkeit der Ärzte gegen die Hysterie; denn in einer Zeit als der Fortschritt der ärztlichen Wissenschaft mehr im Bereich ihrer Grundlagenforschung als dem ihrer Behandlungen lag, stellte gerade die Hysterie den Hauptanteil ihrer Heilerfolge. Wieder bleibt die Hysterie Objekt der Phantasmen des Mannes, in diesem Falle des Arztes. Es ist nicht der Arzt, der die Hysterie nicht versteht, nein, sie benutzt die medizinischen Spielregeln, um ihn zu hintergehen, etwas, das in den Augen der Ärzte einem Spiel mit den ehernen Gesetzen der Wissenschaft gleichkommt.

Die Warnung Sydenhams ist nur eines von vielen Beispielen für die Stimmen, die sich erheben, um die Hysterie aus dem Felde ernsthafter Studien zu verbannen.

Unter diesen Umständen konnte man auch im Zeitalter der Aufklärung keine Rehabilitierung der Hysterie erwarten. Es gab in der damaligen Zeit zwei Strömungen, die vielleicht noch nicht hinreichend erforscht sind. Einerseits erfüllte das Allgemeinkrankenhaus – es ist, wie Michel Foucault gezeigt hat, aus den Leprahäusern hervorgegangen – mehr den je seine Aufgabe, all das auszusondern, wofür man damals noch nicht das Wort „Randgruppen" hatte, aber man kann sicher sein, daß dort in erster Linie Hysterien interniert waren. Auf der anderen Seite wimmelte es um Mesmer herum von Wunderdoktoren, deren Hauptklientel sich ebenfalls aus den Hysterien rekrutierte, und denen sie ihre größten Heilerfolge zu verdanken hatten. Man ist durchaus nicht dazu berechtigt, diese Erfolge in Gänsefüßchen zu setzen, sind sie doch auf keinem anderen Wege zustandegekommen wie die Heilungen von Hysterien in der Gegenwart, auf einem Wege, der von den Ärzten von heute nicht weniger verkannt wird als damals von den Magnetiseuren. Solche Heilungen ereigneten sich meist kollektiv. Sie setzten lediglich das fort, was sich am Grab des Diakons Pâris auf dem Friedhof St. Médard abspielte.*

Einsperren auf der einen Seite, mondäne Therapeutik auf der anderen, wie könnte man in diesem doppelten Vorgehen das Janusgesicht der psychiatrischen Praxis verkennen: hier die private Psychiatrie mit liberaler Einstellung und freien Klienten, dort öffentliche, funktionalisierte Psychiatrie zur Versorgung der hospitalisierten Kranken.

Im 19. Jahrhundert schließlich erscheint ein „Medizinpapst" der mit seiner ganzen Autorität für die Rückkehr der Hysterie in die Medizin eintritt und das erneuert, was sich schon im 17. Jahrhundert durch Paracelsus ereignet hat. Doch diesmal, unter Charcot, hat sich die Medizin bereits allgemein eingebürgert. Sie braucht die Konkurrenz von Zauberern und Hexenmeistern aller Art

---

* A. d. Ü.: Pâris, François de (1690–1727), Diakon des Jansenismus, zu dessen Grab Anfallsleidende pilgerten.

nicht mehr zu fürchten. Sowohl aufgrund der Systematisierung der Ausbildung als auch ihrer großen Erfolge wegen ist die Medizin auf dem besten Wege, die Öffentlichkeit für sich zu gewinnen.

Charcot trägt also entscheidend dazu bei, die Hysterie als Krankheit salonfähig zu machen. Er liefert eine klinische Beschreibung, die noch heute als Grundlage dient. Versucht man heutzutage, diese oder jene Entwicklung, Angleichung oder Anpassung der Symptome zu formulieren, so beruft man sich immer noch auf das von Charcot beschriebene klinische Bild. Er ist es auch, der der männlichen Hysterie Eingang in die Medizin verschafft. Man glaube aber nur nicht, daß die Hysterie mit Charcots Arbeiten aufgehört hätte, der Medizin Fragen aufzugeben. Sie ließ den Ärzten auch weiterhin keine Ruhe. Man kann nur staunen, wenn man liest, was die damaligen großen Männer der Medizin über die Hysterie schreiben konnten. So blieben z. B. Broussais und Landouzy weiter der uterinen Theorie treu. In seiner 1815 erschienenen Arbeit „*Traité des maladies nerveuses ou de l'hystérie et de l'hypocondrie*“ stimmt Louyer-Villermay mit Hippokrates völlig überein. Er bestätigt, daß die Hysterie auf einer Ansammlung von Sperma (wohlgemerkt von weiblichem!) und Menstrualblut in der Gebärmutter beruhe. Der Beweis dafür: wenn man den Finger in die Scheide einer Hysterikerin einführt, kann man die wurmförmige Bewegung der Gebärmutter fühlen.

Bouillaud dagegen ist der Auffassung, daß man der Gebärmutter die ursächliche Bedeutung für die Hysterie absprechen muß, denn, wie er meint, übe das Nervensystem keinerlei Wirkung auf die Gebärmutter aus. Außerdem sei der Uterus in Wirklichkeit kein wesentlicher Bestandteil des Geschlechtsapparates, denn – er fehle beim Mann, der demnach einen vollständigen Geschlechtsapparat besitzt!

In dieser Atmosphäre, von der Briquet 1859 im „*Traité clinique et thérapeutique de l'hystérie*“ ein Resümee gibt, beginnt Charcot mit seinen Arbeiten. 1862 erhält er einen Ruf an die Salpêtrière; 1882 eröffnet er dort seine Neurologische Abteilung. Als Spezialist für Pathologische Anatomie ist er auf der Suche nach der ursächlichen Läsion der Hysterie und führt, als er sie nicht finden kann, das Konzept der „dynamischen Läsion“ ein.

Obwohl Charcot die durch die Hysterie gestellten Probleme nicht lösen konnte, ruft auch er die obligate Reaktion von Zurückweisung hervor, die immer, wenn es um die Hysterie geht, auftritt. Babinski, ein Schüler Charcots, bemühte sich wenig später um die Unterscheidung neurologischer Krankheitsbilder anhand objektiver Symptome und gab der Hysterie damit eine negative Definition. Das Niveau der neurologischen Kenntnisse profitierte davon ebenso wie der Neurologe, der nun ein zusätzliches Mittel in der Hand hatte, um sich vor der Hysterie zu schützen. Nur hieße das, die Rechnung ohne die Hysterie zu machen.

1885 aber nimmt ein „Anderer" an den Lektionen Charcots teil, ein Mann anderer Herkunft, mit anderem Werdegang und von anderer Nationalität.

Zahlreiche Arbeiten haben sich mit der Frage beschäftigt, wie die Psychoanalyse im Denken Freuds entstanden sein könnte. Auch hat man zu präzisieren versucht, welchen Impuls Freud durch die Ausbildung bei Charcot bekommen haben könnte. Doch das Genie läßt sich nicht erklären. man würde damit nur erneut der in der Medizin unablässig auftauchenden Versuchung erliegen, alles für erklärbar und verstehbar zu halten, getreu der Devise: Alles, was nicht verständlich gemacht werden kann (zu ergänzen: einem durchschnittlichen, nicht immer gerade differenzierten Auffassungsvermögen), wird nicht in die Wissenschaft aufgenommen, folglich auch nicht in die Medizin.

Es ginge über den Rahmen dieser Arbeit hinaus, wollte man die Entwicklungsschritte in Freuds Denken darstellen. Hier soll nur von den Beziehungen zwischen Hysterie und Psychoanalyse die Rede sein.

Schon 1882 hatte sich Freud für den „Fall Anna O." interessiert, eine Hysterikerin, von der ihm sein Freund Breuer erzählt hatte. Bei Charcot wird er erneut mit den Hysterikerinnen konfrontiert. Dann wieder in seiner eigenen Praxis. Schließlich erscheinen 1895 die *„Studien über Hysterie"* von Freud und Breuer. Damit ist die Psychoanalyse geboren und mit ihr die psychoanalytische Revolution. Revolution, weil eine andere kausale Ordnung eingeführt wurde, zunächst in der Medizin; doch von Anfang an bewirkte sie auch eine Umwälzung des gesamten Denkens der Zeit. Was danach folgte, charakterisiert jede Revolution: eine Reaktion. Jeder Umsturz, der den Menschen aus seinen Bequemlichkeiten herausreißt, ruft bei ihm Widerstände hervor, die danach trachten, sich der störenden Aktion zu widersetzen und diese zu vernichten. Die Psychoanalyse hat alle Formen von Gegnerschaft erfahren, wie Verpönung seitens der Ärzte und aller ehrenwerten Leute. Weil sie die Sexualität zum Studienobjekt erhob, rückte sie der Moral, der Religion und den Grundfesten des Staates zu Leibe. Durch die Entdeckung der kindlichen Sexualität stellte die Psychoanalyse alles Reine und Schöne in Frage. Selbst das Sprechen wurde verdächtigt: ein Wort kann ein anderes in sich verbergen.

Man muß sich hier an ein wichtiges Detail des damaligen medizinischen, insbesondere aber psychiatrischen Denkens erinnern. Gerade hatte Morel 1857 im *„Traité des Dégénérescences Physiques, Intellectuelles et Morales de l'espéce humaine"* der wissenschaftlichen Welt die Ursache der Geisteskrankheiten erklärt. Diese Ursache liege in einer erblichen, aber ursprünglich erworbenen

Entartung der Rasse. Und wie sollte diese Erblichkeit erworben worden sein? Vorwiegend durch Laster, Laster, von denen vor allem die Arbeiterklasse befallen sei: Alkoholismus, Rauchen, Prostitution, Mangel an bürgerlicher Gesinnung. Zwar spielte das Elend bei den Entartungen eine gewisse Rolle, aber es wurde selbst als unmittelbare Folgeerscheinung des Lasters angesehen.

Ohne den Gedanken an eine Vererbung völlig abzulehnen (hingegen verwendete Freud nie den rassistischen Begriff der Entartung), betonte Freud schon in seinen ersten Arbeiten sogar vor den *Studien über Hysterie*, daß die Vererbung keinerlei Erklärung der Neurose liefert. Gäbe es eine genetische Vererbung, so wäre ja eine therapeutische Beeinflussung ausgeschlossen. Es gibt aber sehr wohl spezifische Faktoren, die eine Neurose auslösen können. Sie sind von der Psychoanalyse dargestellt worden, womit sie sich zusätzlichen Angriffen aussetzte: denn, wenn die Entartungstheorie als Ursache für Elend und Krankheit nicht die Klassenunterschiede, sondern den moralischen Verfall ansah, so begünstigte sie damit weniger die medizinische Aufklärung als die Rechtfertigung der bestehenden sozialen Ordnung.

Die Psychoanalyse wurde daher zur Zielscheibe aller, die sich von ihr angegriffen fühlten. Doch die gefährlichsten Angriffe, die auch heute noch lange nicht ausgestanden sind, entstammen der inneren Reaktion. Die Frage, welche Kriterien bei einer psychoanalytischen Ausbildung anzulegen sind, ist theoretisch bis heute nicht befriedigend bearbeitet, geschweige denn in die Praxis umgesetzt worden.

So kommt es, daß dieses Terrain dem Einfluß von Personen ausgesetzt bleibt, die sich nur mit der Psychoanalyse schmücken, um die Mängel zuzudecken, an denen sie in ihrer Phantasie leiden. Personen, die zwangsläufig die Psychoanalyse verbiegen, um sich selbst besser zu schützen, weshalb die Psychoanalyse immer wieder von unbewußten Projektionen aus den Reihen der Psychoanalytiker bestimmt wird. Daher die Notwendigkeit einer permanenten In-Frage-Stellung, besser: einer permanenten Revolution. So erklären sich die großen Spaltungen, zu denen es schon zu Lebzeiten Freuds kam, aber auch die gegenwärtigen Divergenzen zwischen verschiedenen Richtungen. Doch um welche Gruppe von Analytikern es sich auch handeln mag, gegen den Prozeß der inneren Reaktion ist keine gefeit. Diese Reaktion ist um so mehr zu fürchten, als die antianalytischen Angriffe unbewußt von den Analytikern selbst ausgehen. Ein hierfür typisches Beispiel ist folgende, von Analytikern geäußerte Behauptung: „Freud hat die Psychoanalyse entdeckt, aber er hatte Vorläufer auf philosophischem, medizinischem und religiösem Gebiet. Sein Werk ist Ergebnis einer kontinuierlichen Entwicklung und entspricht nicht einem Bruch mit der Vergangenheit.“ Aus so einer Behauptung hört man die panische Angst vor jedem Bruch, jedem Einschnitt heraus. Dabei ist jeder echte Fortschritt durch eine Unterbrechung der Linearität gekennzeichnet. Der Fortschritt des Denkens vollzieht sich in Sprüngen und nicht mehr oder weniger kontinuierlich. Gerade diese Brüche ermöglichen die schöpferische Erneuerung, weil sie einen zwingen, frühere Positionen aufzugeben.

Ein anderer, noch mehr auf die Hysterie bezogener strittiger Punkt besteht in der auch wieder von Analytikern kommenden Kritik, daß jemand bei Hysterie hauptsächlich an Weibliches denkt. „Halt, halt, mein Freund – wo bringen Sie denn die männliche Hysterie unter?“ Diese Forderung nach der hysterischen Gleichheit des Mannes und der Frau kann nur als Kampf für die Nicht-Unterschiedenheit der Geschlechter verstanden werden, ein Kampf, der sich energisch gegen alle analytische Erfahrung richtet.

Es wäre jetzt genauer zu untersuchen, welche Beziehungen zwischen Analyse und Hysterie bestehen, d. h., was die Analyse der Hysterie schuldet, und wie diese Schuld zu begleichen wäre. Vielleicht war es die bei Charcot gemachte Beobachtung, daß bestimmte hysterische Symptome durch Hypnose oder Suggestion ausgelöst werden können, die Freud schließlich zu der revolutionären Auffassung führte, daß die Kausalität der Hysterie eine psychische, und daß dieser psychische Anteil unbewußt ist.

Sicher ist jedenfalls, daß sich Freud von da an dem Sprechen der Hysterikerinnen zuwandte, etwas, was er nicht bei Charcot gelernt haben konnte, der seine Kranken kaum sprechen ließ. Als er den Hysterikerinnen zuhörte, entdeckte Freud, daß der bewußte Diskurs nur die Manifestation eines anderen unbewußten Diskurses war. Durch das Zuhören, das er unter Anleitung der Hysterikerinnen lernte, konnte Freud die Prozesse entdecken, die diese beiden Diskursformen aneinander binden, nämlich die Primärprozesse, die er in der *Traumdeutung* mit Verschiebung und Verdichtung bezeichnete. Hierher paßt ein Zitat von Jacques Schotte: „Diese Disziplin, die vom Zuhören ausging, das in einem medizinischen Randgebiet wieder zur Geltung kam und sich vor allem den hysterischen Patienten zuwandte, hat Freud unter der Bezeichnung Psychoanalyse begründet.“*

Woraus besteht der unbewußte Diskurs? Aus dem Wunsch, seinen Artikulationen und Abwandlungen. Und was könnte die genannten Widerstände gegen die Analyse rechtfertigen? Die Erkenntnis, daß der Grund menschlichen Daseins, der Motor seines Handelns unbewußt ist; die Entdeckung, daß alle Werke des Menschen nur eine manifeste Äußerung dieses Unbewußten sind und nicht die grundlegende Wahrheit des Subjekts darstellen. Und gerade um diese Botschaft aufrechtzuerhalten entfaltet die Hysterikerin – vielleicht

* J. Schotte: *Dialogue en sciences humaines*. Bruxelles, Faculté universitaire Saint-Louis, 1975,99.

unwissentlich – den Fächer ihrer Symptome, fordert sie den Arzt, den Mann, die Umgebung mit ihren Charakterzügen heraus.

Was hat diese Psychoanalyse der Hysterie als Gegenleistung für diese Unterweisung gegeben? Mit anderen Worten: woran ist man heute mit der Hysterie? Wie steht es mit der Hysterie seit der psychoanalytischen Revolution?

Zunächst einmal ist die Psychoanalyse, wie bereits gesagt, eine permanente Revolution. In ihr ist nichts endgültig erarbeitet, es sei denn, man fiele in die Wiederholungen des schon Bekannten und damit in die Entfremdung zurück. Vor allem aber kann die Psychoanalyse entgegen allen Erwartungen Freuds nicht für jedermann zur Verfügung gestellt werden; einmal, weil es zu wenig Analytiker gibt, vielmehr aber noch wegen der beständigen Widerstände gegen die Analyse, schließlich auch deshalb, weil für die Hysterikerin, die in einer Umgebung lebt, die vielleicht mit ihrer Entwicklung nicht Schritt halten könnte, die Neurose die relativ beste Lösung darstellt.

Was brachte die Analyse der Hysterikerin? Zunächst die Möglichkeit, ihre Symptome zur Sprache bringen zu können. Dann im Sprechen zu entdecken, daß diese Symptome von grundlegenden Fragen des Subjekts herrühren, von Fragen nach seiner sexuellen Identität, nach seinem Wunsch, letztlich danach, was das ist – eine Frau. Es ist durchaus ungewiß, ob die Antworten auf diese Fragen – vorausgesetzt, sie können gefunden werden – geeignet sind, die Hysterikerin glücklicher zu machen. Stellen wir diesen Punkt einen Augenblick zurück, denn es geht hier ebenso um eine andere Frage: Hat die Geschichte der Hysterie mit der Entdeckung der Psychoanalyse ein Ende gefunden? Und: Hat sich die Analyse nach Freud weiterentwickelt?

Daß sich die Analyse nach Freud weiterentwickelt hat, ist sicher, auch wenn keiner der analytischen Beiträge revolutionär war. Manche dieser Arbeiten haben die Analyse eher von der Freudschen Sichtweise entfernt. Gerade darum hat Jacques Lacan sein Werk ausdrücklich unter den Leitsatz „Rückkehr zu Freud" gestellt. Und die Antwort auf die oben offengelassene Frage ist einem Text Lacans entnommen, der den Titel „Kant mit Sade" trägt: „Wenn, wie die *Kritik* sehr klassisch definiert, die Glückseligkeit des Subjekts in einer sein ganzes Dasein ununterbrochen begleitenden Annehmlichkeit des Lebens besteht, wird sie sich evidenterweise demjenigen verweigern, der nicht vom Weg der Begierde abläßt."*

Diese Einleitung wird man nach dem Studium der nun folgenden, bisher ja nur angedeuteten Ausführungen nochmal mit mehr Gewinn lesen können. Und die jüngste Geschichte der Hysterie – auch davon wird in den folgenden Kapiteln die Rede sein.

---

* J. Lacan: *Schriften II.* Walter, Olten 1975, 157.

I. Kritische Symptomatologie

ALLGEMEINE GESICHTSPUNKTE DER NEUROSE

In einem Artikel von 112 Seiten – wahrscheinlich dem wichtigsten des Wörterbuches – nimmt Grasset 1889 im Enzyklopädischen Wörterbuch der Medizinischen Wissenschaft, 4. Jahrgang, Band 15, den obenerwähnten Satz von Lasègue auf: „Die Definition der Hysterie", hatte Lasègue gesagt, „ist niemals gegeben worden und wird auch niemals gegeben werden." Und Grasset fügt hinzu: „Ob sie niemals gegeben wird, weiß ich nicht (keinen Fortschritt sollte man entmutigen). Ich weiß nur, daß sie derzeit noch unmöglich ist."

Und weiter unten heißt es: „Die Hysterie ist eine *Neurose*, d. h. wir kennen ihre spezifische Läsion nicht." Das heißt, mit Müh und Not den ätiologischen Phantasien, besser gesagt, den Phantasmen der Antike entronnen, erfindet die pathologisch-anatomische Medizin in ihren Anfängen den Begriff der Neurose (erstmals 1785) und zwar nach dem Vorbild der vielen anderen Begriffe mit der Endung -itis, bzw. -ose, wodurch entzündliche (-itis) und nichtentzündliche Prozesse (-ose) einander gegenübergestellt werden. Nachdem man zuvor jahrhundertelang der Phantasie freien Lauf ließ, was wenigstens den Vorteil hatte, die geheimen Gedanken der Ärzte zutage treten zu lassen, zieht man jetzt auf einmal die Bremse: Einfälle verboten! Jetzt geht es darum, unter dem Mikroskop oder im Reagenzglas die Stelle mit der krankhaften Veränderung bzw. die Art der Funktionsstörung zu sehen. Mit anderen Worten, der Arzt soll gerade im Bereich eigener intellektueller Konstruktion, da, wo er selbst als Subjekt engagiert sein kann, in den Hintergrund treten; er wird zum gescheiten Beobachter reduziert. Er nimmt nicht mehr mit eigenem Einsatz am Forschungsprozeß teil, die Wissenschaft spielt sich außerhalb seiner Person ab.

Diese zwei Arten, sich der Hysterie anzunähern, führen beide zum gegenseitigen Ausschluß der Beteiligten: des Kranken durch den Arzt und des Arztes durch den Kranken. Solange man das Schwergewicht nicht auf die Dimension der Beziehung und deren Versagen beim Neurotiker gesetzt hatte, war man dazu verurteilt, nichts zu verstehen; die so entstandenen, schwer erträglichen Verstehenslücken stopfte man entweder mit waghalsigen Erfindungen, öfter aber mit Projektionen (d. h. mit den eigenen Ideen des Arztes) oder mit einer resignativen Erwartungshaltung zu.

Sich heute einen Begriff von der Bedeutung zu machen, die der Ausdruck Neurose vor der Freudschen Revolution hatte, ist nicht leicht; schwierig schon für diejenigen, die keine Anhänger der Psychoanalyse sind, erst recht aber für deren Kritiker und Gegner. Gerade darum soll der oben zitierte Artikel von Grasset als Bezugspunkt dienen. Er ist nämlich kurz vor den ersten psychoanalytischen Arbeiten erschienen, darüber hinaus in einem klaren und präzisen Stil geschrieben, der sehr gut zu den damaligen medizinischen Texten paßt. Heutzutage bei „Neurose“ nicht an eine ganze Reihe von psychoanalytischen Begriffen zu denken, dürfte jedem schwerfallen. Komplexe, Verdrängungen, unbewußter, latenter Inhalt usw. könnten sicher brauchbare Begriffe sein, wenn sie richtig verstanden würden. Allzuoft aber sind es nur leere Worte ohne kohärenten und genauen Bezug zum gesamten Theoriegebäude, leere Worte, die den Arzt wieder einmal nur dazu verleiten, sie mit seinen Projektionen, d. h. seinen eigenen Ideen zu füllen.

Als der Artikel von Grasset erschien, war die Neurose aber eine neurophysiologische Störung, eine anatomisch faßbare Nervenschädigung ohne Entzündung und ohne Fieber (wobei letzteres zur Diagnose nicht einmal unbedingt erforderlich war) und keineswegs auf das beschränkt, was man heute als Neurose bezeichnet. Grasset führt noch andere Neurosen an: „... diese typische Flüchtigkeit der Symptome gibt der Hysterie eine Sonderstellung im Vergleich zu allen anderen Neurosen.“

Diese Flüchtigkeit ist eines der grundlegenden, am schwersten zu beeinflussenden und fast immer nachzuweisenden Symptome. „Die Hysterie ist durch und durch hartnäckig und rebellisch, mehr als die Chorea und die Tetanie, fast so sehr, wie die Epilepsie und die Paralysis agitans.“ Wer in früheren Jahren studiert hat, weiß noch, was Paralysis agitans ist. Den Studenten von heute sollte man vielleicht sagen, daß damit die Parkinsonsche Krankheit gemeint ist.

Aus diesen Vorbemerkungen läßt sich ersehen, daß die charakteristischen Merkmale der Neurose nach Freud nicht mehr mit denen vor ihm identisch sind. Deshalb kann man ohne genaueste Berücksichtigung der Entdeckungen der Psychoanalyse heute nicht mehr über die Neurose reden. Diese Entdekkungen werden hier immer dann genauer erörtert, wenn – soweit überhaupt möglich – Mißverständisse vermieden werden sollen.

Die Neurose beschränkt sich nicht auf den Organismus des Subjekts. Wahrscheinlich ist das ein grundlegendes Merkmal aller Neurosen; bei der Hysterie tritt es aber am offenkundigsten in Erscheinung. Daraus erklären sich all die Unsicherheiten, durch die die Geschichte der Hysterie vor Freud gekennzeichnet war. Nicht nur, daß sich die Hysterie in ihrem klinischen Bild abhängig von ihrer Umgebung (und damit auch vom Arzt) ändert, ihre

Umwelt ist auch durch sie betroffen und wird durch eine Art unbewußte Komplizenschaft von ihr mit einbezogen. Deshalb ist es unmöglich, die Hysterie wie eine Krankheit einer einzigen Person zu studieren. Vernachlässigt man die grundlegende Entdeckung, daß die Hysterie ein Beziehungsmodus ist, ein Beziehungsmodus, so bedauernswert, kritisierbar oder gescheitert man diesen auch finden mag, so wird man unweigerlich in den früheren Irrtümern steckenbleiben.

Aus dieser Feststellung leiten sich die meisten anderen Grundmerkmale der Neurose ab.

Wenn die Neurose als ein Geschehen aufgefaßt wird, an dem nicht nur eine einzige, sondern mehrere Personen beteiligt sind, wird sich zwangsläufig die Einschätzung der Symptome ändern. Muß das nicht auch die Stellung der Neurose im Vergleich zu den übrigen Krankheiten relativieren?

Die Symptome sind dann nicht mehr nur Zeichen einer gestörten Funktion eines Organs oder Systems, sie enthalten vielmehr eine Botschaft, die, wie jede Botschaft, an jemand gerichtet ist, auch wenn dem Absender weder der Empfänger, geschweige denn der Inhalt der Botschaft bekannt ist. Man ist hier offensichtlich mit etwas Absurdem konfrontiert, das sich jedem simplen und durchsichtigen Erklärungsversuch widersetzt. Das Denken muß einen Schritt weiter gehen, einen „*pas de sens*“* tun, wie Lacan es ausgedrückt hat, zu einer neuen Ordnung vorstoßen. Es ist gerade der Schritt, den Freud im Verlauf seiner Untersuchungen über die Neurose wagte, und der ihn zur Entdeckung des Unbewußten führte. Die neurotischen Symptome zeugen von einem Geschehen, das sich an einem bis dahin verkannten Ort abspielt, einem anderen Ort, von dem man allmählich erkennen mußte, daß die Aktivität des Bewußtseins – die dem Menschen einzig direkt zugängliche – nur ein schwacher Abglanz dieses anderen Ortes ist, nur einen winzigen Teil von ihm ausmacht. Diese Dezentrierung, die die Bedeutung der Aktivität des „Ich“, des sich selbst bewußten Individuums, erheblich zusammenschrumpfen ließ, hat etwas Schockierendes an sich. Aber alle Verneinungen, Kritiken und Rationalisierungen helfen nichts: die Existenz einer unbewußten Aktivität muß nicht mehr bewiesen werden.

Die neurotischen Symptome sind also eine Botschaft, deren Sinn aus dem Unbewußten hervorgeht. Das Symptom ist nicht mehr als ein Zeichen einer anatomischen Läsion oder einer biologischen Störung aufzufassen; es ist Ausdruck eines anderswo, auf einem anderen Schauplatz ablaufenden

* A. d. Ü.: *pas de sens* heißt sowohl „sinnlos“ wie auch „Sinnschritt“ oder „Gedankenschritt“.

Geschehens, ein Ausdruck, der, je mehr man durch Einordnung des neurotischen Symptoms als Krankheitszeichen die Abwesenheit eines Zuhörers bezeugt, umso stärker auf seinen Äußerungsformen beharren und sie vervielfachen wird. Versteht man aber das Symptom als Botschaft, so wird sich die Symptomverstärkung – häufige Begleiterscheinung, wenn Neurosen mißverstanden werden – als unnötig erweisen und an Intensität abnehmen.

Es wäre verfrüht, hier die Frage zu beantworten, was das Unbewußte ist, und was dort geschieht. Doch schon seine Existenz weist auf die Notwendigkeit hin, daß etwas vom Subjekt selbst unerkannt bleiben muß, und daß es folglich Kräfte gibt, die sich bestimmten Entdeckungen widersetzen. Ein erster Schluß, den man daraus ziehen könnte, wäre, daß das Unbewußte konflikthaft ist, d. h., daß sich dort verschiedene, ja sogar gegensätzliche Instanzen begegnen, und daß das neurotische Symptom die Übersetzung dieses Konflikts sein könnte. Nun ist ja durch die Klinik, insbesondere bezüglich der Hysterie, bekannt, daß der Neurotiker regelmäßig mit seiner Umgebung, zumindest einem Teil von ihr, in Konflikte gerät, wobei diese Konflikte immer nach demselben Muster ablaufen. Einerseits findet man beim Neurotiker also konstante Persönlichkeitszüge, die auch ohne Symptome vorkommen, weshalb jede klinische Beschreibung außer den Symptomen die neurotische Charakterstruktur berücksichtigen muß. Andererseits legt die Wiederholung konflikthafter Situationen, die man schon bei oberflächlichem Studium der Biographie von Neurotikern kaum übersehen kann, den Gedanken an eine Art Verhaltensmuster nahe, als ob das Handeln und Sprechen des Subjekts von einem dem Subjekt nicht bekannten inneren Automaten dirigiert würde. Man kann sich das Unbewußte wie die gelochte Karte einer Spieluhr vorstellen und überlegen, ob die Konflikte, die den Neurotiker in Opposition zu seiner Umgebung bringen, nicht die Übersetzung intrapsychischer, unbewußter Konflikte sind.

Annäherungsweise ließe sich über diese Konflikte sagen, daß sie sich zwischen einer treibenden und einer unterdrückenden Kraft abspielen und so den unermüdlichen Motor der menschlichen Aktivität, die Quelle seiner Angst und Kreativität ins Spiel bringen: den Wunsch.

Demnach ist die Neurose ein Produkt des Unbewußten, ein Abkömmling des Wunsches. Bestimmte Neurosen äußern sich durch Worte oder aber in Symptomen, die durch Worte ausgedrückt werden. Dies gilt z. B. für die Zwangsneurose und die Phobie. Die Hysterie dagegen transformiert sowohl die Worte, als auch die Angst in körperliche Manifestationen. Freud nannte diesen Vorgang Konversion. Die Neurose, von deren Symptomen und Charakterstruktur nun die Rede sein soll, ist die Konversionshysterie.

Die Darstellung soll nicht auf eine bloße Aufzählung der Symptome beschränkt bleiben, vielmehr soll versucht werden, die sogenannten Beschwerden im Lichte der Beziehungspathologie der Hysterikerin darzustellen.

DIE SYMPTOME

Die Anfälle

Die bekanntesten Krankheitserscheinungen der Hysterie sind akute Erregungszustände, die Anfälle. Alle Autoren, die die Hysterie zu beschreiben versuchen, betonen immer wieder, daß der große Anfall „*à la Charcot*" selten geworden ist. Das ist richtig, aber vielleicht nicht so neu, wie man meint.

Als Referenz wird man sich auf Charcot beziehen, zumindest für die klinischen Beschreibungen, denn „ . . . die zeitgenössischen Arbeiten (speziell von Charcot und seinen Schülern) haben bei den scheinbar regellosen Krankheitserscheinungen eine Systematik und Regelhaftigkeit entdeckt, die bisher verkannt wurde", wie Grasset sagt. Bei der Beschreibung des Anfalls bemerkt er aber: „Als Symptom und diagnostisches Kriterium ist der Anfall das bedeutendste Charakteristikum der Hysterie; er ist aber keineswegs das häufigste Merkmal dieser Neurose". Und das schrieb man nach Charcot. Außerdem hatte Briquet noch vor Charcot hervorgehoben, daß bei der Hälfte der Hysterikerinnen keine Anfälle vorkommen.

Es ist also nicht ganz richtig zu behaupten, die Anfälle seien heute selten geworden. Eher scheint zuzutreffen, daß die Anfälle immer schon seltener waren, als man behauptete. Und wer hatte das behauptet? So eine Frage ist in einer klassischen Krankheitsbeschreibung sicherlich fehl am Platze. Sie führt aber zu einer kritischen Symptomatologie, die den Arzt dazu anregt, sich zu den gesammelten Daten seine eigenen Gedanken zu machen und in ihnen mehr zu erkennen, als einen rein diagnostischen Hinweis. Von wem stammte also die Behauptung, daß der große Anfall häufig war? Von Charcot selber. Es ist nicht sicher, daß eine solche Behauptung ohne Wirkung auf die Anfallshäufigkeit an der Salpêtrière, wo Charcot tätig war, geblieben ist.

Sich hier auf die Suggestibilität der Hysterie zu berufen, ist nur eine Scheinerklärung, die einer Frage durch ein Schlagwort ausweicht, das sich als Antwort ausgibt, in Wirklichkeit aber bloß der Unwissenheit einen

Anstrich von Bedeutung verleihen soll. Erst über einen Umweg werden wir die Wirkung von Charcots Behauptung verstehen.

Schon allein aus historischem Interesse, aber auch, um eine kritische Bearbeitung zu ermöglichen, ist es angebracht, näher darauf einzugehen, was Grasset den „großen, vollständigen und regelrechten Anfall, oder Salpêtrière-Anfall" nennt. Die vollständigste und wahrscheinlich mit den Anschauungen Charcots am ehesten übereinstimmende Beschreibung stammt von Richer.

Der Anfall kündigt sich durch ein psychisches, viszerales und neurologisches Prodromalstadium an (die Terminologie wurde entsprechend dem Stand der heutigen medizinischen Begriffe modifiziert). Die psychischen Prodromalsymptome sind Verhaltensänderungen, wie Vernachlässigung der anstehenden Arbeit, sowohl depressive als auch euphorische Stimmungsschwankungen, Zustände von kindischer Albernheit und Reizbarkeit. Danach kommt es zu visuellen oder akustischen, sogar taktilen, vor allem aber geschlechtlichen Halluzinationen.

Die viszeralen Beschwerden sind: Globus hystericus, Anorexie, Übelkeit und Blähungen, wobei all das von gesteigertem Harn- und Speichelfluß sowie gelegentlichen Schleimabgängen begleitet wird.

Motorisch registriert man eine Schwäche der Muskulatur, begleitet von Zittern, Zuckungen, Kontraktionen und kleineren epileptiformen Zuständen, „die wie Fragmente eines großen Anfalls aussehen".

Schließlich kommt es noch zu einer ästhetischen oder hyperästhetischen Reaktion. Nach dieser Prodromalphase folgt die *aura hysterica*. Während die Prodromalzeichen mehrere Tage anhalten können, geht die Aura dem Anfall unmittelbar voraus.

Ausgangspunkt ist dabei die Ovarialregion. Charcot nimmt an, daß das Ovar selbst den Ort des Schmerzes darstellt (weit ist man über Hippokrates noch nicht hinausgekommen, obwohl Grasset noch behauptet hatte: „Selbst wenn man die Theorien über die Wanderung der Gebärmutter aufgibt und – wie man versucht hat – die Theorie des uterinen Ausgangspunktes modernisiert, darf man doch heutzutage jenen Wortsinn nicht als absolut unbedeutend ansehen").

Und wie beweist man die Richtigkeit solcher Behauptungen experimentell? Ein Druck auf die Ovarialgegend, und alle beschriebenen Phänomene stellen sich ein!

Aber die Ovarialregion ist nicht die einzige „hysterogene Zone". Erfaßt werden alle „kutanen, subkutanen und viszeralen Zonen", ohne daß irgendeine Körperpartie vom Scheitel bis zur Sohle ausgelassen würde; dabei streift man natürlich auch die Leistenbeugen, den Gebärmutterhals und die Brust.

Daß man dem Finger des Arztes bei diesen Streifzügen aber ja keine Lust unterstelle; denn wie Pitres gezeigt hat, können die Erregungen auf sehr verschiedene Art ausgelöst werden: „durch Berührung mit dem Finger, dem Aquarellpinsel, durch einige Tropfen kalten oder warmen Wassers, durch die Strahlung eines glühenden Gegenstandes oder durch Zerstäubung einiger Äthertropfen."

Schon die Wortwahl ist durch den ständigen Seitenblick auf die Epilepsie gekennzeichnet. Der Hysterie soll um jeden Preis der Platz einer Krankheit, einer Krankheit wie andere auch, zugewiesen werden. Daß einem aber nur nicht einfällt, hysterogene und erogene Zonen zu verwechseln, medizinische Untersuchungen und Liebkosungen durcheinanderzubringen.

Dem Anfall der Kranken steht nun nichts mehr im Wege, kann man hier bloß noch sagen.

Sein erstes Stadium wird epileptoide Periode genannt. In ihr wird „ . . . ein epileptischer Anfall vorgetäuscht". Grasset fügt in Klammern hinzu: „Wir werden dennoch auf wichtige Unterscheidungsmerkmale stoßen."

Die Entwicklung des ersten Stadiums verläuft in drei Phasen: einer tonischen, einer klonischen und einer Auflösungs-Phase. Gelegentlich geht ihnen eine Einleitungsphase ohne völligen Bewußtseinsverlust aber mit lokalisierten und generalisierten Muskelzuckungen voraus. Die Autoren um Charcot überbieten das durch zusätzliche Präzisierung, indem sie die tonische Phase in eine Phase mit Bewegungen und eine mit tetanischer Starre unterteilen und davon noch einen echten epileptischen Anfall abgrenzen.

An dieser Art Forschung, die sich verzweifelt an wissenschaftliche Genauigkeit klammert, läßt sich schon die Verwirrung der Beobachter erkennen, die nicht von ihrem Epilepsiemodell ablassen können. Trotz alledem, dieser etwa einminütigen Phase folgt die zweite, von Charcot „Clownismus" genannte Periode der Verrenkungen und ausladenden Bewegungen.

Während der Periode der Verrenkungen nimmt die Kranke „unmögliche" Stellungen ein; Charcot nennt sie die Phase der „unlogischen Stellungen", die sich darin vom dritten Stadium (das noch nicht das letzte ist!) unterscheidet. Besonders diese „unlogischen Stellungen" scheinen am konstantesten vorzukommen. Man sieht sie manchmal heute noch und versäumt dabei nicht, sich der Beschreibung Charcots zu erinnern. Die typischste Haltung ist der *arc de cercle*, der hysterische Bogen. Der rückwärts gebogene Körper ist dabei nur am Kopf und an den Füßen aufs Bett gestützt. Die Kranken sind so steif, daß man sie in dieser Stellung wegtragen kann. Man nennt diese Form Opisthotonus. Ist der Körper nach vorn gebogen, spricht man von Emprosthotonus, und verläuft der Bogen in seitlicher Richtung, so hat man es mit dem Pleurothotonus zu tun. Völlig unvereinbar mit diesen Versteifungen folgt nun das

Stadium der ausladenden Bewegungen. Sie sind bei jedem Kranken anders und lassen sich kaum beschreiben: Beuge- und Rollbewegungen, Wutanfälle, Schreikrämpfe etc. Hinzu kommt ein partieller Bewußtseinsverlust und quälende Halluzinationen, „aus denen man die Kranken zu deren größter Erleichterung herausreißt, wenn man den Anfall durch Kompression eines Ovars zum Stillstand bringt." Es scheint ganz so, als ob der Formenreichtum der von der Hysterikerin hervorgebrachten Varianten umso größer wird, je mehr sich der Arzt dafür interessiert. Das macht die Klärung der Vorgänge nicht gerade leichter.

So kommt es zum dritten Stadium, das der leidenschaftlichen Gebärden oder der biegsamen Stellungen. Es handelt sich um eine Art Traumzustand, in dem die Kranke sozusagen ihren Wahn auslebt und die „rein subjektive Halluzination durch die von ihr vorgenommene Umsetzung gewissermaßen objektiviert wird". Im Wachzustand erinnert sich die Kranke an das vergangene Geschehen. Sie ist obendrein während jeder Phase für alle Reize unempfänglich, abgesehen natürlich von der ovariellen Kompression, mit der „die Wahnvorstellungen unterbrochen und die Halluzinationen zum Verschwinden gebracht werden können".

„Inhalt und Buntheit dieser halluzinatorischen Szenen variieren je nach Vergangenheit und Einbildungskraft des Patienten." Um Haaresbreite verfehlt man hier den Zusammenhang zwischen dem hysterischen Symptom und den Ereignissen der Vergangenheit. Doch ist man gebannt von der Vorstellung wissenschaftlicher Beobachtungen, die für so unseriöse Dinge wie die Kindheit nichts übrig hat. Als Beweis dafür folgende „Beobachtung" Grassets: „Um nur einen Eindruck von der Geschwindigkeit des Szenenwechsels zu geben, möchte ich eine Tabelle anführen, die während eines Anfalls einer Kranken in der Salpêtrière aufgestellt wurde: 1. Epileptoide Periode, 50 sec; 2. große Bewegungen, Grußgesten, 10 sec; 3. leidenschaftliche Stellungen, Kreuz, 23; Abwehrgesten, 14; Drohgebärden, 18; appelatives Verhalten, 10; Schamlosigkeiten, 14; Ekstase, 24; schrulliges Verhalten, 22; Militärmusik, 19; Verhöhnungen, 13; Lamentieren, 23."

Keinerlei Hervorhebung der „Schamlosigkeiten" in dieser spektakulären Aufzählung. Wenn man aber Schamlosigkeiten und Ekstase, Schrullen und Militärmusik in einen Topf wirft, so ist das Folge einer Verdrängung, also eines Wegschiebens seitens des Arztes, dessen größte Sorge nicht nur ist, sich da herauszuhalten, sondern – mehr noch – alles, was die Kranke ihm zeigen könnte, zu nivellieren. Es ist auch nicht bedeutungslos, daß diese pittoreske Aufzeichnung in der Salpêtrière gemacht wurde, als ob sich so etwas nur dort hätte abspielen können.

Kommen wir zum vierten, dem sogenannten Wahnstadium. Der Anfall hat sich erschöpft. Oft handelt es sich um einen Erinnerungswahn, der sich auf Schlüsselereignisse aus der Vergangenheit der Kranken bezieht. Traurigkeit und Melancholie sind in ihm vorherrschend. Die Kranke erzählt ihre ganze Lebensgeschichte. Begleitet wird diese Erzählung von Wehgeschrei, das manchmal einen wirklich ergreifenden Beiklang von Wahrheit hat ... Dieser Wahn des vierten Stadiums kann die verschiedendsten Themen zum Gegenstand haben: fröhliche, traurige, zornerregende, religiöse oder obszöne. Die Grundstimmung ändert sich den spontanen Eingebungen entsprechend. Der Hauptunterschied zum Wahn des dritten Stadiums liegt vor allem darin, daß die Kranke ihn diesmal ausspricht, anstatt ihn in Szene zu setzen. Besonders in dieser vierten Periode „deckt die Kranke oft ihre intimsten Gedanken auf und teilt ihre geheimsten Pläne mit".

Immer wieder hat man auf die enormen Sekretionen hingewiesen, die am Ende des Anfalls auftreten: Urin, Speichel und Vaginalschleim. Was hier verschämt Vaginalschleim genannt wird, bezieht sich vermutlich auf die gesamte vaginale Sekretion. Immer wieder äußern sich die Autoren sowohl über den Geschlechtsapparat als auch über das Liebesleben ihrer Kranken; man kann sich nur wundern, wie sie davor zurückschrecken, beides miteinander in Verbindung zu bringen. Ganz in ihren anatomischen oder physiologischen Untersuchungen befangen, lassen sie an dem, was wir heute Sexualität nennen würden, nicht das geringste Interesse erkennen.

Für Grasset unterscheidet sich der große hysterische Anfall von der „*hystérie vulgaire*", der „gewöhnlichen Hysterie", wie er sie nennt, Beim großen Anfall soll es sich um eine Hysteroepilepsie handeln. Wieder stößt man hier auf die schon oben erwähnte Tendenz, an dem im Vergleich zur gewöhnlichen Hysterie viel edleren Vorbild der Epilepsie festzuhalten. Diese von Texten Charcots stark beeinflußte Darstellung hat für die heutigen Verhältnisse überhaupt keine Gültigkeit mehr. Höchstwahrscheinlich hat Charcot unbewußt bestimmte Symptomformen gefördert, die seine Kranken voneinander lernten. Man denke in diesem Zusammenhang an die Massenhysterien, die sich oft über sehr lange Zeiträume hinweg von einer Person zur anderen übertrugen. Gleiches gilt auch für die unvollständigen „Attacken". Die Autoren beschreiben sie, als wenn die Phasen des großen Anfalls isoliert aufträten.

Und wie sieht es heute mit den hysterischen Anfällen aus? Man begegnet ihnen, auch den rudimentären Formen, nicht gerade häufig. Das soll aber nicht heißen, daß „Anfälle", besonders solche mit Erregungszuständen, ungeordneten Bewegungsabläufen oder dem *arc de cercle* Ausnahmeerscheinungen wären. Nur mißt man diesen Zuständen heute keine Bedeutung mehr bei, die etwas von der wahren Ursache der Hysterie erkennen ließe. Bei der

Neurose eine biologische Ursache finden zu wollen, dürfte allerdings ein Nachhutgefecht sein. Fast alles spricht dafür, daß die Anfälle bei den Hysterikerinnen in dem Maße nachließen, als auch das Interesse der Ärzte dafür geringer wurde.

Von alledem ist heute nicht viel mehr übriggeblieben als: der „Nervenzusammenbruch", Erregungszustände oder Wutanfälle, die oft schon nach den geringfügigsten Auseinandersetzungen auftreten und manchmal mit Ohnmachtszuständen einhergehen. Praktisch immer findet man eine unmittelbar auslösende Ursache mit ausgesprochener Bevorzugung des Privatlebens.

Bleiben noch andere anfallsartige Zustände wie zum Beispiel Anfälle mit kataleptischer Erstarrung der Gestik oder Zustände von Lethargie, d. h. hysterische Koma- oder Schlafattacken, vor allem aber alle Arten von hysterischen Sekundärzuständen. Diese Zustände bestehen in einem Rollenwechsel. So werden der Umgebung z. B. verschiedene Personen präsentiert, die sich gegenseitig ignorieren, obwohl sie ein und denselben Körper bewohnen. Nicht anders verhält es sich mit bestimmten Amnesiezuständen, in denen die Kranken ein vollständig vom Alltag abgetrenntes, aber in sich kohärentes Leben führen. Die Amnesie ist in diesen Fällen reziprok, d. h. beide Personen ignorieren sich wechselseitig. Es wurden Fälle beschrieben, bei denen die Anzahl der Persönlichkeiten weit über zwei hinausging.

Die beiden letztgenannten Arten des hysterischen Anfalls verdienten keine besondere Würdigung, gäbe es in der zeitgenössischen Literatur nicht eine zunehmende Tendenz, psychoanalytische Selbstbekenntnisse zu veröffentlichen. Dutzendweise veröffentlichen Leute, die sich recht und schlecht auf der Couch irgendeines Analytikers versucht haben, und offensichtlich nicht darauf verzichten konnten, Kapital aus dieser Erfahrung zu schlagen, ihre Reise als Analysand und Neurotiker. Es ist nicht ausgeschlossen, daß einige dieser Veröffentlichungen, in denen gerade die obenerwähnte multiple Persönlichkeit beschrieben wird, so mancher Hysterikerin als Vorbild dienen, um ihren Arzt in Erstaunen zu versetzen oder um auf sich aufmerksam zu machen. Aber diese Ausdrucksweise ist mißverständlich: es geht weder darum, bewußt das Interesse einer bestimmten Person zu wecken oder ihr zu gefallen, noch darum, ihr bewußt eine Falle zu stellen oder ihr Unfähigkeit nachzuweisen. Was hier – immer ohne Wissen der Hysterikerin – entsteht, ist eine imaginäre Verbindung. Eben diese Verbindung erhält durch die Bildung zahlreicher Symptome eine Verstärkung und Aufwertung, wobei die Symptome selbstverständlich immer in einem spezifischen Zusammenhang zur Geschichte des Subjekts stehen.

So aufsehenerregend und dramatisch die hysterischen Anfälle auch sind, oder besser gesagt waren, es gibt wahrscheinlich bessere Wege, die Hysterie zu erforschen. Schon allein aus diesem Grunde sollte man den Dauersymptomen der Hysterie eine mindestens gleichrangige Bedeutung beimessen.

Die Schnittsymptome

Mit diesem Ausdruck sollen all die Symptome bezeichnet werden, die etwas mit dem Beziehungsbereich zu tun haben. Daß die Beziehung hier durch den Schnitt illustriert wird, geschieht nicht ohne Absicht; es hat einen Sinn bezüglich der Wahl dieses Wortes und bei der Symptombildung.

Mit Beziehungsbereich bezeichnet man im allgemeinen die Gesamtheit des Verhaltens, der Aktionen und Reaktionen, die den Menschen in seiner Umgebung verankern, also Worte und Handlungen, Gefühle und Wahrnehmungen. Alle diese Bereiche können zum Schauplatz des hysterischen Spiels werden. Damit der Ausdruck Spiel hier aber nicht falsch verstanden wird: die Hysterie betreibt kein bewußtes Spiel, und wenn es da ein Spiel gibt, dann eines, bei dem oft sogar das Leben des Subjekts als Einsatz auf dem Spiel steht; das Leben, das durch einen letzten Schnitt, das endgültige Scheitern einer Beziehung abgebrochen wird.

Man sollte darauf hinweisen, daß den nicht anfallsartigen Symptomen, also den permanenten Symptomen (auch sie sind bereits seit Hippokrates beschrieben), von den Ärzten weit weniger Aufmerksamkeit entgegengebracht wurde als den Anfällen, so daß Grasset sogar von vergessenen Symptomen sprechen konnte. Zwar war die Anästhesie immer bekannt, doch schrieb man ihr andere Ursachen, besonders solche dämonischer Art, zu: daß es Körperstellen gab, die gegen Stiche unempfindlich waren, ja sogar nicht einmal bluteten, reichte in den glorreichen Zeiten der Hexenverfolgung schon für den Scheiterhaufen aus.

Die Ärzte des 19. Jahrhunderts wollten anscheinend zwischen den Dauersymptomen und den Anfällen einen Zusammenhang herstellen, zumindest bemühten sie sich darum, einen zu finden: lösen die Symptome einander ab oder ersetzen sie sich? Oft wurde das permanente Symptom als Nachwirkung eines Anfalls betrachtet. Solange jedenfalls noch allgemeine Unklarheit über die Ursache der Hysterie bestand, konnte eine eventuelle Beziehung der Symptome untereinander natürlich ein interessanter Punkt für die Ärzte bleiben; man konnte damit eine Kontinuität herstellen und so den Beweis liefern, daß es sich immer um ein und dieselbe Krankheit handelte. Die Epilepsie konnte weiter als Vorbild fungieren. Als man aber alle Symptome auf die gleiche Ursache zurückführen konnte, verschwand das Interesse an dem, was sie untereinander verband. Heute stellt die Hysterie keine diagnostischen Probleme mehr; die detaillierte Symptombeschreibung ist hauptsächlich als Anregung gedacht. Sie soll dem Arzt auch jenseits der Diagnose eine Hilfestellung geben und sein Interesse an der Hysterikerin neu beleben. Wenn er es versuchen möchte, soll sie sogar eine Anregung zu einer therapeutischen Beziehung sein, stellt doch die Hysterie immer noch einen beträchtlichen Anteil seiner Klienten dar.

Hysterische Lähmungen und Anästhesien können hier zusammen abgehandelt werden. Sie haben nämlich viele Gemeinsamkeiten, besonders, wenn man sich auf die traditionelle, hier durch die Neurologie repräsentierte Medizin bezieht, da beide Symptomgruppen ja in dieses Fachgebiet gehören. Die Gemeinsamkeiten sind: das Fehlen von „objektiven" Merkmalen (was schon Hinweis genug sein könnte, daß es hier ums Subjekt geht), das Fehlen einer systematischen Ordnung der Symptome und die Inkonstanz.

Es wäre auch nutzlos, die einzelnen Lähmungen beschreiben zu wollen; es gibt die verschiedendsten Formen: nicht bloß alle bekannten neurologischen Syndrome mit oder ohne Kontrakturen, die unterschiedlichsten Ausbreitungsmodi mit Befall aller möglichen Muskelgruppen mit oder ohne trophische Störungen, sondern überhaupt alle Formen, die man sich nur denken kann. Man könnte hier einwenden, daß trophische Störungen doch sehr wohl objektive Zeichen sind. Abgesehen davon, daß sie vom Patienten hervorgerufen werden können, wodurch sie an Selbstverstümmelungen erinnern, werden wir später sehen, daß es hysterische Strörungen gibt, die bestimmte physiologische Funktionen betreffen; damit ist die für den Arzt so bequeme Gegenüberstellung zwischen organischen und funktionellen Störungen relativiert.

Kehren wir zu den Lähmungserscheinungen zurück. Zugrunde liegt ihnen wie allen hysterischen Symptomen eine Vorstellung, die eines imaginären Körpers, dem im Vergleich zum realen Körper eine Funktion fehlt. Genauso gut könnte man sich aber auch einen imaginären Körper denken, der sich gerade von den Funktionen oder Lasten befreit hat, die der reale Körper auf sich nehmen muß. In jedem Fall aber besteht ein Unterschied zwischen diesem imaginären Körper und dem, der dem Menschen von der Natur auferlegt ist. Es kommt einem der Gedanke, eine der Forderungen der Hysterikerin könnte vielleicht darin bestehen, von den „natürlichen" Aufgaben des Körpers befreit zu sein, also eine Forderung nach größerer „menschlicher" Freiheit im Vergleich zur „Kreatur".

Was sich in diesem Traumkörper noch lesen läßt, ist bei den Anästhesien deutlicher als bei den Lähmungen. Auch für die Anästhesien ließe sich sagen, daß sie zu beschreiben unmöglich ist. Alle Lokalisierungen, Formen oder Intensitätsgrade können vorkommen. Deshalb braucht man auf die Unterscheidung zwischen Dys- und Parästhesien nicht einzugehen. Ein entscheidendes Charakteristikum gibt es aber. Man hat es bei den Untersuchungen über die Hysterie nicht sofort hervorgehoben, und wenngleich es schon die Autoren des 19. Jahrhunderts bemerkt hatten, so wurde die Tragweite dieser Besonderheit doch erst in unseren Tagen erkannt. Solange man nämlich die Theorie der Hysterie nur auf eine anatomische Grundlage stellte, konnten manche Symptome den Beobachter allenfalls stutzig machen; meist jedoch führte das dazu, sie zu vernachlässigen. Beim Studium der Hemianästhesien war aufgefallen, daß die Grenzlinie der anästhetischen Zone genau der Körpermitte entlang lief. Dann fand man auch bei den partiellen Anästhesien eine glatte Begrenzung, die weder einer peripheren Nervenbahn oder einem zentralnervösen Muster entsprach, noch zu irgendeiner Metamerie passen wollte. Die Grenzlinie schienen wie bei Kleidungsstücken zu verlaufen, woraus die bildhaften Benennungen entstanden: Handschuh-, Strumpf-, Gürtel-, Manschetten- oder Gamaschenanästhesie. Man findet eine scharfe Grenzlinie auf der Haut, eine regelrechte Amputationslinie, geradezu eine Aufforderung, sie nachzuschneiden.*

Es wäre verfrüht, wollte man dieses Symptom gleich einer Deutung unterziehen. Ich will nur einige Anregungen geben, denen der Leser mit Hilfe des Kapitels über die Sexualität der Hysterie weiter nachgehen kann. Dort wird sich die Bedeutung des Symptoms aus dem Vergleich mit anderen Grenzziehungen auf dem Körper, wie z. B. durch Make-up und Schmuck, ergeben. Fürs erste soll nur betont werden, daß es dabei nicht nur um die Abtrennung eines Körperteils, um eine Amputation geht, sondern auch um eine Einladung sich vorzustellen, was gerade an der Stelle des Schnitts passieren könnte.

Eine Verengung des Körpers, ein Hilus oder Isthmus, je nachdem ob man sie als Anatom oder Geograph betrachtet, eignet sich für diese Grenzlinien besonders gut. Alle größeren Gelenke des Körpers können betroffen sein: die Schlankheit der Handgelenke, vor allem aber die der Fesseln, ist in den menschlichen Beziehungen ein wichtiger Anziehungspunkt, den die klassische französische Theatersprache prompt als *„appâts"* (Köder, Lockmittel, homophon mit *appas* = weibliche Reize) bezeichnet. Das gleiche läßt sich von der Taille und schließlich auch vom Hals sagen, der ja Prädilektionsstelle für eine ganze Reihe von hysterischen Symptomen ist.

Bevor wir uns näher mit dem Hals befassen, seien noch einige sehr klassische Symptome erwähnt, bei denen bestimmte Sinnesfunktionen ausfallen, besonders die hysterische Blindheit und Taubheit.

---

* Diese Terminologie stammt von Dr. Charles Melman, der sie im Mai 1974 während der Studientage der École Freudienne von Paris über die Hysterie vortrug. Aus dieser Quelle kommen auch andere Ideen, besonders im Kapitel über die Sexualität der Hysterie.

Ihre Bedeutung liegt nicht so sehr in ihrer Häufigkeit als vielmehr in den Irrtümern, zu denen sie veranlassen können. Eine plötzliche, zumal bei einem jungen Menschen auftretende Erblindung wird ja in der Tat keinen Arzt unbeeindruckt lassen. Auch eine starke Herabsetzung des Sehvermögens führt bereits zu erheblicher Beunruhigung. Begreiflicherweise kommt der Arzt im Verlauf einer Spezialuntersuchung kaum auf den Gedanken, sich eingehender mit der Persönlichkeit des Kranken zu beschäftigen. Er kann so die hysterische Natur des Symptoms übersehen und sich auf die kompliziertesten Diagnostiken oder gar Behandlungsmethoden einlassen. Es passiert immer wieder, daß Fälle von hysterischer Blindheit als Retrobulbärneuritis oder Arachnoiditis optico-chiasmatica behandelt werden. Ob es sich um neurochirurgische oder andere Untersuchungen handelt, sie bleiben nicht folgenlos; denn erstens wird die Hysterikerin, um den Mitteilungscharakter ihrer Symptome aufrechtzuerhalten, in eine Symptomeskalation getrieben, und zweitens wird die Fixierung an das Symptom umso stärker sein, je mehr es zum Mittelpunkt des Interesses eines mit Instrumenten bewaffneten Arztes wird.

Eigenartigerweise ist die hysterische Taubheit anscheinend leichter zu diagnostizieren als die hysterische Blindheit, vielleicht, weil die Taubheit meist unvollständig, veränderlich oder selektiv ist. Im letzteren Fall bereitet die Diagnose kaum Schwierigkeiten, da schon die unmittelbare Umgebung der Hysterikerin in die Leidensprüfungen miteinbezogen ist. Tatsächlich kann die Selektivität der Taubheit die eine oder andere Person der Umgebung oder Familie eliminieren. Um sich Gehör zu verschaffen, muß diese erst die Dienste eines Dritten in Anspruch nehmen. So mußte z. B. ein Mann eines seiner Kinder mit der Rolle des Dolmetschers beauftragen, wenn er mit seiner Frau sprechen wollte. Ganz selten gibt es eine Taubheit, die sich ausschließlich auf eine Sprache, meist die Muttersprache erstreckt. Ein solcher Fall war der der Anna O., die sich mit Breuer gelegentlich nur auf Englisch verständigen konnte. Das Auftreten dieses Symptoms beim wahrhaftigen *casus princeps* von Hysterie verdient hier, eigens erwähnt zu werden.

Wieviele Analytiker haben nicht schon die Bedeutung selektiver („gewählter") Schwerhörigkeit im Umgang mit Hysterikerinnen am eigenen Leibe erfahren, wenn diese für alles ein Ohr hatten außer ... für die Stimme des Analytikers.

Schließlich kommt auch noch die Umkehrung vor, d. h. Fälle von schmerzhafter Hyperakusis. In solchen Fällen ist die Umgebung zum Flüstern oder Schweigen verurteilt. Es kann einen nur wundern, mit welcher Bereitwilligkeit die Leute nach der Pfeife der Hysterikerin tanzen. Zahlreiche hysterische Symptome brauchen wahrscheinlich für ihre Entwicklung eine unbewußte Komplizenschaft, und oft ist der ideale Komplize gerade der Arzt.

Blindheit und Taubheit sind Störungen im Bereich des Kopfes. Andere, nicht weniger wichtige Störungen sitzen im Bereich des Halses. Der Hals, Engpaß zwischen Kopf und Rumpf, Sitz der Leitungen zu lebenswichtigen Organen, eine regelrechte Pipe-line für Luft, Speisen, Blut und nervöse Erregungen, ist auch eine besonders besetzte Körperzone. Die Dichter besingen die Grazie des schlanken, weißen Halses, alle Liebenden kennen die erotische Bedeutung des Halses, den Ort von Küssen und Zärtlichkeiten; nirgendwo sonst schließlich aktualisiert der Schnitt „entlang der punktierten Linie" die Frage nach Leben oder Tod in stärkerer Weise als im Bereich des Halses. Die Enthauptung, Machtsymbol von Justiz und Gewalt, Gegenstand auch der künstlerischen Darstellung, kann in der Imagination der Hysterikerin manchesmal einen Grad von Wirklichkeit erlangen, der sich nicht mehr mit der Dimension der Vorstellung begnügt.

Über seine anatomischen und physiologischen Funktionen hinaus hat der Hals also eine außerordentliche Bedeutung für die Beziehungen der Menschen untereinander bekommen; die vielen dort vorkommenden Symptome unterstreichen das. An erster Stelle steht hier das „hysterische Kloßgefühl", der *globus hystericus*. Grasset hat auch darüber eine Beschreibung gegeben, die es verdient, zitiert zu werden. „Dieses Phänomen fehlt nur bei wenigen Hysterikerinnen. Briquet fand es in 370 von 400 Fällen. Es variiert lediglich in Grad und Häufigkeit. Bei vollständiger Ausprägung hat der Kranke ein Kloßgefühl, das von der Magengrube bis zum Hals hinaufreicht, dort aufhört, die Kehle zuschnürt und ein Strangulationsgefühl hervorruft. Das Strangulationsgefühl kommt manchmal isoliert und schlagartig vor: dann hat der Kranke ein Erstickungsgefühl, eine Beklommenheit, wie man sie bei heftiger Angst empfindet. Sogar ganz unabhängig von der Hysterie ist die zugeschnürte Kehle ein bei Nervosität häufig anzutreffendes Phänomen. Es ist ein elementares Merkmal des Lampenfiebers bei Auftritten, Examina oder Wettkämpfen. Außerdem kommt diese Konstriktion in verschiedenen Abstufungen vor: erstens das Gefühl, einen Fremdkörper verschluckt zu haben, den man weder herauf- noch hinunterbekommt; zweitens ein Gefühl, wie wenn der Hals durch eine Schnur oder durch Finger zugedrückt sei; drittens eine Strangulation mit der Unmöglichkeit zu schlucken."

Soll die Häufigkeit des Symptoms ein Grund sein, sein Auftreten bei der Hysterikerin von dem beim „Normalen" zu differenzieren? Oder soll man sich an Grasset halten, der von „einem der elementaren Merkmale des Lampenfiebers" sprach? Dieser Hinweis ist wertvoll, denn er macht deutlich, daß eine

Funktion gerade dann ausfällt, wenn etwas vom Subjekt erwartet wird, ja, wenn man geradezu eine Glanzleistung von ihm verlangt. Die Verbindung zur Impotenz kann dabei kaum übersehen werden, ein Versagen, von dem jeder Mann betroffen sein kann, wenn von ihm verlangt wird, daß er sich als Mann mit einem Penis erweist. Dabei ist das Versagen umso häufiger, je mehr es darauf ankommt, d. h. je mehr man die Situation herbeigewünscht hat, um gerade seine Männlichkeit zu beweisen.

Mit diesen Überlegungen zu einem der bekanntesten Symptome stellt sich auch die Frage nach dem Krankhaften an der Hysterie. Man kann es folgendermaßen formulieren: „Ist die Hysterie eine Krankheit oder eine praktisch jedem zugängliche Form, sein Unbewußtes auszudrücken"? Eines ist sicher und wird auch im weiteren Verlauf dieser Arbeit deutlicher werden: die Hysterie kann nicht mehr in die sicheren Schranken der Krankheit verwiesen werden. Man muß sie als eine Äußerungsform des Unbewußten verstehen, deren Botschaft weder dem bekannt ist, von dem sie ausgeht, noch dem, der sie empfängt. Waren die großen Kliniker sehr bestrebt, die ursächlichen Läsionen der Hysterie ausfindig zu machen, so hatte das vielleicht auch ein unbewußtes Motiv. Sie wollten nämlich um die peinliche Erkenntnis herumkommen: „Wir sind alle hysterisch."

Man kann das hysterische Kloßgefühl ohne weiteres auch als Angstsymptom betrachten, was zudem mit der Etymologie völlig übereinstimmen würde; es würde an dem eben Gesagten nichts ändern. Selbst wenn man sich damit beruhigen wollte, daß es eine normale und eine pathologische Angst gibt, es wäre unmöglich, die beiden Ängste auseinanderzuhalten.

Aus denselben Gründen, die schon für die Beschreibung der hysterischen Lähmungen galten, kann auch hier auf eine detaillierte Darstellung der verschiedenen hysterischen Schluck- und Atembeschwerden verzichtet werden. Beide Symptome sind sehr häufig und in der Regel vom „hysterischen Kloßgefühl" begleitet.

Diese „gemeinen" Symptome oder die gewöhnliche Hysterie – „abwertend und völlig zu Unrecht hat man sie *hysteria minor* genannt", wie Grasset sagte – zeigen, daß es schon früher eine Tendenz gab, die Hysterie als Krankheit von der Hysterie für gewöhnliche Sterbliche zu unterscheiden. Auch bieten sich diese Symptome am ehesten der Deutung an, d. h. der Einordnung und dem Verständnis der hysterischen Phänomene, wie auch der Aufdeckung ihrer Inhalte. Als Beispiel könnte man den hysterischen Husten anführen, der den Ärzten allerlei Fragen stellt, zumindest Prüfungsfragen in der Internatsfachausbildung (diese ehrwürdige Einrichtung gab es noch zu der Zeit, als dieser Text geschrieben wurde). Wie alle bisher genannten Symptome kann so ein Husten alle nur erdenklichen Formen annehmen. Aber eine Gemeinsamkeit besteht darin, die Verständigung zu erschweren, indem er den anderen am Verstehen hindert, wie das z. B. im Theater, vor allem aber in Konzertsälen vorkommt. Die Vorstellung, nicht husten zu dürfen, bringt viele Leute dazu, ihre Unabhängigkeit durch Husten zu dokumentieren. Noch schlimmer wird es bei denen, die das Husten hören. Das Phänomen scheint dem Gähnen verwandt zu sein, das schon dadurch ausgelöst werden kann, wenn jemand anderes gähnt. „Gähnen steckt an." Weder das Gähnen noch der Husten sind an sich hysterische Symptome, aber die Art, wie solche Bedürfnisse geweckt werden, ist vielleicht den Vorgängen bei der Hysterie ganz ähnlich.

Wegen der Beziehung der Hysterie zum Ausdruck bieten sich dennoch besonders die Halssymptome als Paradebeispiel an, vor allem, wenn sie die Phonation selbst beeinträchtigen. So sehr dabei das Sprechen gestört sein mag, von einer hysterischen Aphasie kann man heutzutage nicht mehr sprechen. Auch hier war die Suche nach der spezifischen Läsion für die Wahl des Begriffs entscheidend.

1880 hatte ihn Serre aus Montpellier vorgeschlagen, aber Charcot ordnete ihn seinem Oberbegriff des hysterischen Mutismus zu. Wieder ein Rückfall zur Klassifikation in die Symptomkategorien, die den Arzt irritieren, Symptomkategorien, bei denen er sich einreden kann, daß er es mit einer Simulantin zu tun hätte. Mit der Behauptung, alle hysterischen Symptome seien simuliert, erhoben einige Autoren diese Verwechslung geradezu zu einem Prinzip. Eine solche Verwechslung kann einem nur passieren, wenn man übersieht, daß die Hysterie eine Neurose ist, die für sich eine Bedeutung besitzt und in keiner Weise irgend etwas mit Simulation zu tun hat.

Ohne sich auf das Subjekt des Unbewußten beziehen zu können, gab aber Charcot mit dem Begriff des Mutismus dem Subjekt eine gewisse Verfügung über sich selbst zurück. Erst Freud gelang es, bei seiner Patientin Dora das Rätsel einer hysterischen Phonationsstörung zu entschleiern. Schon vor der Behandlung bei Freud hatte Dora an Heiserkeit und hysterischem Husten gelitten. In ihrer Analyse präsentiert sie Freud nochmals eine Serie von Halssymptomen, und zwar Ekelreaktionen. Er präzisiert, dieser Ekel sei die zum Schleimhauttrakt des Eingangs in den Verdauungskanal gehörige Unlustempfindung. Ein Freund hatte Dora in seine Arme genommen und geküßt. Daß ein Mund sich schließt, wenn ein Kuß nach ihm verlangt wäre denkbar. Doch Freud ist mit dieser Erklärung nicht zufrieden und schlägt eine andere Deutung des Ekels und der Abwehrreaktion vor. Diese mag einem überflüssig, an den Haaren herbeigezogen und unnötig schockierend vorkommen. Dennoch führt diese Erklärung, eigentlich eine Deutung, zu einem neuen Verständnis der hysterischen Phänomene. Sie soll deshalb als Beispiel dienen. Der Mann, der Dora den Hof machte, hatte sie also in seine Arme geschlossen.

Freud vermutet, daß das junge Mädchen bei dieser Umarmung das erigierte Glied des Freundes an ihrem Bauch gespürt hat. Diese Empfindung löste ein Ekelgefühl aus, was Freud in der Annahme bestärkt, daß es sich dabei um ein hysterisches Sympton handelt. Ausdrücklich hält er jeden für hysterisch, der in einer Situation mit Ekel reagiert, die normalerweise eine sexuelle Erregung hervorrufen müßte. Der Ekel führt nicht zu einer lokalen Reaktion, sondern zu etwas, das Freud Verschiebung nennt. Eine Verschiebung nach oben in Richtung Kopf, die in Höhe des Halses ein Verschluß- bzw. Einschnürungssymptom bewirkt: den Ekel mit Schluckbeschwerden und Übelkeit. Die Verschiebung, die Freud als einen der Primärprozesse des Traumes beschrieben hat, findet man hier in die Sprache der Hysterie übertragen als körperlich-topographische wieder. Man kann sich fragen, ob ihn nicht der Genius von Hippokrates inspiriert hatte, und er in der Theorie vom wandernden Uterus einen Vorgang erfaßte, der haargenau dem entspricht, was die hysterische Neurose ausmacht, nämlich einer Metapher.

Über die Störungen der Phonation waren wir auf den Fall Dora gekommen. Selbst wenn es dabei nicht direkt um die Phonation geht, so ist es doch eines der ersten Beispiele für die Deutung eines Halssymptoms.

Bevor wir das Thema Phonation verlassen, müssen wir noch auf ein anderes Symptom hinweisen, das in noch spezifischerem Zusammenhang zur Stimme der Hysterikerin steht und für das Verständnis des allgemeinen Sinns der Neurose neue Horizonte eröffnet. Es handelt sich um ein ziemlich häufiges und sehr typisches Phänomen, die Kopf- oder Falsettstimme, also eine relativ hohe Stimme, vor allem aber eine ohne Vibrationen und Resonanzen, eine Stimme, die ganz von ihren Obertönen abgeschnitten ist. Normalerweise wird die Stimme nicht nur im Kehlkopf gebildet, sondern auch mit Hilfe der Luftsäule im Brustkorb und dem Resonanzboden des Bauches. Diese Bestandteile geben ihr die Klangfarbe und die Obertöne. So kann man leicht feststellen, mit welchem Teil des Körpers gesprochen wird, bzw. welchen Körperregionen man eine Beteiligung an der Stimmbildung erlaubt. Der Körper selbst wird also dem Zuhörer mehr oder weniger dargeboten. Manche Leute sprechen mit ihrer Brust, andere mit ihrem Bauch, mit ihren Gedärmen könnte man sagen. Die Hysterie aber durchschneidet ihre Stimme zwischen Kopf und Rumpf, was besagt, daß der Körper aus dem Diskurs, aus der Kommunikation ausgeschlossen wird. Für die Unterbrechung im Bereich des Halses und ihre Bedeutung ist das vielleicht das beste Beispiel. Man hört immer wieder, die Hysterie sei eine Sprache des Körpers oder ein Sprechen mit dem Körper. So sehr dieser auch in Szene gesetzt wird, bei diesem Symptom scheint er eher ausgestoßen worden zu sein. Er soll nicht berührt, aber auch nicht benutzt werden. Die Stimme der Hysterikerin darf den Körper nicht ausliefern.

Zumindest soll er unerkannt bleiben. Wir werden noch andere Metaphern entdecken, wenn wir mit der Auflistung der Symptome fortfahren.

Die Schmerzen

Kopfschmerzen zum Beispiel. Was schon bei allen anderen Symptomen immer wieder behauptet wurde, gilt auch für die hysterischen Schmerzen: daß es nämlich völlig belanglos ist, die Art der Schmerzen genauer zu beschreiben, wie man das bei neurologischen Schmerzen tun würde. Lokalisation, Umfang, Dauer, Intensität und Schmerzqualität sind personenabhängig, einmalig und nicht miteinander vergleichbar. Was für einen Grund könnte es also geben, dem Kopfschmerz einen bevorzugten Platz einzuräumen? Keinen außer den der Häufigkeit. Unter den Beschwerden der Hysterien von heute rangieren die Kopfschmerzen neben dem Schwindel an erster Stelle. Wegen dieses Symptomwandels hat man der Hysterie nachgesagt, daß sie der Mode folge. Daß die Kopfschmerzen in Mode sind, ist nicht sicher, aber sie stellen ein „bequemes" Symptom dar, vage genug, um nicht allzu rasch beseitigt zu werden, gleichzeitig aber so bedrohlich, daß die Aufmerksamkeit der Umgebung erhalten bleibt.

Haben wir es auch hier mit einer Verschiebung, einer Metapher zu tun? In vielen Fällen sicher. Eine Hysterikerin wußte zum Beispiel, daß ihre Kopfschmerzen nach jedem Geschlechtsakt auftraten. Die Schmerzen trugen dabei alle für die Migräne typischen Merkmale. Oft hört man, daß die Kopfschmerzen eine Erinnerung an eine Person aus dem Elternhaus, besonders an den Vater, darstellen sollen. Die Hysterikerin kann an Kopfschmerzen leiden, wie ihr Vater; sie kann aber auch damit ausdrücken, daß das Familienober*haupt* leidend, schwach und insuffizient war.

Trotzdem darf man daraus nicht einen Katalog nach Art eines Traumschlüssels ableiten: hier das Symptom, dort seine feste Bedeutung. Dieser Ansatz wäre genauso irrig, wie die üblichen Phantasmen, denen die Hysterika zum Opfer fiel. Nur annäherungsweise sollte mit den angeführten Beispielen gezeigt werden, was man unter dem Sinn eines Symptoms verstehen könnte. Aber dieser Sinn ist bei jedem Patienten ein anderer und kann in keiner Weise vom Arzt ausgedacht werden. Er kann nur mit Hilfe des Patienten entdeckt werden. Man muß sich außerdem klarmachen, daß der Weg zu dieser Entdeckung oft sehr schwierig ist, einmal, weil der Sinn dem Patienten selbst nicht bewußt ist, zum anderen, weil die Aufdeckung des Sinns allein das Symptom nicht verschwinden läßt.

Außer den Kopfschmerzen wird im allgemeinen der Schwindel genannt. Natürlich ist hier kein neurologisch bedingter Schwindel gemeint mit Nystagmus und einer Seitendifferenz der ausgestreckten Arme, sondern etwas, das von den Betroffenen selber Schwindel genannt wird. Es ist eine Unsicherheit im Stehen oder beim Gehen mit der Angst zu fallen. Oft wird dieses Symptom mit den Ausdrücken Astasie und Abasie bezeichnet. Aber die Einführung einer Terminologie des Bescheidwissens führt nur weiter in die Irre: man tut, als hätte man einen Vorgang wissenschaftlich erfaßt und verhindert damit gerade, daß man stutzig wird.

Dabei würde sich das Interesse an dem Symptom durchaus lohnen. Es liegt tatsächlich genau an der Übergangsstelle zwischen hysterischen und phobischen Symptomen. Wieviele Phobiker gibt es, die die Wohnung nicht mehr alleine verlassen, weil sie sich vor dem Hinfallen fürchten, vor dem Fallen auf den Bürgersteig! Der Fall, der Bürgersteig: der Gedanke an die Prostitution liegt nicht ganz fern. Die Angst, der Wunsch, eine Prostituierte zu sein, die Befürchtung, für eine gehalten zu werden, alle diese Bilder vereinigen sich zu dem, was man das Prostitutionsphantasma nennt. Es enthält eine der versteckten Bedeutungen des hysterischen „Schwindels". Die Nachbarschaft zwischen Hysterie und Phobie braucht einen nicht allzusehr zu überraschen, hat doch Freud die beiden Neurosen unter dem Oberbegriff Hysterie zusammengefaßt, wobei er die erstere Konversions-, die letztere Angsthysterie genannt hat.

Kopfschmerzen und Schwindel sind heute die häufigsten hysterischen Symptome. Ihre Ungenauigkeit läßt den Arzt oft zögern, sie als echte Symptome anzusehen, zumal man nichts Objektives feststellen kann. Vielleicht sollte man sie eher Klagen oder Beschwerden nennen. Aber Beschwerden sind schon das, was das Subjekt mit Hilfe seines Körpers ausdrücken will. Sie kleiden das Symptom in Worte, bezeichnen es mit allen möglichen Beschreibungen und erlauben manchmal, es mit Hilfe der verwendeten Ausdrücke mit einem Sinn zu verbinden. Im Falle der Neurose ist klar, daß die Beschwerden am ehesten die Funktion des Symptoms übernehmen.

Den beiden Symptomen muß noch ein weiteres hinzugefügt werden. Von „einem" zu sprechen, mag sonderbar erscheinen, denn es handelt sich um das vielgestaltigste von allen Symptomen. Es sind Schmerzen. Sicher gibt es nicht nur eine Art von hysterischem Schmerz. Auch hier gilt wieder, daß jeder Patient seine, jede Patientin ihre Art von Schmerzen hat. Und wo sie auch sitzen, wie heftig sie auch sein mögen, man muß sich vor einer lokalen Erklärung hüten. Nicht, weil der Ort eines Schmerzes nicht als Unterstützung für eine Identifizierung dienen könnte, z. B. mit einer Person aus der Umgebung, wie das schon bei den Kopfschmerzen dargelegt wurde, sondern vielmehr, weil diese Zerlegung in eventuelle Zusammenhänge nicht dem allgemeinen Sinn der Neurose gerecht werden würde.

Ein spezifischer Schmerz sollte trotzdem erwähnt werden: das Zahnreißen in der Hochzeitsnacht. Die Konsequenzen dieses klassischen, wenn auch relativ seltenen Schmerzanfalls kann man sich leicht ausmalen, ebenso, daß das Ganze ein ideales Terrain für die verschiedenartigsten Äußerungen der Hysterie darstellt. Gegen eine solche Darstellung der hysterischen Störungen können viele Einwände erhoben werden. In erster Linie drängt sich einem die Frage der Diagnose auf. Wenn ein hysterisches Symptom, das sich als Schmerz äußert, nicht näher untersucht werden muß, wie kann man sicher sein, daß man dabei keine organische Krankheit „übersieht". Der Einwand ist vollauf berechtigt. Besser gesagt, er wäre es, wenn man bei der Diagnose „Hysterie" auf die bisher beschriebenen Symptome angewiesen wäre, die ja das Interesse der Ärzte am meisten gefesselt haben. Aber diese Symptome sind, obwohl man sie nicht als Sekundärsymptome ansehen kann, für die Diagnose nicht entscheidend. Die Hysterie ist eine Neurose, die sich durch Wiederholungen von Situationen als solche zu erkennen gibt. Man muß sich also mit dem Herausfinden dieser Wiederholungssituationen beschäftigen und wird dann entdecken, daß die Symptome selbst nur Zeichen einer solchen Wiederholung sind. Erfährt man, daß ein Schmerz, z. B. eine Lumbalgie, schon wiederholt und in Intervallen von mehreren Jahren aufgetreten ist, so wird die Notwendigkeit einer eingehenden Untersuchung nicht so dringend erscheinen. Man kann sich Zeit lassen und die Hysterikerin über mehrere Tage beobachten, ohne daß es zu einer Eskalation der Symptome kommt. Eskalation: bietet die Patientin ein Symptom an, so antwortet der Arzt mit einer Behandlung, die Patientin bietet darauf ein neues Symptom an usw. Dieses Überbieten ist selbst schon ein diagnostisches Element. Wie sich zeigt, ist die richtige Diagnose nicht rechtzeitig gestellt worden; das ist gewiß bedauerlich, aber häufig. Man beruhige sich hier nicht damit, es sei besser, eine nicht vorhandene Störung mit unschädlicher Behandlung zu bekämpfen, als eine reale Störung zu übersehen. Denn allzu schnell gibt man sich mit dem Glauben an die Unschädlichkeit einer Behandlung zufrieden, die man eigentlich nur unangebracht nennen kann. Der wirkliche Kampf zwischen Hysterikerin und Arzt, um den es schon während dieses ganzen Kapitels ging, beruht zum größten Teil auf dieser Verkennung der Wichtigkeit, die die Psyche für den Menschen hat.

Grenzsymptome

Alle bisher beschriebenen Symptome haben eines gemeinsam: sie sind etwas auf oder durch den Körper Gezeichnetes.

Wenn die nun folgende Symptomgruppe mit dem Beiwort Grenze/*limite* versehen wurde, so deshalb, weil sie im Grenzbereich zwischen „Psychischem“ und „Psychosomatischem“ situiert ist, und die These der absolut fehlenden Organbeteiligung zumindest teilweise in Frage stellen. Mit anderen Worten, sie implizieren eine objektive und auch objektivierbare Beteiligung auf physiologischer Ebene. Erneut ist damit die Trennung zwischen Körper und psychischer Realität in Frage gestellt. Kann sich ein Erregungszustand oder ein unbewußter Konflikt auf körperlicher Ebene niederschlagen, wobei diese Körperlichkeit nicht nur eine Maske wäre oder als Träger eines Gewandes diente, sondern gar selbst befallen wäre? Zwar kennt man die somatischen Folgen der Angst und auch die durch sie hervorgerufenen neurophysiologischen Mechanismen. Daß solche Phänomene auch in der Hysterie ihren Platz haben können, zeigt, welche Kräfte da am Werke sind, und liefert, wenn nötig, einen Beweis für die Realität der Hysterie.

Dem ärztlichen Denken ist die Anstrengung auferlegt, sich von der veterinären Vorstellung des somatischen Primats freizumachen. Daß aus organischer Dysfunktion psychische Störungen hervorgehen können, wird jeder Arzt ohne weiteres akzeptieren; das Gegenteil aber, eine somatische Störung als Folgeerscheinung eines seelischen Leidens wird vielleicht rein theoretisch zugegeben. Sobald es aber an die Praxis geht, machen sich die kurativen Reflexe des Arztes selbständig, und er nimmt sich der organischen Störungen an, ohne zu erkennen, daß die sie verursachenden Kräfte durch seine Behandlung in keiner Weise vermindert werden, und daß sie andere Wege finden werden, um sich auszudrücken, die das Subjekt vielleicht mehr gefährden.

Die Symptome, von denen hier die Rede sein soll, werden oft mit einem vagen Ausdruck, dem der vegetativen Dystonie, bezeichnet, einer mehr oder weniger bequemen Rumpelkammer, in der der Arzt alles unterbringt, was ihm lästige Fragen aufwirft. Vermutlich steht eine Untersuchung dieses Begriffes und seines Anwendungsbereiches noch aus. Meist wird bei seinem Gebrauch keinerlei Rücksicht darauf genommen, was er bezeichnet. Für den Arzt, der ihn verwendet, ist er ein nosologischer Begriff, dessen Bedeutung sich darauf beschränkt, ein wohlbekanntes Syndrom in einer Klassifizierung unterzubringen. So kann es zu den Akten gelegt werden.

Aber gerade beim neurovegetativen „Syndrom“ gibt es nichts, was eine endgültige Klassifizierung erlauben würde. Es stimmt zwar, daß man vegetative Störungen dazuzählt. Sie reichen vom Dermographismus bis zu den verschiedenen Ausprägungen des Brechreflexes, von der Transpiration bis zum Haarsträuben usw. Nur zählt man je nach Fall auch die Angst, die Schlafstörungen, die Veränderungen des Appetits und vieles andere hinzu. Man verkennt damit zugleich, daß ein gut Teil der so beiseite geräumten

Symptome Ausdruck einer Neurose war, der man lieber mit tauben Ohren begegnete.

Es ist also durchaus der Mühe wert, sich mit einigen dieser Symptome etwas näher zu beschäftigen. Die Geschichte ihrer Darstellung ist vielleicht weniger alt und weniger bekannt als beispielsweise die der großen Anfälle; die meisten dieser Symptome sind aber trotzdem seit langem von den Klinikern aufgeführt worden. Oft sind es Sekretions- oder Exkretionsstörungen. Eine solche Zusammenstellung ist nicht zufällig: wenn dabei die physiologische Bedeutung der Ausscheidungsprodukte völlig übergangen wird, so stützt sich das auf folgende Gemeinsamkeit: es handelt sich um Produkte des Körpers, Produkte, die ausfließen und die für den Betroffenen oder einen anderen sichtbar sind.

Schon in der klinischen Beobachtung ist auf diese Produktionen hingewiesen worden. Bekanntlich endete der große Anfall mit einer Ausscheidung von klarem Urin. Man sprach sogar von hysterischem Urin. Um nicht nochmals ausführlich auf diese hysterourinäre Symptomatologie zurückkommen zu müssen, sei hier nur an die klassische hysterische Harnverhaltung erinnert, die manchmal sogar die Anwendung eines Katheters erforderlich macht. Der am Anfallsende auftretende Harnfluß ist übrigens keine unfreiwillige Miktion wie beim epileptischen Anfall, vielmehr eine kontrollierte Miktion, die so lange zurückgehalten wird, bis der Ort und die Umstände sie erlauben. So sagt ein Neurologenspruch, wenn es um den Vergleich mit dem epileptischen Anfall geht: „Die Hysterika macht sich nicht naß."

Das Gegenteil dieser „Retention" ist die wiederholte nächtliche Miktion, bei der man gewöhnlich die Zugehörigkeit zur Hysterie übersieht, weil sie bei Kindern, insbesondere bei kleinen Jungen, vorkommt. Das Kind steht dabei 10–20mal pro Nacht auf, um ein bißchen Pipi zu machen. Daß es sich damit von der Integrität seiner Geschlechtsorgane überzeugen will, wird niemand wundern, der ein wenig mit der Psychoanalyse, und sei es der vulgärsten, vertraut ist.

Vielleicht wären hier auch Reflexionen über das Bettnässen am Platze. Doch würde die ausführliche Beschreibung der neurotischen Symptome von Kindern den Rahmen dieses Buches sicher überschreiten. Dazu kommt noch, daß die Enuresis nicht unbedingt ein hysterisches Symptom ist, und wenn, dann eher eines der Mutter des Bettnässers.

Der Anfall/*crise* ist bis heute mit Ausnahme des hysterischen Anfalls eine der Überwindungsmöglichkeiten bei vielen Krankheiten, wie z. B. die Krisis bei Infektionskrankheiten, die mit profusen Schweißausbrüchen, also einer anderen Art von Flüssigkeitsausscheidung einhergeht. Man stellte danach eine Besserung fest und versuchte, daraus eine kausale Verknüpfung abzuleiten.

So machte man aus der Schweißabsonderung die Ursache der Heilung. Es war das Böse, das den Körper auf diese Weise verließ. Wie man sieht, wird eine Wahrnehmung mit einer Bedeutung belegt, die zwar nichts mit der physiologischen Wirklichkeit zu tun hat, sehr wohl aber eine Art imaginären Mechanismus schafft, in den sich wieder einmal die Phantasmen des Beobachters, des Arztes, hineinprojizieren.

Vielleicht wird sich aus dem Folgenden noch ergeben, woher das Interesse an den Ausscheidungsorganen stammt. Eines aber ist sicher, nämlich, daß diese Ausscheidungen bei den Hysterikerinnen die verschiedensten Formen annehmen können. Ein klassisches Symptom ist der Speichelfluß oder die Hypersialorrhoe. Die Speichelproduktion ist bei den Anfällen beträchtlich, und sicher gibt es dafür auch pathologische Gründe. Aber das ist noch lange kein Grund zu vergessen, daß es auch beim Kuß zu einem vermehrten Speichelfluß kommt, selbst wenn dieser Hinweis bei einigen Personen Ekel hervorrufen sollte, oder, schlimmer noch, ein skeptisches Erstaunen bei denen, für die die Küsse ... etwas trocken geblieben sind. Diese ganz offensichtlich nicht sehr medizinische Argumentationsweise zeigt beispielhaft, was ein vorurteilsloses Studium der Neurosen für den Arzt hergibt. Denn, wer wird schon die Bedeutung des Kusses leugnen wollen? Und wann interessiert sich der Arzt schon einmal für diese grundlegenden Gelüste bei seinen Patienten? Und doch, nimmt er sich nicht hauptsächlich deshalb ihrer an, um ihre Fähigkeit zur Lust wiederherzustellen, eine Fähigkeit, die sie durch die Krankheit verloren hatten, oder die ihnen aufgrund einer mehr schleichenden, neurotisch bedingten Einschränkung der Lebenskunst gefehlt hatte?

Wesentlich häufiger sind die Störungen der Regel. Bei vielen Hysterikerinnen sind die Zyklen gestört. Man trifft alle möglichen Variationen an, meist mit Verschlimmerung von Charakterstörungen oder Symptomen zur Zeit der Menses oder dann, wenn diese hätten eintreten sollen. Diese Regelblutungen sind zudem meistens mit Schmerzen verbunden. Das soll aber nicht heißen, daß es nicht genauso gut umgekehrt sein könnte: manche Hysterikerinnen fühlen sich nur wohl, wenn sie die Periode haben. Man könnte sich sagen, daß das eine verständliche Sache sei, denn damit sei die Hysterikerin von ihren ehelichen Verpflichtungen dispensiert. Das wäre zu simpel. Es kommt nämlich auch vor, daß die Hysterikerin nur während der Periode Lust auf geschlechtlichen Verkehr hat.

Außer den Menstruationsstörungen hat man auch Fälle von hysterischen Blutungen beschrieben, die nicht aus dem Genitale komen. Sie sind in Wirklichkeit ziemlich selten. Manche Fälle von „Stigmata" können als hysterische Symptome angesehen werden. Aber solche Phänomene sind zu außergewöhnlich und führen zu leicht zu Affekten, als daß sie dem Studium der Neurosen wirklich nutzen könnten.

An dieser Stelle soll auf die Sinnzusammenhänge dieser Symptome nicht näher eingegangen werden. Die volle Tragweite ihrer Bedeutung wird sich in den Kapiteln über die Beziehung der Hysterie zur Sexualität ergeben. Ebensosehr könnte man das auch über ein weiteres Symptom sagen. Es geht von einem Organ aus, das körperlich, psychisch und vor allem auf der Beziehungsebene für die Frau von großer Wichtigkeit ist: die Brust. Zumindest als Organ ist die Brust in der Neurosenforschung vernachlässigt worden. Wenn man aber berücksichtigt, wie sehr sie aufgrund ihrer großen Bedeutung für die Phantasmen des männlichen Erwachsenen und für das Bild, das man sich vom unbewußten Seelenleben des Kindes macht, zu einer der abgegriffensten Schablonen der Psychoanalyse geworden ist, so wird deutlich, daß sie unsere ganze Aufmerksamkeit verdient.

Die Untersuchungen von Professor Charles-Marie Gros über die Brust sind ein Beispiel dafür, wie gewinnbringend Reflexionen für die Medizin sein können, die sich nicht allein auf deren gängigen Horizont beschränken. Er hat das Augenmerk der Psychiater auf die Entwicklung einiger Brusterkrankungen gelenkt, die, wie die Zysten und Ausflüsse der Brustdrüse, eindeutige anatomische oder physiologische Veränderungen in Abhängigkeit von einer psychischen Problematik aufweisen.*

Indem man eine psychotherapeutische Beziehung herstellte und die Untersuchung auf das Zuhören gründete, konnte gezeigt werden, wie ein somatisches Symptom ganz wie ein Konversionssymptom reagierte und auch so interpretiert werden konnte. Damit wird die wichtige Frage über die Grenzen zwischen Neurose und psychosomatischen Störungen aufgeworfen. Hierzu ein Zitat von Charles-Marie Gros. Er hat auf das Vorkommen von Milch- oder anderen absonderungen bei Trennungen hingewiesen: beim Abbruch einer Beziehung, bei der Abreise eines Kindes. Seine Interpretation macht jeden weiteren Kommentar überflüssig: „Die Brust weint."

Hier könnte man die alte Streitfrage „hysterische Reaktion oder Neurose" wieder ins Feld führen. Danach sei die Neurose eine Krankheit, die hysterische Reaktion könne bei jedermann vorkommen. Bedenkt man aber, daß – wie bereits erwähnt – jeder bis zu einem gewissen Grade neurotisch ist, dann kann man diese Gegenüberstellung hinter sich lassen. Es muß hinzugefügt werden, daß dieser neurotische Anteil dem Subjekt gehört, und daß es seine Sache ist, was es damit anfängt. Man kann diesen Anteil erobern wollen oder ihn

* *Les Mastopathies*. Masson, 1966.

brachliegen lassen und ihn so der Eroberung durch andere überlassen. Diese Möglichkeit der Besetzung (im militärischen Sinne) des eigenen Unbewußten durch den anderen ist Entfremdung in ihrer radikalsten Form. Statt auf sein Unbewußtes zu hören, dadurch seine Unabhängigkeit zu erobern und so über sich selbst hinauszuwachsen, wird das Subjekt zum Unterworfenen eines anderen. Man beruhige sich nicht mit der Feststellung, die oft von Ärzten gemacht wurde und noch gemacht wird, daß sowieso nur Kranke von einer solchen Gefahr bedroht seien. Niemand entgeht den Versuchungen der Reklame, der Propaganda, den Verführungen usw. Und viele erliegen ihnen. Betrachtet man die Geschichte oder die zeitgenössische Politik unter diesem Gesichtswinkel, so ist daran kein Zweifel mehr möglich.

Durch diese Überlegungen sind wir etwas von unserem ursprünglichen Objekt abgekommen, der Brust. Aber, ob es nun um Symptomatologie oder etwas anderes geht, Sterilität und Langeweile sind nur dann zu vermeiden, wenn man die Grenzen überschreitet, die einem von einer Institution, wie z. B. der traditionellen Medizin, zugewiesen werden. Wie dem auch sei, zurück zur Brust, um daran zu erinnern, daß es den Begriff „hysterische Brust" schon zur Zeit der Salpêtrière-Schule gab. Mit ihm bezeichnete man meist schmerzhafte Schwellungen der Brüste, die ebenso plötzlich auftraten, wie sie auch wieder verschwanden.

Ganz sicher sind solche Symptome schwer zu deuten. Doch wären sie ohne die Entdeckungen Freuds für immer unverständlich geblieben. Bestimmte organische Erscheinungen liefern genügend Hinweis dafür, daß der Körper etwas ausdrückt und am Diskurs teilnimmt. Die Erektion und die Befeuchtung der Genitalwege sind, sobald sie außerhalb der von der Natur gebotenen Brunstzeit auftreten, Zeichen einer körperlichen Beteiligung, die einer anderen Dimension als den rein biologischen Vorgängen unterworfen ist. Das wird von seiten mancher Biologen nicht ohne Bedauern aufgenommen werden. Ebensowenig übrigens von manchen Psychoanalytikern, die meinen, daß dieser Einbruch des Körperlichen in die Sprache eine Verunreinigung darstellt.

Drei der genannten Symptome findet man zusammen mit einigen anderen bei einem häufig vorkommenden Syndrom, das aber meist nur in den sehr seltenen Fällen erkannt wird, wo es vollständig in Erscheinung tritt und spektakuläre Ausmaße annimmt: die Scheinschwangerschaft. Eine Frau (muß man es dazu sagen? Vielleicht, denn die Scheinschwangerschaft kommt auch beim Mann vor, wenn auch meist nur im Rahmen von Wahnzuständen), eine Frau also bemerkt plötzlich ein Anschwellen ihres Bauches und ihrer Brüste. Die Periode setzt aus; oft kommt es zu einem Schwangerschaftssyndrom mit Nausea, Erbrechen, Hypersialorrhoe und Stimmungsschwankungen.

Die Scheinschwangerschaft ist so klassisch, daß sie den meisten Ärzten bekannt ist. Trotzdem wäre es bedauerlich, auch sie allzu schnell zu klassifizieren, und mit ihrer Etikettierung alle Fragen für beantwortet zu halten. Was mag wohl dieser schwangere Zustand mit all seinen Unannehmlichkeiten für eine Frau bedeuten? Zumal die Vorteile, ein Kind zu haben, wegfallen? „Wunschdenken" lautet die Antwort der Ärzte, besonders weil sie das Syndrom vorwiegend bei unfruchtbaren und enttäuschten Frauen angetroffen haben. Nur kommt die Scheinschwangerschaft auch bei Müttern mit vielen Kindern vor. Auch hier könnte die Medizin eine Antwort haben, die schon etwas befriedigender ausfiele: „Es gibt Frauen, die sich am wohlsten fühlen, wenn sie in anderen Umständen sind." Und man beruft sich auf die Verschiebungen von Organen, die biologischen, vor allem aber die endokrinologischen Veränderungen. Damit wäre aber noch nicht geklärt, warum das nicht allen Frauen so geht. Soviel ist jedenfalls deutlich geworden: der Gewinn einer solchen Scheinschwangerschaft ist hier nicht mehr das Kind, sondern der für die Frau angenehme Zustand.

Ist es nicht eine Art von Verblüffung, die der Beobachter durch dieses Syndrom erfährt, erst recht, wenn er ein Mann, ein Arzt ist? Könnte die Schwangerschaft vielleicht auch noch einen anderen Sinn als den der Fortpflanzung haben? Wir wollen hier nicht vorgreifen. Die Überraschungen, die die Hysterie in Reserve hat, fangen hier erst an.

Magersucht

Zu den Symptomen, die man gelegentlich in der Rubrik „Affekt- und Triebstörungen" unterbringt, zählt auch die Magersucht. Daß eine Hysterikerin manchmal die Nahrung verweigert, dann auch wieder in Freßsucht verfallen kann, braucht einen nicht sonderlich zu überraschen; es könnte sich dabei sehr wohl auch um eine Art Oppositionshaltung handeln, wie sie beim hysterischen Charakter vorkommt. Kommt noch eine Amenorrhoe hinzu, so erhält man das bekannte Bild der Anorexia nervosa. Soll man dieses Symptom dem Bereich der Hysterie zuordnen oder es radikal davon abgrenzen?

Gemeinsamkeiten mit der Hysterie lassen sich schon aus den Symptomen der Anorexia nervosa ableiten. Man kann also annehmen, daß sie eine Variation der Hysterie ist, eine Art Spezialität der Hysterie. Während aber die Hysterie eine sehr weitreichende Wirkung hat und ganze Gruppen anstecken kann (man denke nur daran, was eine einzige Hysterikerin auf einer Krankenhausstation anstellen kann), verhält sich die Magersüchtige doch eher zurückhaltend, wie eine echte Kranke. Die Hysterie ist öffentlich, die Anorexie privat. Bei letzterer dreht sich alles nur um die Kranke und die unmittelbare Umgebung, genauer gesagt, um die Eltern. Das Charakteristische an der Anorexie resultiert aus einer eigenen Form von Komplizenschaft zwischen der Neurose und ihrer Umgebung, die an eine bestimmte Altersstufe gebunden ist; denn jenseits des „Jungmädchenalters" kommt es selten zu einer Magersucht. Auch muß man sich klarmachen, daß die fortgeschrittene Magersucht nicht immer bei einem klassisch neurotischen Zustand stehenbleibt. Auf jeden Fall aber dürfte eine Ernährungsstörung in erster Linie die Mutter angehen, manchmal auch solche Väter, deren Überfürsorglichkeit sie zu Scheinvätern und zu Zerrbildern von Müttern werden läßt. Indem sich das elterliche Interesse auf die Ernährung konzentriert, wird eine infantilisierende Beziehung aufrechterhalten. Dadurch werden die für das Adoleszenten- oder Erwachsenenalter spezifischen Probleme, besonders aber die Konfrontation mit einer „normalen" Sexualität vermieden, eine Konstellation, die durchaus zum Register der Hysterie gehört. Zugleich demonstriert aber die Anorektikerin ihrer Mutter, daß diese auf dem ihr ureigensten Gebiet – dem der Ernährung – scheitert oder gescheitert ist. Würde man die Deutung etwas vorantreiben, so könnte man vielleicht folgendes hören: „Es ist nicht das, was ich von Dir will." Was aus der Magersucht eine „lokalisierte" Hysterie werden läßt, ist folglich die Besonderheit des Objektes, um das es hier geht, eines oralen – eines Nahrungsobjekts. Dadurch entstehen spezifische Probleme. Aber es hat nicht den Anschein, als könne man die Magersucht ganz aus dem Feld der Hysterie ausschließen, umsoweniger als man sich mit einem anderen ihrer Hauptsymptome, der Amenorrhoe, gänzlich in der hysterischen Symptomatologie befindet.

Hysterie und Psychosomatik

Die Symptome der letzten Kategorie, die Grenz-Symptome, werfen die Frage nach der psychosomatischen Krankheit auf. Kann man Hysterie und psychosomatische Krankheit, Neurose und somatische Läsion miteinander vermengen? Vor dem Versuch einer Antwort sollte man vielleicht an die Schwierigkeiten erinnern, die bei der Definition der psychosomatischen Krankheit bestehen. In welchen Punkten gibt es bei diesen Erkrankungen eine gesicherte Erkenntnis? Sie lassen sich an einer Hand abzählen:

a) Die Beeinträchtigungen sind immer mit einer anatomischen Läsion (wie z. B. die Geschwüre des Magen-Darm-Traktes) oder mit pathophysiologischen Veränderungen (wie bestimmten Formen des Bluthochdrucks) verbunden.

b) Neurotische Störungen, zumindest solche, unter denen der Betreffende leidet, oder die von der Umgebung bemerkt werden, können bei den Patienten, die an einer psychosomatischen Krankheit leiden, völlig fehlen.

Keine Allgemeingültigkeit haben mit Ausnahme dieser beiden Punkte die anderen Fakten, die man bei der psychosomatischen Krankheit anführt: der zyklische Charakter der Erkrankung, die physiologischen Funktionsstörungen, die sich in früher Kindheit als Neurose manifestiert hätten, um sich dann bis zur Irreversibilität zu chronifizieren und die Phantasiearmut der Kranken.

Wie kann man aber den Begriff „psychosomatisch" z. B. in Zusammenhang mit Medizin, Krankheit usw. aufrechterhalten, wenn psychische Störungen gar nicht immer nachweisbar sind? Zunächst einmal schließt das Fehlen von neurotischen Störungen keineswegs bestimmte Reaktionen charakterlicher Art aus, mit deren Hilfe ein Subjekt die Berührung mit besonders empfindlichen Punkten vermeiden kann. Kommt es real in eine Situation, der es mit seiner bis dahin gelungenen Vermeidung nicht mehr entrinnen kann, so ist es „entwaffnet"; die neurotische Reaktion bestünde dann in der gewohnheitsmäßigen Abwehr, mit der die betreffende Situation abgebogen wird, während der psychosomatische Charakter sie ganz einfach leugnete. Die Hypothese von der organischen Katastrophe als letzter Rettung vor einer psychotischen Entgleisung erklärt zwar nichts, hat aber das Verdienst, daß sie wenigstens zum Teil auf das Problem aufmerksam macht: sie macht nämlich deutlich, daß auf die Frage nach der Verankerung der Sprache im Körper keine simple Antwort zur Verfügung steht.

Das Konzept der Konditionierung, die – übrigens manchmal ohne als solche benannt zu werden – in manchen Schemata (z. B. denen von Alexander) herangezogen wird, erklärt zwar einige Erkrankungen, besonders die mit zyklischem Verlauf, doch ist das letzte Wort über den Vorgang der Konditionierung noch nicht gesprochen. Solche Erklärungsversuche stehen anderen gegenüber, die behaupten, daß dem psychosomatischen Symptom jeder Sinn abgeht.

Es ist ehrlich, zugleich aber auch fruchtbarer, einzugestehen, daß die psychosomatische Krankheit meist rätselhaft bleibt, und daß die Berechtigung einer solchen Bezeichnung erst noch bewiesen werden muß. Fruchtbarer deshalb, weil die Forschung dadurch nicht in Hypothesen und Halbwahrheiten steckenbleibt.

Die oben beschriebenen hysterischen Symptome beruhen entweder auf einer Läsion (Erkrankung der Brust) oder einer Dysfunktion (Menstruationsstörungen). Im neurotischen Kontext nehmen sie einen Sinn an; ein erster, aber keineswegs endgültiger Beweis dafür wird durch die Tatsache erbracht, daß die Symptome in den Hintergrund treten, wenn die Neurose infolge einer Behandlung oder auf andere Weise verschwindet.

Die Existenz dieser Symptome wirft eine Frage auf: war man nicht dahin gekommen, gerade diese Symptome bei neurotischen Zuständen als psychosomatisch zu bezeichnen, da sie wie neurotische Symptome auf verschiedenartige „verbale“ Psychotherapie ansprechen, d. h. einen Platz im Diskurs einnehmen? Die psychosomatische Medizin entspräche dann einer vielleicht zu unkritischen Verallgemeinerung dieser Hoffnung, alle analogen Symptome verstehen und heilen zu können.

Doch ist eine solche Sicht der Dinge nicht aufrechtzuerhalten. Greift man Punkt b) der Definition der psychosomatischen Krankheit heraus, so gerät man unweigerlich in Widerspruch mit der Feststellung, daß die Neurose bis zu einem gewissen Grad bei jedem vorkommt, und daß Intensitätsschwankungen nicht nur von einer Person zur anderen, sondern auch bei ein und derselben Person auftreten.

Sicher, die Neurose existiert bei allen – außer bei den Psychotikern. Auch wenn sich die Verbreitung der Psychose in ihrer klinischen Form in Grenzen hält, die psychotische Persönlichkeitsstruktur ist wesentlich häufiger als man glaubt. Die klinisch oder ambulant von Psychiatern behandelten Psychotiker stellen nur einen ganz kleinen Teil der Personen mit psychotischer Struktur dar. Man kann sich schließlich fragen, ob die Behandelten lediglich Opfer von „Komplikationen“ gewesen sind, oder ob sie in Situationen kamen, in denen sie für ihre Umgebung nicht mehr zu ertragen waren. Im allgemeinen hat man – was auch immer über die Toleranz gegenüber den Psychotikern bei den „guten Wilden“ geredet wird – den Eindruck, daß diese Toleranz in allen Schichten in ausreichendem Maße und gleichmäßig verbreitet ist.

Ausgehend von diesen Bemerkungen kann man versuchen, noch einen Schritt weiterzugehen, um in die „psychosomatische Medizin“ ein wenig Licht zu bringen. Eine bei Dermatosen durchgeführte Untersuchung* hat ergeben, daß bei einem Teil der Kranken eine neurotische Persönlichkeitsstruktur vorlag, und ein anderer, ähnlich großer Teil psychotische Züge aufwies. Unter Berücksichtigung der vorangegangenen Überlegungen würde daher das psychosomatische Symptom entweder im Rahmen einer neurotischen oder einer psychotischen Persönlichkeit zu finden sein. Im Fall einer neurotischen Persönlichkeit verhielte es sich wie ein neurotisches Symptom, könnte also auch zumindest, was das Vorgehen anbetrifft, wie ein solches behandelt werden; im Falle einer psychotischen Persönlichkeitsstruktur aber wäre das somatische Symptom – wie schon gesagt – eher ein Mittel, die psychotische Entgleisung, d. h. den Ausbruch eines Wahns, zu verhindern.

Wir haben den Arzt auf diese psychosomatischen Fragen aufmerksam

* L. Israël und J. M. Jadin: *Psychosomatique et peau.* Inter-CHU, août-septembre 1971, No. 263, 27–36.

gemacht, um eine Überschwemmung mit Psychosomatik zu verhindern, deren einziger Effekt meist nur darin besteht, eine Unwissenheit zu kaschieren. Die Frage nach den somatischen Symptomen der Hysterie aber hat eine Antwort: es kann somatische Symptome geben, die ein Äquivalent hysterischer Symptome darstellen. In keinem Fall aber können solche Symptome außerhalb einer hysterischen Persönlichkeit diese Bedeutung annehmen.

Wir müssen uns daher jetzt näher mit dem Studium der eigentlichen hysterischen Persönlichkeit befassen, einer Persönlichkeit, in der die Symptome verankert oder gleichsam eingefügt sind. Gewöhnlich werden die psychischen Symptome der Hysterie noch dem symptomatologischen Kapitel zugeschlagen. In Wirklichkeit gehören sie sowohl zu den Symptomen im eigentlichen Sinn als auch zu den komplexeren Verhaltensweisen. Sie sollen deshalb jetzt als Einführung in das Studium der hysterischen Persönlichkeit oder des hysterischen Charakters beschrieben werden.

Psychische Symptome

In seinem „Bruchstück einer Hysterie-Analyse“, so lautete der Originaltitel des Textes über Dora, schreibt Freud: „Ich kann mich nur verwundern, wie die glatten und exakten Krankengeschichten Hysterischer bei den Autoren entstanden sind.“ Und als Grund für diese Schwierigkeit, vollständige Anamnesen darzustellen, weist er darauf hin, daß „... es nie an wirklichen Amnesien, Gedächtnislücken fehlt, in welche nicht nur alte sondern selbst ganz rezente Erinnerungen hineingeraten sind, und an Erinnerungstäuschungen, welche sekundär zur Ausfüllung dieser Lücken gebildet wurden.“

Gedächtnisstörungen sind bei der Hysterie immer nachzuweisen, man erwarte aber keine allzu typischen Formen der Amnesie, also etwa wie beim Korsakow oder posttraumatischen Syndrom. Hier ist vielleicht der Hinweis nützlich, daß die hysterischen Amnesien im Diskurs in der Form eines „ich weiß nicht“ in Erscheinung treten, worauf Prof. Th. Kammerer hinweist, so daß man dieses „ich weiß nicht“ sogar als wertvollen diagnostischen Hinweis ansehen kann. Als witziges Beispiel für solche „Gedächtnislücken“ könnte man einen Satz anführen, den man oft von einer Hysterikerin hört; besser gesagt, man unterstellt ihn ihr, ob er tatsächlich oft zu hören ist, kann man bezweifeln: „Er hat mich auf sein Zimmer gebracht, mich in sein Bett gelegt, und dann *weiß ich nicht*, was weiter passiert ist.“

Nicht immer sind die Gedächtnisstörungen so einfach strukturiert. Abgesehen davon erwiese sich das obengenannte Beispiel weniger einfach, als es scheint, wenn man es zu deuten versuchte. Denn, es sagt sich zwar jeder, was vergessen worden ist, ist der Moment des Geschlechtsakts, aber wer könnte mit Gewißheit ausschließen, daß es nicht gerade das Versagen* des Mannes ist, worüber die Hysterikerin großzügig hinwegsieht?

Nie wird irgendein beliebiges Ereignis vom Vergessen betroffen, immer hat dieses Vorkommnis für die Hysterikerin eine besondere Bedeutung. Eine traumatische, könnte man sagen und daran erinnern, daß Freud anfangs die Hysterie auf ein sexuelles Trauma zurückführte, sogar ein sehr spezifisches: die Verführung durch eine nahestehende Person, vor allem durch den Vater. Jetzt sieht jeder, wie die obenerwähnte Deutung einer grotesken Gedächtnislücke zu ihrer eigentlichen Bedeutung kommt. Was vergessen werden muß, ist, was mit einer Erniedrigung oder einem Sündenfall des Vaters zu tun hat.

Die hysterischen Amnesien gehören immer diesem Typus der Gedächtnislücken an. Nie nehmen sie die Form einer vollständigen retrograden oder anterograden Amnesie an, auch nicht die eines völligen Gedächtnisverlustes oder einer totalen Gedächtnisfixierung. Immer handelt es sich um eine Gedächtnislücke, die sich auf die Biographie bezieht, eine Lücke, die, wie Freud betont, durchaus mit falschen Erinnerungen ausgefüllt sein kann. Deshalb fällt so eine Lücke auch nicht immer beim ersten Mal auf. Erst die bei wiederholter Darstellung auftretenden Unterschiede in einem biographischen Bericht lenken die Aufmerksamkeit auf einen Punkt, der immer auf unterschiedliche Weise erzählt wird.

Mit diesen Gedächtnisstörungen ist man schon in der Nähe des Vergessens, das Freud zu den Fehlleistungen rechnete. Sie sind ebenso wichtig, haben die gleiche Bedeutung und können auch auf gleiche Weise verwendet werden. Diese Störungen des Gedächtnisses, die sich ja oft durch Veränderungen und Schwankungen der Erinnerung bemerkbar machen, bringen uns auf die Frage, wie die Erinnerung überhaupt funktioniert. Da gibt es einmal das physiologische Problem der Einschreibung ins Gedächtnis. Zum anderen aber ist die Erinnerung mit ihrer jeweiligen Konnotation „gut" oder „schlecht" vielleicht nicht ohne Funktion in der psychischen Ökonomie. Woher weiß man, daß eine Erinnerung immer der Wirklichkeit des geschilderten Ereignisses entspricht? Könnte man sich nicht vorstellen, daß es Erinnerungen gibt, die ein Vergessen fördern? Das Vergessen einer beängstigenden, weil der unbewußten Wahrheit zu nahe gekommenen Situation, das ist eigentlich die Entdeckung der Kehrseite des Dekors, der die falsche Erinnerung nur noch besser verschleiert.

Und wenn es nichts Gutes außer den Erinnerungen gäbe? Eben hier könnte sich das Stück Neurose, das es in jedem gibt, bemerkbar machen: sich mit

---

* A. d. Ü.: défaillance = Versagen, kann aber auch mit „Schwach werden" übersetzt werden.

Hilfe der äußerst nachgiebigen Erinnerungen davon zu überzeugen, daß die wirklich angenehmen Augenblicke nur der Vergangenheit angehören. Erfreulicherweise ist das nicht immer so. Aber, daß man der Sammlung von Erinnerungen, z. B. in Form von Fotos, eine solche Bedeutung beimißt, sollte die gleiche Aufmerksamkeit verdienen wie ein neurotisches Symptom.

Es gibt eine Gedächtnisstörung, die trotz ihrer heutigen Seltenheit erwähnt werden sollte, besonders wegen des Schleiers von Fremdartigkeit, den sie über die Hysterie legt. Es ist das „Ausrücken" der Hysteriker. Sie ließe sich dem zuordnen, was einige Autoren, z. B. Henry Ey, „hysterische Sekundärzustände" genannt haben. Eine Unternehmung, in deren Verlauf sich das Subjekt „normal", aber ganz anders als sonst verhält, ist vollständig „skotomisiert". Offensichtlich kann man hier weder eine Erniedrigung des Bewußtseinsniveaus, noch einen Wahn oder einen epileptischen Anfall annehmen. Man könnte höchstens an eine Realisierung von falschen Erinnerungen denken. Denn oft soll während dieser Zustände die Wirklichkeit in eine andere Form gebracht werden, so daß ein besonders unerträglicher Teil dieser Realität eliminiert werden kann. Das Phänomen ist eine Fehlhandlung in starker Vergrößerung. Sie ist – wie jede Fehlhandlung – eine vollkommen gelungene Handlung. Auch alle unter Hypnose stattfindenden Aktivitäten sind nichts anderes als solche Sekundärzustände. Das erlaubt uns, die Rolle des Hypnotiseurs richtig einzuschätzen. Vom Hypnotisierten erfährt er bloß, was dessen Phantasma hergibt.

Mit den Persönlichkeitsspaltungen nähern wir uns dem Kapitel über die hysterische Persönlichkeit. Vorher muß aber noch eine Tür geöffnet, ein Stein ins Rollen gebracht werden, der vielleicht sowohl für die Spezialisten als auch die Laien zum Stein des Anstoßes werden könnte: die psychotischen Züge bei der Hysterie.

Schon Charcot hat wahnhafte Phänome im Verlauf der großen Anfälle beschrieben: Halluzinationen, Umdeutungen, illusionäre Verkennungen. Nicht selten findet man außerhalb der großen Anfälle eine Halluzinose, die beim Einschlafen vorkommt und im allgemeinen mit dem etwas barbarischen Ausdruck „hypnagogisch" belegt wird. Oft marschieren dabei „riesige Dickköpfe"/„*grosses têtes*" auf, Karnevalsmasken gleich. Es sind grimassierende, mehr oder weniger ungeheuerliche oder bedrohliche Gesichter, die fast immer erschreckend sind und auf der Wand oder dem Vorhang gegenüber dem Bett erscheinen. Aber auch wahnhafte Episoden und echte akute Wahnausbrüche kommen vor. Da sie sich in nichts von den vielfältigen Formen akuter Psychosen der französischen Nosologie unterscheiden, bedürfen sie hier keiner besonderen Beschreibung. Die Existenz dieser akuten Psychosen wirft aber die Frage nach ihrer Ursache, ihrer Bedeutung und ihrer Wirkung auf.

Ich möchte mich hier – auch um ein bißchen zu provozieren – mit der Mitteilung begnügen, daß ich im Verlauf der Behandlung von Hysterien solche akuten Psychosen, die manchmal nur Stunden dauerten, erlebt habe, daß diese niemals in chronische Psychosen übergingen, sondern jedes Mal bewirkten, daß dem Subjekt eine Eroberung seines Unbewußten gelang; sie markierten also den Bruch mit einer in gewisser Weise neurotischen Einstellung, die nun überwunden worden war.

Verbleiben noch, wenn man der klassischen Beschreibung der psychischen Störungen der Hysterie folgt, die sogenannten „Störungen der Sexualität". Da ihnen ein eigenes Kapitel gewidmet ist, können wir hier auf ihre Darstellung verzichten.

DER HYSTERISCHE CHARAKTER

Allgemeines

Zur Beschreibung der Neurosen gehört neben der Symptomatologie die Anfertigung eines charakterlichen Portraits. Das ist eine relativ neue Errungenschaft. Denn, wenn man sich auch nie gescheut hat, den Hysterikerinnen jede Menge Fehler nachzusagen, so ergibt sich aus dieser Anhäufung von Vorwürfen noch keine Charakterbeschreibung.

Die Frage nach eventuellen Beziehungen zwischen Symptomen und Charakter ist sicher wichtig. Eine Antwort darauf kann man aber erst dann geben, wenn etwas klarer ist, was man unter Charakter versteht. Sagt man, jemand hat Charakter, so bezeichnet das zweierlei: einerseits den Mut zu einer persönlichen Position oder Wahl, andererseits eine gewisse, immer wieder auftretende Rigidität, diese Position beizubehalten. Folglich ist der Charakter das stets gleichbleibende Grundmuster, nach dem eine Person auf immer gleiche Weise mit den aus einer bestimmten Situation resultierenden Spannungen fertig wird.

Der Charakter prägt sich zeitig. Er hat die Aufgabe, die Lebensbedingungen für das Subjekt erträglich zu machen; aber diese Bedingungen können sich so sehr ändern, daß sie Angst hervorrufen, und genau dann treten die Symptome in Erscheinung. Das trifft insbesondere für die hysterischen Symptome zu. Die durch die Symptome hergestellte Konversion ist gerade die Transformation der Angst in körperlich eingeschriebene Reaktionen. Sehr wahrscheinlich sind Charakterzüge zunächst nichts anderes als Symptome gewesen. Ihr Übergang zur Kontinuität – um nicht zu sagen zur Chronizität – nimmt ihnen den Affekt, d. h. sie führen nicht mehr zur Mobilisierung von Gemütsbewegungen, was bei den Symptomen ganz offensichtlich nicht der Fall ist. Grob vereinfacht könnte man sagen, daß die Symptome der Versuch sind, Konflikte zu lösen, die dem Subjekt schmerzlich sind, während der Charakter eher die Umgebung in Mitleidenschaft zieht. Tatsache ist, daß die Charakterzüge sich in Taten oder in einer Tätigkeit äußern, also in Bemühungen, die Situation oder Umgebung zu ändern.

Man spricht öfter von Charakterneurose, ohne daß dieser Ausdruck immer eine genauere Definition erfahren hätte. Die pragmatischste Definition wäre: eine Neurose ohne Symptome – die sich also auf den Charakter beschränkt. Dieser Charakter hat beim Subjekt speziell die Fähigkeit entwickelt, Konflikte nicht mehr in Symptomen sondern in Handlungen auszudrücken, Handlungen, die die Umgebung meistens als feindselig empfindet. Wie soll man also einen Charakter beschreiben? Wieder war es die Genialität Freuds, der wir die einzige Beschreibung eines fest umrissenen Charakters verdanken, die zutreffend und allgemein anerkannt ist: gemeint ist der anale Charakter. Die Trias Ordnung, Sparsamkeit und Eigensinn ist unvergleichlich geblieben. Jeder Versuch einer Charaktertypologie bleibt früher oder später stecken. Groß war die Versuchung, eine bestimmte Anzahl von Verhaltensweisen oder Schlüsseleigenschaften zu finden, die man regelmäßig bestimmten Strukturen hätte zuordnen können. Aber auch das ist ein Phantasma. Dieses Phantasma hat aber sowohl in der Charakterologie wie auch in der klinischen Arbeit große Resonanz gefunden.

Wie einen Charakter beschreiben? Etwas, woran sich jeder versuchen kann: den Charakter einer Person beschreiben. „Er (sie) ist ...“ Man wird eine Anzahl von Beiwörtern (Adjektive, Substantive oder Verben) vorbeidefilieren lassen; immer werden sie den Stempel der Subjektivität tragen. Selbst wenn man in der Auswahl der Begriffe so streng ist, wie Freud es in der Beschreibung des analen Charakters war, das Einfließen eigener Bewertungen läßt sich dabei nicht vermeiden. Ein Attribut zuzuschreiben, ist immer ein Urteil. Ordnung, Sparsamkeit und Eigensinn stellen Eigenschaften dar, die den Kriterien des Beobachters entnommen sind. Wieviel mehr muß das zutreffen, wenn es um die Abschätzung von Freundlichkeit, Bösartigkeit, Aufrichtigkeit, Charme oder gar Schönheit, Ehrgefühl usw. geht. Mit anderen Worten, eine solche Beschreibung wird immer nach dem eigenen Geschmack ausfallen, d. h. es wird sich um eine echte Projektion handeln.

Bei dem Versuch, einen Charakter zu erfassen, gibt es noch einen anderen Weg. Man kann eine bestimmte Situation vorgeben und genaue Angaben darüber machen, wie der Betreffende mit ihr umgeht. Man beschreibt zum Beispiel die Reaktionsweise auf ein Reizwort oder eine gestellte Aufgabe. Diese Methode wird in zahlreichen psychologischen Tests angewandt. Man untersucht die Reaktion auf Frustrationen, testet die Leistungsfähigkeit oder stellt Prüfungsbedingungen her. Aber die Situationen sind alle vom Tester erfunden; sie orientieren sich an seiner eigenen Auffassung über die Welt, in der er lebt, und an dem Grad seiner Anpassung an sie. Selbst die Tests mit der geringsten Einengung, wie zum Beispiel die Assoziation zu den Rorschachtafeln setzen eine gewisse minimale Einigkeit über die vorgelegten Anweisungen voraus und verraten so mindestens teilweise die Auffassungen des Psychologen. Daraus ergibt sich, daß die sog. projektiven Tests zum Teil die Projektionen dessen sind, der die Testsituation vorlegt, wie das bei jeder qualitativen Beschreibung der Fall ist.

Kann bei den Psychologen der persönliche Faktor beachtlich reduziert werden, so gilt das noch lange nicht für die Ärzte, und schon gar nicht, wenn sie ihre Patienten, vor allem ihre hysterischen Patienten, zu beschreiben versuchen. Nie mißt man dem Umstand genügend Bedeutung bei, daß man aus den medizinischen Charakterbeschreibungen sehr viel über den Arzt selbst, vor allem über sein eigenes Unbewußtes herauslesen kann.

Die der Hysterie gewidmeten Arbeiten sind voll von Ausdrücken wie Falschheit, Lüge, Doppelzüngigkeit, Betrug. Oft kommt es zu wahrhaften Schimpfkanonaden, und man kann nur schwer überhören, wie der Arzt da mit seinen Hysterikerinnen abrechnet.

Nebenbei bemerkt, ist es wirklich die Hysterikerin, mit der er sich da herumschlägt? Gilt die Rache nicht vielmehr der Frau ganz allgemein, oder besser gesagt dem, was er sich darunter vorstellt? Auf Seite 331 des schon mehrfach zitierten Aufsatzes liefert Grasset dazu seinen Beitrag: „Ohne es hier an Höflichkeit fehlen lassen zu wollen, will ich darauf hinweisen, daß die meisten Charakterzüge der Hysterikerinnen nur Übertreibungen des Charakters der Frau sind. So kommt man dazu, die Hysterikerin als Übertreibung des weiblichen Temperamentes aufzufassen, des weiblichen Temperaments, das zur Neurose geworden ist.“ Mit anderen Worten, wenn ein Mann glaubt, Gründe zu haben, mit einer Frau unzufrieden zu sein, bezichtigt er sie der Hysterie. Doch das würde die Hysterie entgegen der ursprünglichen Absicht dieses Mannes eher adeln.

Aber weswegen könnte sich ein Mann rächen wollen, wenn nicht wegen der Angst, die ihm die Frau einflößt, wegen der Enttäuschungen, die sie ihm verursacht, Enttäuschungen, die zwar imaginär, aber deshalb nicht weniger schmerzhaft sind. In diesem Zusammenhang verdient die folgende Passage zitiert zu werden. Sie stammt aus den *Leçons sur les maladies du système nerveux*, Vorlesungen über die Erkrankungen des Nervensystems, die an der Salpêtrière von J. M. Charcot verfaßt und von Bourneville (Delahaye, 1872–1873, S. 254) gesammelt wurden. Darüber ließe sich allein schon ein Buch schreiben.

„Wie Sie sehen, war diese Frau zur absoluten Bettruhe gezwungen; sie konnte sich unmöglich ihrer Gliedmaßen bedienen, was eine glänzende Bedingung zur Erleichterung ihrer Überwachung darstellte. Darüber hinaus trug ich Sorge, daß sich in ihrer Nähe zwei ergebene Krankenpflegerinnen aufhielten, die – selbst ans Bett gefesselt – bereit waren, mir im Falle der Entdeckung eines Täuschungsmanövers alles weiterzugeben. Damit verfügte ich über die beste Art Polizei: die der Frauen durch Frauen. Denn Sie wissen, daß Verschwörungen von Frauen unter sich recht selten Erfolg haben. Ich glaube, diese Informationen reichen aus, um Sie davon zu überzeugen, daß Simulation in dieser ersten Periode praktisch ausgeschlossen war. Auch meine Freunde, die Professoren Brown-Séquard und Rouget, die die Patientin damals sahen, waren übrigens über alle von mir getroffenen Vorsichtsmaßregeln befriedigt."

Mißtrauen und Verachtung gegenüber den Frauen trifft man in medizinischen Texten häufig an, nicht nur, wenn es um die Hysterie geht, sondern auch in Arbeiten über gynäkologische Erkrankungen. Was für seltsame Beschränkungen der Liebe kann man aus den Arbeiten der Männer herauslesen, die sich der Behandlung anderer verschrieben haben; Beschränkungen oder Verschiebungen auf andere Objekte. Diese Männer der Wissenschaft – eher noch des Wissens – vermischen Liebesangelegenheiten mit diesem angeblichen Wissen und erlassen Gesetze über die rechte Art des Liebens und Wünschens. Sie wissen, was gut und recht ist. Was über diesen Rahmen hinausgeht, muß bekämpft werden. Natürlich durch die Therapie, denn man ist ja Arzt. Wenn es aber nicht anders geht, auch mit Gewalt, und das zum Besten der Kranken. In der erwähnten Passage scheut sich Charcot nicht, von der „besten Polizei, der von Frauen durch Frauen" zu sprechen. Ebensowenig schreckt er vor dem Vorschlag oder der Anwendung der Zwangsjacke zurück.

Ein Leser, der nach der Freudschen Revolution zumindest weiß, daß es gerade bei den Neurosen wichtig ist, die Patienten sprechen zu lassen, wird, selbst wenn er nichts weiteres von der Psychoanalyse weiß, höchst erstaunt, ja geradezu verblüfft darüber sein, wenn er in den *Leçons* entdeckt, daß Charcot seine Kranken nicht sprechen ließ, daß er ihnen nicht einmal zuhörte. Gerade darin liegt der unüberwindbare Bruch zwischen dem klassischen medizinischen Vorgehen und dem psychoanalytischen Zugang. Vielleicht hatten die Hysterikerinnen während Freuds Pariser Aufenthalt sein Interesse erregt. Liest man aber die „Leçons", wo die Hysterie der Schüttellähmung und der multiplen Sklerose an die Seite gestellt wird, dann kann man sich des Gedankens nicht erwehren, daß Freud sich nicht für das interessierte, was Charcot sagte, sondern ein Sprechen hörte, für das sich kein Mensch interessierte, das seiner Kranken.

Diese Ausführungen, auf die wir in den folgenden Kapiteln immer wieder zurückkommen werden, waren notwendig, um zu zeigen, wie sehr die Vorstellungen der Ärzte ihr Urteil über die Kranken, vor allen Dingen aber über ihren Charakter, beeinflussen.

„Histrionismus" – oder: etwas sehen lassen

Der am einstimmigsten von den Autoren festgehaltene Charakter- oder Persönlichkeitszug wird häufig mit dem Ausdruck „Histrionismus" bezeichnet. Dieser Neologismus ist weder im Littré noch im Larousse oder Robert oder deren Ergänzungsbänden zu finden. Seine Herkunft ist trotzdem leicht festzustellen. Histrion war im alten Rom ein Komödiant, der possenhafte oder derbe Späße vorführte. Im Littré wird hervorgehoben, daß der Ausdruck einen abwertenden Ton der Verachtung enthält. Eine prompte Illustration des oben Gesagten. In vielen Beschreibungen des hysterischen Charakters findet man diese Abwertung immer wieder.

Folglich ist die Hysterie oder die Hysterikerin eine Schauspielerin. Wenn man aber nicht genau erläutert, welches Stück gespielt wird oder was im speziellen Fall schauspielerhaft sein soll, so ist es offensichtlich, daß man auf die Subjektivität des Beobachters verwiesen wird, der nicht mehr sagen kann als: „Ich finde, daß die Hysterikerin eine Schauspielerin ist." Das heißt, sie hat mir eine Komödie vorgespielt, sie hat mit mir gespielt. Aber wenn jemand sein Spiel mit dem anderen treiben kann, könnte man dann nicht auch die Möglichkeit gelten lassen, daß sich dieser andere getäuscht hat? Daher kommt auch die häufige Variation des hysterischen Spiels, das selbstverständlich ein szenisches Spiel sein muß, denn man will ja die Schauspielerin in der Hysterikerin sehen: man spricht dann nicht mehr nur von Schauspiel sondern auch von Täuschung und Hinterlist, die man vereiteln muß. Dem Theater, den Theaterleuten wird hier wieder eine Dimension des Anrüchigen verliehen, die sie seit der Antike nie ganz verloren haben, denn damals wurden die Funktionen des Schauspielers meist Sklaven zugewiesen. In diesem schlechten Ruf stehen heutzutage alle Künstler; eine Entwicklung, die im 19. Jahrhundert entstand, zugleich aber eine ambivalente Reizwirkung hat.

Was spielt die Hysterikerin? Sicher nicht das Stück eines Wahnkranken, wo der Kranke erklärt: ich bin Napoleon oder die Jungfrau von Orléans. Auch wenn einem diese Figuren der psychiatrischen Karikatur heute nicht mehr über den Weg laufen, sie sind immer noch beispielhaft dafür, daß sich ein Verrückter für jemand anders hält und dazu noch fest davon überzeugt ist. Sicherlich läuft das bei der Hysterie ganz anders ab, auch wenn manche Beschreibungen von Persönlichkeitsspaltungen an so etwas denken lassen könnten.

Was ist das hysterische Spiel dann? Die Nachahmung einer anderen

Person, heißt es. Und man fügt hinzu: Rede und Verhalten der Hysterikerin sind nicht „natürlich", sie sind affektiert, die Hysterikerin tut „als ob". Was für eine schlechte Schauspielerin wäre das, denn bei einem guten Schauspieler merkt man ja gerade nichts von dieser Kopie, dieser Darstellung eines Modells, das entweder die in der Rolle inkarnierte Person oder ein anderer, „vorbildlicher" Schauspieler sein kann. Aber wo gäbe es Schauspieler, ohne ein Publikum?

Der Hysterikerin stellt sich die gleiche Frage. Gäbe es diese Dimension von Histrionismus, von Theatralischem, von Hyperexpressivität, um einige der Begriffe verschiedener Autoren aufzugreifen, wenn sich die Hysterikerin nicht beobachtet wüßte, wenn nicht auch für sie ein Publikum vorhanden wäre? Das theatralische Verhalten nämlich ändert sich von Zeit zu Zeit und je nach den äußeren Umständen. Im Verlauf einer Psychoanalyse einer Hysterikerin kann man das gut beobachten. Zuerst bietet die Analysandin dem Analytiker die verschiedensten Plätze an, die Personen aus ihrer früheren Umgebung eingenommen haben, oder die sie ihnen zugeschrieben hat. Und je nach der Person, die sie im Analytiker gerade zu sehen glaubt, ändert sich ihr Sprechen. Erst wenn diese verschiedenen Möglichkeiten erschöpft sind, erscheint das eigentliche, wirkliche Subjekt der Hysterikerin, das sich hinter den verschiedenen Diskursen versteckt hatte.

Dieses Subjekt ist momentan noch nicht faßbar; wir gehen deshalb wie in einer Analyse vor und studieren zunächst die Person, die repräsentiert wird. Hier mag der Gebrauch des Singulars überraschen: handelt es sich denn nur um eine Person? Ja, aber um eine mit vielen Facetten. Die Hysterikerin spielt „die" Frau. Und wenn sie sie spielt, so heißt das in erster Linie, daß sie nicht sicher ist, eine zu sein, ganz im Gegenteil. Daraus resultiert die Übertreibung der weiblichen Kriterien, Kriterien, die aus der familiären oder sozialen Umgebung aufgenommen werden, ebenso, wie sie auch von der Presse, der Werbung und im Grunde von allen Massenmedien in Umlauf gebracht werden. Je nach der Mode wird dann der Schwerpunkt der Repräsentation einmal auf dem Geschlechtsunterschied, ein anderes Mal auf der Tendenz zum *„unisex"* liegen.

Häufiger und klassischer ist die Hyperfeminität. Sie entspricht ja dem, was man von der Hysterikerin erwartet. Man – das heißt der Arzt mit traditioneller Ausbildung. Diese Hyperfeminität wird in der Kleidung zum Ausdruck kommen, die immer irgendwie auffällt. Entweder dadurch, daß sie übertrieben dekorativ oder, daß sie auf unpassende Weise einfach ist und deshalb deplaziert wirkt. Vielleicht aber ist es nicht einmal so sehr das Übertriebene sondern das Maskenhafte, das als Blickfang fungiert. Das Kleid zeigt, daß es etwas zu verbergen hat.

Was es verbirgt, zeigt es nicht, aber es weist darauf hin, daß da etwas ist. Etwas, das versteckt ist oder versteckt werden soll. Zum Beispiel werden großmaschige Stoffe getragen, Spitzen, Netzgewebe, die fleischfarbene Unterwäsche bedecken. Man glaubt, die Haut zu sehen und sieht in Wirklichkeit nur den Stoff. Die Kleidung erfüllt hier die Funktion des Make-up/*maquillage* – das Wort trifft den Nagel auf den Kopf.

Die Etymologie von *maquiller*, *maquillage*/Make-up ist nicht uninteressant. Das Wort erscheint erstmals etwa in der Mitte des 16. Jahrhunderts in der Umgangssprache; seine Wurzel kommt aus dem niederländischen „*maken*", dem deutschen „machen" verwandt. Eine Produktion also. Im 17. Jahrhundert wird es im Sinne von *travailler*/arbeiten gebraucht, und erst am Anfang des 19. Jahrhunderts erhält es – zuerst im Theater – seine heutige Bedeutung, was uns wieder zur Hysterie zurückführt.

Produzieren! Die Hysterie produziert ein Spiel, alle Facetten des Spiels mit dem der Mann die Frau erklären, dingfest machen, besitzen will. Das Spiel, schwach und verzweifelt zu sein, das dem Mann erlaubt, stark, beschützend, ein edler Prachtlöwe, mit einem Wort der Heiland persönlich zu sein. Spiel der Liebe und der Zärtlichkeit, das schmeichelhaft ist und die chronischen Zweifel des Mannes an seiner Männlichkeit so gut beschwichtigen kann, auch Spiel des Zorns, in dem der Mann meistens vergißt, daß es ein Spiel ist. Übrigens kann ihm das bei allen Varianten des Spiels passieren; es hindert ihn auch nicht daran, der Hysterikerin trotzdem vorzuwerfen, sie treibe ihr Spiel mit ihm. Schließlich noch das Spiel der Verzweiflung, das manchmal so perfekt abläuft, bis es zum Suizid führt. Steht der Arzt dann vor diesem extremen Ausgang, so muß er sich sagen, daß vielleicht das Spiel das einzige war, was das Subjekt an Ernsthaftem hervorbringen konnte.

Donner á voir/etwas sehen lassen, etwas vorstellen, zur Schau stellen, ein Ausdruck, der vielleicht noch nicht so abgedroschen ist. Eluard gebrauchte ihn, um die Funktion der Repräsentation, der Vorstellung zu preisen, und sei es auch nur mit Worten. Dieser Ausdruck ist nicht nur die beste Zusammenfassung für das Theatralische der Hysterie, sondern auch für einige schon beschriebene Symptome, die alle der Bezug zum Make-up vereint (siehe auch S. 79ff.). Sehen lassen – zu sehen geben. Muß man sich hier auf simplifizierende Interpretationen nach dem Muster psychoanalytischer Dechiffrierungsschlüssel stürzen und sagen, daß exhibiert wird, was die Hysterikerin nicht hat, und unter dessen Fehlen sie so sehr leidet, weil sie frustriert ist? Sicher nicht. Vielleicht ist es klüger anzuerkennen, daß es ein erfreulicher Anblick ist, was die Hysterikerin zeigt. Die Maske, das Make-up und der Schmuck versuchen, eine Grenze zu erreichen, wenn man so will einen mathematischen Grenzwert der absoluten Schönheit. Es wird interessant werden, wenn wir uns später mit dem Jenseits dieser Grenze befassen. Wir wollen uns zunächst mit der Feststellung begnügen, daß diese Schönheit außer dem Wunsch, etwas sehen zu lassen, auch die Existenz eines Anspruchs, sehen zu wollen, voraussetzt.

Hat man den Histrionismus erst einmal von der durch die Ärzte entstandenen ablehnenden Beurteilung befreit, so bekommt die hysterische Produktion – und hier sind alle Bedeutungen gemeint, die man diesem Ausdruck geben kann – einen ganz anderen Charakter, nämlich den eines Kommunikationsversuchs, einer Beziehungsaufnahme zum anderen, womit einmal mehr die Beziehungsfunktion der Neurose und gleichzeitig auch das Scheitern von Kommunikationsversuchen unterstrichen wäre, was sich keineswegs auf die Neurose beschränkt.

Perversität

Wir können das Terrain von Mißtrauen oder Feindseligkeit gegen die Hysterikerin noch nicht verlassen, denn es handelt sich um ein Kapitel, das keineswegs schon Geschichte geworden ist. Man hätte glauben können, die Psychoanalyse werde die Beziehungen der Hysterikerin zu ihrer Umgebung und den Ärzten entdramatisieren. Daraus ist nichts geworden. Die Anstrengungen der zeitgenössischen Psychiatrie scheinen eher in die gegenteilige Richtung zu gehen. So hört man nicht selten bei Psychiatern, ob jung oder alt, den Ausdruck „perverse Hysterie." Diese Bezeichnung existiert sogar manchmal schriftlich. Sie kann uns dazu dienen, einige der meist schon erwähnten Vorwürfe gegen die Hysterie in einen neuen Zusammenhang zu stellen, vor allem aber dazu, den Gebrauch dieses Ausdrucks „pervers" zu bestimmen.

Vielleicht sind es die Anstaltspsychiater, die im Verlauf ihrer Ausbildung oder später diese Bezeichnung mit besonderer Vorliebe gebrauchen. Sie verwenden diese Vokabel bei Hysterikerinnen, die die Klinikordnung durcheinanderbringen, sich mit anderen Kranken verschwören, intrigieren, um Vergünstigungen zu bekommen, Unfrieden unter dem Personal und sogar unter den Ärzten stiften, den Angehörigen der Kranken ihre Dienste anbieten, kurz, sich wie eine lästige Fliege benehmen, manchmal sogar wie eine stechende oder giftige. Ähnliche Verhaltensweisen kann man leicht außerhalb der Hospitalisierung in der Biographie dieser Hysterikerinnen finden. Ihnen fallen gerade solche Männer zum Opfer, die in der Ehe eine Eltern-Kind-Beziehung herstellen. „Kann man sich jemand Unglücklicheres vorstellen als den Ehemann einer Hysterikerin?" Auch hier soll wieder Grasset zu Wort kommen; diesmal nimmt er auf einen Autor namens Frank Bezug. Er fährt fort (S. 334 des schon zitierten Aufsatzes): „Außer er findet vielleicht Gefallen an der Abwechslung. Eine Hysterikerin, die tatsächlich innerhalb von 24 Stunden hintereinander traurig, sanft, ruhig, aufbrausend usw. sein kann, präsentiert den Charakter von zehn verschiedenen Personen. Fügen wir hinzu, diese Abwechslung wird nur der Form nach eine Marter sein, sie wird in Wahrheit für den armen Mann die Hölle auf Erden sein; er wird beständig Egoist oder Peiniger gescholten, je nachdem, ob er sich um die Krankheit seiner Frau kümmert, sie bemitleidet oder angreift, sich ihrer Meinung anschließt oder ihr widerspricht ..." All das wird angeführt, um schließlich zu dem Ergebnis zu kommen, daß die Heirat keine Therapie der Hysterie ist, womit Grasset zweifellos nicht unrecht hat. Vielleicht aber nicht wegen der von ihm angeführten Begründungen.

Die Klagen über die Untaten der Hysterikerinnen sind nicht erfunden. Es stimmt, daß die Hysterikerinnen oft alles in Unordnung bringen, in den Familien wie auch auf der Station. Aber – ist es pathologisch, wenn man sich gegen eine bestehende Ordnung wehrt? Und wenn die Hysterikerin nun unbewußt einen solchen Kampf führte, der sich gerade gegen eine etablierte Ordnung richtete, gegen eine Ordnung, die so langweilig ist, daß einem noch die Arbeit wie eine Erlösung vorkommt? Sollte sich hier nicht ein ganz anderer Sinn der Neurose auftun?

Man kann darüber staunen, ja man muß es sogar, daß die Hysterikerinnen in Kliniken untergebracht werden, seien sie nun öffentlich oder privat. Daß man 90 Jahre nach Freuds Aufenthalt bei Charcot immer nocht nicht allen Hysterikerinnen eine ambulante Behandlung zukommen lassen kann, zeigt, was hier noch zu tun ist. Der Kampf muß an mehreren Fronten geführt werden. Man dürfte Neurosen nicht mehr hospitalisieren. Auch wenn sie Unruhe stiften. Aus denselben Gründen, aus denen man auch politische Opponenten nicht in Anstalten sperren dürfte. Ist also der Kampf der gleiche? Opposition gegen ein totalitäres Regime auf der einen, gegen eine „anti-neurotische" Ordnung auf der anderen Seite? Das nur am Rande.

Perverse Hysterie. Der Begriff pervers ist irreführend. Denn, bezeichnet er auch heute den sexuell Perversen, leitet sich also das Adjektiv vom Substantiv Perversion ab, so war das nicht immer so. Im 19. und zu Beginn des 20. Jahrhunderts hatte die Psychiatrie neben dem Begriff der Perversion den der Perversität/Verdorbenheit. Diese Bezeichnung faßte alle schlechten Eigenschaften zusammen, alle Neigungen sich gegen die Gesetze zu stellen, natürliche oder heilige, Gesetze der Familie, der Arbeit, der Moral, der bestehenden Ordnung, je nach Autor. Mit Hilfe der von Morel eingeführten Entartungstheorie, die das psychiatrische Denken insgeheim auch heute noch beeinflußt, konnte man jeden zum Kranken stempeln, der diese Gesetze mehr oder weniger ablehnte. Mit Hilfe der Entartungstheorie können die Psychiater in bester Absicht zu Hütern der bestehenden Ordnung werden, denn mit der Behandlung schützen sie das Individuum und die Gesellschaft vor den Gefahren der Perversion. In der Konfrontation mit der Hysterikerin, die man so schlecht gefügig und gehorsam machen kann, wird so der Ausdruck „pervers" wieder zum Leben erweckt. Fast könnte man sagen, pervers sein heißt: die bestehende Ordnung nicht zu respektieren.

Die Hysterie bedroht; sie macht Angst. Die Hysterikerin ist böse. Man kann sich nicht auf sie verlassen, sie lügt, sie enttäuscht die Erwartungen des Arztes, des Gatten, des Liebhabers, der Eltern usw. Dabei war sie doch so vielversprechend. Sie ließ etwas sehen. Aber nicht mehr. Alle Beschuldigungen, sie sei eine Verführerin, sie sei nur auf Koketterie aus, rühren daher, daß dieses Etwas-sehen-lassen wie ein Versprechen aufgefaßt wurde. Man wurde in seinen Hoffnungen getäuscht, das Versprechen wurde nicht eingehalten. In diesem Zusammenhang spricht man manchmal von der kastrierenden Hysterikerin. „Sie sind imstande, einen Mann nur zu reizen, um ihn desto besser seiner Wirkungen zu berauben." Der Ausdruck Kastration ist hier ziemlich fehl am Platze. Man psychologisiert dabei in recht nachlässiger Weise einen Terminus Freuds, der sich spezifisch auf die psychoanalytische Erfahrung bezieht, wo er ein zentrales Moment bei der Aufhebung der Verdrängung bezeichnet. Dabei geht es um die Aufdeckung des eigentlichen Sinnes der Angst und nicht um eine mehr oder weniger eingestandene Absicht, dem Mann die Attribute seiner Männlichkeit abzuschneiden. Selbst dann nicht, wenn man davon ausgehen kann, daß er sie schlecht gebraucht.

Gerade das scheint die perverse Hysterikerin sagen zu wollen, daß der Mann seine Rechte und Fähigkeiten schlecht nutzt, und deshalb widersetzt sie sich auch der Ordnung, die er ihr aufzwingen will. Das ist aber nicht immer der Fall; oft möchte die Hysterikerin den Mann ihres Lebens finden. Findet sie ihn wirklich, dann können auch andere hysterische Charaktereigenschaften zutage treten.

Abhängigkeit und Suggestibilität

Diese Hysterikerin, Schreckgespenst für Familie und Klinik, ja manchmal sogar für die öffentliche Ordnung, ausgerechnet sie kann jemand finden, dem sie sich beugt, dem sie beisteht und dient. Die Hysterikerin hat ihren Meister gefunden. Auf einmal ist es mehr die Umgebung, die enttäuscht reagiert, denn die Fähigkeiten auf irgendeinem Gebiet machen jemand noch lange nicht für alle zum Meister. Manchmal zeichnet er sich sogar eher durch offenkundige Mängel, Gewöhnlichkeit und Mittelmäßigkeit aus. Es bilden sich Paare, in denen die Hysterikerin zur aufopferndsten aller Frauen wird. Dabei entwickelt sie eine Reihe gut definierbarer Eigenschaften.

Es wäre verlockend zu untersuchen, welche Männer von der Hysterikerin als Partner akzeptiert werden; nur wäre das ein Rückfall in eine irreführende Typologie. Denn nicht die realen Merkmale des betreffenden Mannes sind für die Hysterikerin maßgebend, sondern die Attribute, die sie ihm in ihrem Phantasma zuschreibt. Folglich liegt eine spezifische, einmalige Determinierung vor, von der der Mann selbst nichts wissen kann, was immer er darüber vermuten mag. Ein Dritter findet womöglich überhaupt nichts besonderes an ihm. Dagegen findet man auf seiten der Hysterikerin regelmäßig bestimmte Verhaltensweisen gegenüber diesem Partner.

Dazu gehört die Suggestibilität. Sie ist bei der Hysterikerin so klassisch, daß man aus ihr unwillkürlich die Hauptindikation für die Hypnose machte. Was ist die Suggestibilität? Tun, was der andere suggeriert, das ist keine befriedigende Definition. Zwei Bedingungen müssen erfüllt sein, um die „Suggestion" eintreten zu lassen: der suggerierenden Person muß von der Hysterikerin ein bestimmter Platz eingeräumt werden, es kann der des Meisters sein, wovon wir schon sprachen; außerdem muß sich die Hysterikerin soviel Selbstwert zuerkennen, daß sie sich zu der von ihr verlangten Leistung in der Lage sieht.

Geht man hier noch einmal auf Charcot zurück, so waren es meist unglückliche Frauen von seinen sog. „Unheilbaren"-Stationen, die er seinem ärztlichen Publikum „präsentierte". Daß man von diesen aus dem tiefsten Elend kommenden Frauen noch erwartete, den Wissenden etwas verkünden zu können, und daß allein sie dazu in der Lage wären, schuf alle Voraussetzungen für ein Gelingen der Suggestion.

Heute kann man diese Verhaltensweisen viel leichter bei manchen Paaren beobachten, man braucht nur ein bißchen darauf zu achten. Die Frauen treten dabei als Verteidiger, als Herolde der Thesen, Meinungen und Überzeugungen ihres Ehemannes auf. Sie scheinen auf jede persönliche Meinung zu verzichten, um die des Ehegatten nur noch mehr zu bestärken und die ersten Nutznießer des Prestiges sein zu können, das er damit gewinnt. Letzten Endes werden diese Männer zu Objekten, die auf Hochglanz gebracht werden und brillieren sollen. Und das Sehen-lassen der hysterischen Show verschiebt sich auf dieses Objekt, das man vorzeigen kann, denn man hat ja so viel zu seiner ganzen Pracht beigetragen. So sehr und so gut, daß man sich fragen kann, wer da eigentlich unter wessen Suggestion steht. Vielleicht hat Charcot Symptome oder Anfälle auf dem Wege der Suggestion induziert, aber wer hatte ihm das suggeriert?

Die auf diese Weise entstandene komplexe Verbindung zwischen einem

Paar hat eine gewisse Abhängigkeit der Hysterikerin zur Folge. Diese Konsequenz wird selten hervorgehoben, ist aber ein nicht zu vernachlässigendes Element der hysterischen Persönlichkeit. Wenn auch die Abhängigkeit gegenüber dem Ehemann leicht erkennbar ist, so ist es doch nicht die erste Abhängigkeit im Leben der Hysterikerin. Eine aus der Kindheit stammende Abhängigkeit gegenüber einem Elternteil kann das ganze Seelenleben der betreffenden Person völlig durchdringen. Sie bleibt ganz unbewußt und tritt erst bei klinischer Manifestation der Neurose und den in diesem Zusammenhang durchgeführten Untersuchungen in Erscheinung.

Zur Illustration dieser Abhängigkeit sollen einige Beispiele dienen: die früher anorektische Hysterikerin, die zur Superköchin wird, weil der Mann ein Feinschmecker ist. Die frigide Hysterikerin, die sich allen möglichen sexuellen Launen eines kleinen Perversen hingibt; die kaum am Haushalt interessierte Hysterikerin, die zum Putzteufel (und zum Hüter der häuslichen Ordnung) wird, um ihrem Zwangsneurotiker zu gefallen. Die Beispiele ließen sich vervielfachen.

Die Abhängigkeit scheint hier die Form einer Aufgabe der eigenen Persönlichkeit anzunehmen, um sie gegen die des anderen auszutauschen, wie wenn man diesen dadurch festhalten könnte, was übrigens auch oft gelingt.

Zu vermerken wäre vielleicht, daß hier ein Stück Phobie zum Vorschein kommt, die, wie schon gesagt, nichts anderes als die Angsthysterie ist. Im vorliegenden Fall die Phobie, wieder alleine zu sein.

Im Zusammenhang mit dieser Abhängigkeit soll noch ein anderer Charakterzug genannt werden, den man manchmal erwähnt: der Infantilismus. Diese Neigung, sich wie ein Kind zu benehmen, erhält seine volle Bedeutung, wenn man sie im Kontext der Beziehung zum anderen sieht. Der Infantilismus aktualisiert einen Teil des Phantasmas der Hysterikerin: zu beweisen, daß man das Kind eines bestimmten Elternteils ist, und dazu noch sein liebstes.

Die Gleichgültigkeit gegenüber den Symptomen

Man betont manchmal, daß die Gleichgültigkeit gegenüber den Symptomen für die Hysterikerin charakteristisch sei. Dabei kann einen übrigens stutzig machen, wenn einige Autoren tatsächlich von der *belle indifférence*/der schönen Gleichgültigkeit der Hysterikerin sprechen, während andere einen Deutungsschritt wagen und die Hysterikerin als die gleichgültige Schöne/*la belle indifférente* bezeichnen. Im letzten Fall bezieht sich die Gleichgültigkeit wahrscheinlich nicht nur auf die Einstellung gegenüber dem Symptom.

Nur schwerlich kann man von Indifferenz sprechen, wenn man sich die meist drängenden Klagen der Hysterikerin vor Augen hält, Klagen, die den Arzt mit den Grenzen seines Könnens konfrontieren. Sollte es sich um eine Art Anosognosie handeln, die bei pseudoneurologischen Symptomen auftritt? Bei den neurologischen Erkrankungen zerebralen Ursprungs gibt es ja Hemiplegien mit Anosognosie, die so weit geht, daß die Existenz des Symptoms abgeleugnet wird. Ein spezifisches Element für einen Charakterzug wäre das also nicht. Vielleicht können zwei andere Verhaltensweisen rechtfertigen, daß man von Indifferenz spricht.

Vor allem ein gewisses Maß an Inkonstanz. Nachdem die Hysterikerin über eine ganze Reihe von Beschwerden geklagt hat – und das manchmal mit Vehemenz – kann sie das alles völlig fallenlassen und über aktuelle oder vergangene Ereignisse ihres Lebens sprechen, ohne sich weiter auf die Symptome zu beziehen.

Öfter trifft man dieses Phänomen in allgemeiner Form an: nachdem die Symptome angehört worden sind, und sich eine therapeutische Beziehung hergestellt hat, stehen diese überhaupt nicht mehr zur Debatte. Als ob sie verschwinden oder wenigstens abnehmen würden, sobald sie ihre Aufgabe erfüllt haben, den Eintritt in eine Beziehung zu ermöglichen. Erhalten sie umgekehrt eine unbefriedigende Antwort, zum Beispiel in Gestalt traditioneller medizinischer Maßnahmen, so bleiben sie bestehen, ja es kommt sogar zu einer Steigerung ihrer Intensität.

Wir wollen hier erst einmal die Vorstellung der Hysterikerin unterbrechen. Nicht, daß es darüber nicht mehr viel zu sagen gäbe. Vielmehr, weil es gemäß den eingangs genannten Grundsätzen mehr die Lücken als die Darstellungen selber sind, die das Interesse des Lesers wecken sollen. Wenn es dann zumindest manchmal zu unerwarteten Entdeckungen kommt, die in die mühselige tägliche Arbeitsroutine etwas Abwechslung bringen, hat dieses Buch seinen Zweck erfüllt, das Interesse und die Lust des Arztes an seiner Arbeit dadurch wieder zu wecken, daß sich sowohl ihm als auch seinen Kranken neue Horizonte eröffnen.

Man wundere sich nicht, daß in diesem der Symptomatologie gewidmeten Teil des Buches nicht gründlich abgehandelt wird, was man üblicherweise „Störungen der Sexualfunktionen“ nennt. Sie nehmen eine zu zentrale Stellung ein, als daß man sie einfach unter den anderen Symptomen in eine Reihe stellen dürfte. So vorzugehen, wäre bequem. Aber diese Störungen stellen so vieles radikal in Frage und betreffen den Arzt so unmittelbar, daß sie nicht in knapp bemessener Form abgehandelt werden können. Die Neurose schafft eine Herausforderung, die unsere volle Aufmerksamkeit verdient.

Die Brücke zu dieser echten Auseinandersetzung soll durch eine andere kontroverse Frage geschlagen werden: die der männlichen Hysterie.

DIE MÄNNLICHE HYSTERIE

Solange der Ausdruck Hysterie in der Medizin als lateinisches Wort gebraucht wurde, war „männliche Hysterie" ein Widerspruch in sich. Es wäre, wie wenn man heute einer medizinischen Fragestellung begegnete, in der die Wendung „die uterinen Schmerzen beim Mann" vorkäme. Je mehr sich der Ausdruck von seiner Etymologie entfernte, desto weniger fiel das Paradoxe der Bezeichnung auf. Aber die insgeheim damit verbundene Bedeutung blieb erhalten. Man wird nicht mehr sagen, was man in vielen, keineswegs antiken Texten, auf Französisch (Englisch oder Deutsch), d. h. nicht auf Lateinisch lesen kann: „Selbstverständlich trifft man die Hysterie, deren Ursache in der Gebärmutter liegt, nicht beim Mann an." Sehr wohl aber folgendes, zur Not mit Zahlenmaterial belegt: am häufigsten kommt die Hysterie bei der Frau vor. Die Statistiken versäumen auch heute nicht, die Seltenheit dieser Neurose beim Mann zu bestätigen.

Erinnert man sich aber daran, daß die neurotische Struktur der des sog. normalen Subjekts entspricht, so muß man sich doch fragen, was aus der Unmenge neurotischer Männer wird, die doch irgendwo existieren müssen. Natürlich gibt es viele Zwangscharaktere unter ihnen, aber diese erreichen bei weitem nicht den Prozentsatz hysterischer Frauen. Was wird also aus den männlichen Hysterien? Wo verstecken sich die hysterischen Männer?

Gerade darum geht es: die hysterischen Männer sind versteckt. In dem besten Versteck, das es bei einem Arzt geben kann, nämlich hinter einer anderen Diagnose.

Wer wird denn da den Arzt ins Spiel bingen! Begeht er einen diagnostischen Irrtum und verkennt er die männliche Hysterie? Wie immer, wenn es um die Neurose geht, liegen die Dinge nicht so einfach. Aber lange Zeit waren die Ärzte in der überwiegenden Zahl Männer. Und die Hysterie repräsentierte das, was an Beunruhigendem, Irritierendem und Bedrohlichem von den Frauen ausging. Die Hysterie fungierte sogar als Argument, um Frauen von wichtigen Angelegenheiten auszuschließen. Sie waren zerbrechlich, das schwache Geschlecht. Man konnte sich nicht auf sie verlassen. Ihrem Geist fehlte es an Logik, an Objektivität. Sie waren flatterhaft und hatten ihre Launen. Kein Fehler, keine Eigenschaft, sei sie moralisch oder intellektuell, die man in den Beschreibungen der Hysterie nicht wiederfinden würde. Kein Wunder, daß die Diagnose Hysterie für den Mann (wie übrigens auch für manche Frauen) geradezu ein Schimpfwort, ein Zeichen der Schwäche, mit einem Wort eine Kastration ist. Einem Mann zu sagen, „Sie sind hysterisch", hieße demnach: „Sie sind kein Mann." Kann aber ein Mann so etwas zu einem anderen sagen, dann kann ihm umgekehrt das gleiche passieren. Welcher

Mann ist vor sich selbst schon männlich genug? Dabei fürchtet er oft, daß man ihm das „ansieht", d. h. daß es ihm jemand sagen könnte.

Und – in Analogie dazu – welcher Arzt wäre nie in Gefahr, bei sich eine Reaktion zu entdecken, die er bei einem Patienten als hysterisch ansehen würde? Schon stellt sich zwischen männlichen Patienten und männlichen Ärzten eine unbewußte Komplizenschaft her, damit nur ja diese beschämende, schändliche Diagnose vermieden wird.

Und wie ließe sich das am besten vermeiden?

Wenn die Entdeckung der eigenen Hysterie, des eigenen hysterischen Symptoms gleichbedeutend mit der Entdeckung eines unerträglichen Makels, einer wirklich schändlichen Krankheit ist (auf die Erkrankungen der schändlichen Organe ist man eher stolz, z. B. im Regiment: dort werden sie als Beweise der Männlichkeit angesehen), dann weil man in ihr eine Insuffizienz und einen Mangel an Willenskraft sieht. Man muß selbst damit fertig werden. „Ich möchte da ganz alleine herauskommen", hört man oft sagen. Mit anderen Worten, wenn man hysterisch ist, so ist man selbst daran schuld. Man empfindet dabei ein Schuldgefühl.

Tarnung

Ganz anders sähe es aus, wenn man einen Grund fände, der nicht in einem selbst läge, natürlich einen ehrenwerten Grund; wenn man den Fehler auf die Umgebung, auf jemand anderes, auf die Umstände schieben könnte.

Und so laufen die Dinge dann auch tatsächlich ab. Hat man einmal die Symptome der Neurose erkannt, dann sucht man nach einer akzeptablen Ursache, und von diesen Ursachen gibt es jede Menge. Die häufigste, banalste und bequemste ist das Trauma. Bei der Formulierung der Diagnose ist man etwas in Verlegenheit: soll man von traumatischer oder von posttraumatischer Neurose reden? Das macht keinen großen Unterschied. Der Ursprung der beiden Begriffe ist etwas verschieden, ihr Anwendungsbereich aber recht ähnlich. Entstehen die Symptome und die neurotische Persönlichkeit nach einem psychischen Trauma, so wäre das die traumatische Neurose; die posttraumatische Neurose würde die Symptome bezeichnen, die nach einem körperlichen Trauma aufgetreten sind. Der erste Ausdruck ist mehr psychologisch, der letztere mehr medizinisch. Beide verdecken dieselbe Ungenauigkeit. Eine willkommene Ungenauigkeit, denn sie stellt an die Ätiologie keine so großen Anforderungen. Unter diesen Umständen muß man sich nicht wundern, wenn man in den verschiedenen Beschreibungen posttraumatischer Neurosen Symptome und Eigenschaften entdeckt, die ganz denen der Hysterie entsprechen. Achtbarer wird das Trauma noch, wenn es von einem

Verkehrsunfall herrührt, an dem der andere schuld war; besser noch ist ein Arbeitsunfall, während der Gipfel der Ehrenhaftigkeit, das versteht sich von selbst, das Feld der Ehre darstellt.

Posttraumatische Neurosen, Kriegsneurosen: oft fügt man in der materiellen Form der Rente noch die offizielle Anerkennung hinzu, als ob die Bezeichnungen allein die Schuld nicht bannen könnten. Oder man macht es allegorisch: durch die Zuweisung von reservierten Plätzen in öffentlichen Verkehrsmitteln. Daß es sich um eine Ehre handelt, geht schon aus der Hierarchie auf den Schildern hervor, die in manchen Abteilen angebracht sind: Kriegsversehrte, Arbeitsinvaliden, Schwangere etc. Illustriert wird diese Ehrentafel, (Ehre den ...) durch die Verteilung von Zeichen der Anerkennung (in doppeltem Sinn), die man auf den Wagen anbringen kann, oder aber durch die Verleihung von Medaillen. Die Dekoration mit einem Orden, das ist alles, was ein Mann benötigt, um die Hysterie zu akzeptieren. Die öffentliche Dankbarkeitsbezeugung garantiert ihm, nie entlarvt zu werden.

Die Gemeinnützigkeit soll den ausgebliebenen Erfolg beim eigenen Wohlergehen kompensieren, ein Charakteristikum der Hysterie wie auch aller übrigen Neurosen. Oft kann man die erheiternde Beobachtung machen, daß in einem bestimmten Fall das Bild einer posttraumatischen Neurose von den Ärzten genau beschrieben worden ist, daß man aber auf eine zufällige psychiatrische Konsultation warten muß – zum Beispiel anläßlich eines Gutachtens – bis die sexuellen Störungen Erwähnung finden. Tatsächlich darf man erst als Psychiater so unverschämt sein, einen Helden des Krieges oder der Arbeit zu fragen, wie er sich im Bett verhält.

Soll das heißen, daß posttraumatische Neurosen, Kriegsneurosen, insbesondere das häufige postcommotionelle Syndrom, allesamt schamhaft umgetaufte Hysterien sind? Alle, das wäre gewiß zu viel gesagt. Schon deshalb, weil sich auch andere Strukturen hinter diesen Benennungen verbergen.

Nicht nur die Hysterie profitiert vom Etikett des Traumas. Dasselbe gilt auch für viele Fälle von Paranoia, die wesentlich häufiger sind, als man meint; denn der Ausbruch eines Wahns mit nachfolgender Einweisung in die Psychiatrie ist nicht die verbreiteste Form der Paranoia. Viel öfter gelingt es den Paranoikern, ihre Umgebung nach den eigenen Bedürfnissen umzuformen. Sie bringen es zu beneidenswerten Karrieren als Tyrannen im häuslichen oder beruflichen Bereich und verkörpern geradezu alle Tugenden auf sozialem und wirtschaftlichem Gebiet. Werden solche Strukturen Opfer eines Traumas, dann stellt das eine Kränkung dar, die nie und durch nichts vergessen oder verziehen werden kann. Das erlittene Unrecht muß nun vorgezeigt werden und die posttraumatische Neurose mit all ihren Vorteilen und Ehrenabzeichen bietet dem Paranoiker eine Befriedigung, die an das pure Genießen grenzt.

Es wäre grotesk zu behaupten, daß es außer diesen klinisch auffällig gewordenen Verläufen prämorbider Strukturen nicht auch eine ganze Reihe von Traumen gäbe, die anatomische oder physiologische Veränderungen und u. a. auch Verhaltensänderungen und psychische Störungen zur Folge haben. Dann haben wir es mit wirklichen posttraumatischen Neurosen zu tun. In diesen Fällen war das Trauma fast immer schwerwiegend, während es in den vorhergenannten Fällen oft minimal war, und nachträglich in der Erinnerung und Darstellung des Subjekts überbewertet wird.

Die Hysterie kann also ebensogut beim Mann sozusagen in Reinkultur vorkommen. Nur darf man nie aus den Augen verlieren, daß sich seine Hysterie hinter den schon genannten Diagnosen versteckt. Daß die Hysterie sich hinter so einer eisernen Maske verschanzt, hat in dem unheilbaren Widerstand dieser Zustände gegen jegliche Therapie durchaus eine Funktion.

Symptome

Eigentlich brauchte man die Symptome der männlichen Hysterie nicht eigens zu beschreiben. Sie unterscheiden sich in nichts von denen der weiblichen Hysterie, außer daß sie auf seiten der Ärzte weniger stark phantasmatische Projektionen induzieren. Man ist zum Beispiel – analog zur Ovarialkompression – niemals auf den Gedanken gekommen, die Hoden zu komprimieren, um Anfälle zu unterbinden. Die männliche Hysterie wurde größtenteils erst in der Ära der wissenschaftlichen Medizin studiert; es kam deshalb nicht zu einem solchen Ausufern des Imaginären wie bei der weiblichen Hysterie.

Da die Beobachtungen über die männliche Hysterie häufig in einem etwas anderen Kontext gemacht wurden als bei der weiblichen Hysterie, kann man auch bei den Symptomen und Charakterzügen einige Besonderheiten feststellen. Doch läßt sich fast alles, was hier beschrieben wird, auch auf die Frau übertragen und umgekehrt. Die Beschreibungen der männlichen Fälle sind allerdings etwas frischer, weil der Ballast der Jahrtausende alten Geschichte nicht auf ihnen ruht.

Zuerst die Anfälle: Sie verlaufen praktisch niemals wie der große Anfall der Salpêtrière, nicht einmal wie unvollständige Anfälle. Häufig sind dagegen vasomotorische Anfälle, Schwindelanfälle und Übelkeit. Alle diese Zustände werden oft durch Traumen ausgelöst, die ganz dem oben dargestellten Muster entsprechen. Gewöhnlich sind diese Traumen „psychisch“. Sie beschränken sich auf alltägliche Anlässe: Theatervorstellungen, familiäre oder soziale Ereignisse, „Ärger“ usw. Und fast immer wird man entdecken, daß neben dem vordergründigen Anlaß eine versteckte Sorge, der Ausläufer eines schon vorher bestehenden neurotischen Konfliktes existiert.

Noch einen anderen Anfallstypus beim Mann muß man erwähnen, die Wutanfälle. In ihnen können Gegenstände zertrümmert werden oder auch nicht. Hervorgerufen werden sie meist durch „Ärger" oder eine Anhäufung desselben. Schon dieser Ausdruck „Ärger" ist so abgedroschen, daß er präzisiert werden müßte. Es handelt sich meistens um unumgängliche Zwänge des täglichen Lebens, die dem Subjekt die Verfügbarkeit über sich selbst rauben. Muß man sich zum eigenen Nachteil nach den anderen richten, so führt das zu einem wachsenden Unbehagen. Kann es weder ertragen noch auf anderem Wege abgeführt werden, so explodiert es schließlich in einem Wutanfall, eigentlich einem Eingeständnis der eigenen Impotenz; wenn dieser Wutanfall auch keinem Orgasmus gleichkommt, so verschafft er doch eine Entspannung. Das ganze ist nicht so weit von dem sogenannten „einsamen" Vergnügen entfernt, wie es scheint.

Die anderen klassischen Zeichen der Hysterie: Lähmungen, Anästhesien Kontrakturen, Störungen im Bereich der Sinnesorgane sind beim Mann vielleicht etwas seltener als bei der Frau; sehr häufig ist dagegen die Furcht vor einer organischen Krankheit, ähnlich wie bei der Hypochondrie. Als eines der beeindruckendsten Bilder wäre die Angst vor einer Herzkrankheit mit Herzklopfen, Herzrasen und allen anderen Anzeichen der Angst zu nennen. Die „Herzneurosen" können den Konversionshysterien, aber auch den Phobien oder Angsthysterien zugeordnet werden. Der gelegentlich gebrauchte Ausdruck Herzphobie ist insofern berechtigt, als Freud die beiden Neurosen der Hysterie zugeordnet hat.

Kopfweh, verschiedene andere Schmerzzustände und Schwindelanfälle kommen beim Mann genauso oft vor wie bei der Frau. Weil man sie aber beim Mann nicht erwartet, hinterlassen sie einen nachhaltigeren Eindruck und scheinen daher bei ihm häufiger zu sein, während man sie bei der Frau eher für selbstverständlich hält. Als ob sich der Mann so etwas nicht erlauben dürfte, und ihm die gesamte Männerwelt das Recht darauf absprechen würde. Weil es einem Recht auf Schwäche, auf Fragilität und Impotenz gleichkäme; dem Recht des Mannes, wenigstens partiell auf seine Männlichkeit zu verzichten, und sich nicht schon mit der Identifizierung als Mann zu begnügen. Hätte ein Mann dieses Recht für sich in Anspruch genommen, so müßte er auch erfinderisch mit diesem frei gewordenen Teil seiner selbst umgehen. Freiheit, Freizeit, Freiraum, alles unstrukturiert und ohne Orientierungspunkte, genau darin besteht das Unerträgliche, das was Angst macht. Das gleiche gilt übrigens auch für die Hysterikerin. Die Symptome wie auch die Charakterzüge sollen gerade diese Leere ausfüllen.

Charakter

Das bei der hysterischen Frau so charakteristische „Etwas-zur-Schau-Stellen" finden wir vielleicht mit einem feinen Unterschied auch beim Mann wieder. Es schien, als ob die Frau etwas sehen läßt oder es zumindest versucht. Die naheliegende, wenn auch etwas vereinfachte Deutung war, daß sie sich beweisen will, daß sie etwas vorzuzeigen hat. Der Mann aber stellt sich selbst zur Schau. Er zeigt nicht etwas, er zeigt sich, als wollte er sich mit dem Objekt, das es vorzuzeigen gilt, identifizieren. Was am Ende des Kapitels über die Symptome gesagt wurde, wird jetzt klarer.

Die Sorge, einen guten Eindruck zu machen, das Bemühen um die äußere Erscheinung sind also die vorherrschenden und am leichtesten zu beobachtenden Verhaltensweisen beim hysterischen Mann. Dem entspricht auch seine ständige Sorge, wie er wirkt, und was man über seine Erscheinung sagt. Immer werden die gleichen Mittel eingesetzt: Verhalten, Mimik, Frisur, Kleidung. Je einheitlicher die Mode für die beiden Geschlechter ist, desto geringer sind die Variationsmöglichkeiten. Die Ratschläge der Frauen werden oft eingeholt, auch wenn Kleidung und Frisur traditionell bleiben.

Damit seine Erscheinung auch wirkungsvoll ist, darf er keine Anstrengung scheuen, außer er könnte sich selbst repräsentieren. Erinnert man sich aber an die Maskenfunktion der posttraumatischen und der Kriegsneurosen, Neurosen, die man sich ausleiht und hinter denen sich die Hysterie versteckt, so erkennt man, wie diese wahrhaftige Aufmachung/*maquillage* buchstäblich zum Repräsentanten des Subjekts wird. Es geht jetzt nicht mehr darum, Herr X. zu sein, der für seine aparte Kleidung, seine distinguierte Erscheinung und seine Eleganz bekannt ist. Er wird zu dem Herrn-der-sich-für-das-Wohl-der-anderen-aufgeopfert-hat, und die Anerkennung für seine Selbstaufgabe ist das Mindeste, was man ihm schuldig ist. Eine so vorteilhafte Maske wegzuwerfen, kommt unter diesen Umständen überhaupt nicht in Betracht.

Gerechtfertigt wird diese Sorge um die Erscheinung mit dem Wunsch zu gefallen. Hierbei handelt es sich sehr wohl um eine Rechtfertigung, denn wieder einmal wird hinter der verständlichen Erklärung „das ist doch ganz natürlich" etwas versteckt. Der Gewinn, auf den man mit diesem „gefallen wollen" spekuliert, ist nicht bewußt, ebensowenig übrigens wie die Bedeutung des Wortes gefallen/*plaire*.* Man kann darin ein Bedürfnis erraten, daß diese Suche nach der Zuneigung, Achtung und Liebe aller anerkannt werden soll. Dadurch wird auch der hysterische Mann zum Verführer. Die Folge

---

* A. d. Ü.: *plaire* entstand aus *plaisir*, bezeichnet also in etwa, jemandem eine Lust sein wollen.

davon ist zwangsläufig das große Zittern, das entsteht, wenn man von aller Welt geliebt werden will. Denn das beste Mittel, um geliebt zu werden, ist immer noch, die eigene Liebe als Tauschobjekt anzubieten, was dann der Anfang allen Übels ist. Die Partnerinnen, um deren Liebe man sich bemüht, wissen den Plural kaum zu würdigen. So kann der Hysteriker die Ängste desjenigen kennenlernen, der auf niemand verzichten kann. Von jedem, vor allem aber jeder geliebt zu werden, kein Liebes-„objekt“ verlieren zu wollen, dieser Anspruch kann sich nur im Traum oder im Phantasma erfüllen. Zwischen mehreren Liebschaften hin- und hergerissen, und ohne die Konsequenzen solcher Situation auf sich nehmen zu wollen, schafft es der Hysteriker oft, zwischen zwei Stühlen zu sitzen. Da dem Betreffenden jedes Mal ein Stück seiner eigenen Person entrissen wird, wird er ständig von Liebeskummer und den dadurch bedingten Ängsten geplagt.

Diese Unfähigkeit, sich zu engagieren – weil sich engagieren einen Verzicht auf etwas oder jemand bedeutet, wofür man sich nicht engagiert – findet man auf allen Gebieten wieder: zaudern bei der Wahl einer Laufbahn, Schwierigkeiten, eine Entscheidung zu fällen, und die Sorge, sich für den Fall, daß man etwas zu bereuen hätte, immer ein Hintertürchen offenzuhalten. Unter diesen Umständen gibt es immer etwas zu bereuen. Stets hätte einem der Gegenstand am besten gefallen, den man nicht gekauft hat, immer wäre es die interessanteste Laufbahn, die man nicht eingeschlagen hat, vor allem aber ist immer die Frau des anderen die begehrenswertere. Der Rasen auf der anderen Seite des Zaunes ist immer grüner.

Das Interesse eines anderen für ein Objekt wird so für den Hysteriker zu einem mächtigen Anziehungspunkt. Er wird zum bevorzugten Opfer aller Werbe- und Propagandamethoden, die auf die schon früher beschriebene „Suggestibilität“ spekulieren, um zum Ziel zu kommen.

Unzufriedenheit ist also beim Hysteriker ein Dauerzustand, und das gilt – muß man es noch eigens erwähnen – für die männliche wie für die weibliche Hysterie. Diese Unzufriedenheit kommt in dem Satz zum Ausdruck: „Was die anderen haben, kommt mir besser vor, als das, was ich habe.“

Diese Unfähigkeit, von dem zu profitieren und das zu genießen, was man hat, führt sogar zu Mißerfolgen. Nehmen wir an, ein Hysteriker habe eine Beförderung erhalten, eine Stellung, die er unbedingt haben wollte. Es kann dann durchaus passieren, daß er sich in einer Weise benimmt, die ihn unfähig erscheinen läßt, und daß er dann gerade auf das verzichten muß, was er sich gewünscht hatte.

Die Wiederholung von Mißerfolgen – man findet manchmal die rein deskriptive diagnostische Bezeichnung Mißerfolgsneurose – ist kein an eine spezielle Struktur gebundenes Phänomen, aber vor allem bei der männlichen

Hysterie ungemein häufig und führt am Ende oft zu bestimmten Folgezuständen. Der Alkoholismus ist vielleicht der wichtigste. Der sog. neurotische Alkoholismus ist oft ein Folgestadium der Neurose, das einmal mehr die Hysterie verschleiert, und woraus – wie das schon bei den verschiedenen Formen von posttraumatischer Neurose der Fall war – eine schwierige Behandlung und eine zurückhaltende Prognose resultiert.

Überläßt man eine solche Entwicklung sich selber, so kann das nur zur hysterischen Depression führen, die bei Mann und Frau völlig übereinstimmt. Auf sie werden wir in den Kapiteln über den Verlauf der Hysterie zurückkommen.

II. Hysterie und Geschlechtsunterschied

STÖRUNGEN

Allgemeines

„Störungen" der Sexualität, sexuelle „Schwierigkeiten", „gestörte" Sexualität, Sexual„probleme": viele Bezeichnungen, Benennungen, die kaum die Störung des Arztes, seine Ratlosigkeit angesichts einer Sexualität, die von sich reden macht, verbergen können. Sogleich stellen sich Denkgewohnheiten ein, die den Untersuchungsgegenstand in rigide Kategorien sperren, die um so rigider sind, als sie nicht logisch, sondern ana-logisch vorgehen.

Eine Sexualität, die von sich reden macht: gut funktionierende Organe machen sich nicht bemerkbar, ein Leitsatz jedes medizinischen Vorgehens. Einschreiten soll der Arzt nur, wenn ein Organ so taktlos ist, sich bemerkbar zu machen. Daraus ergeben sich eine Reihe von Voreingenommenheiten, ja Vorurteilen, die dem Arzt den Zugang zur Sexualität nicht gerade erleichtern.

Einige dieser Vorurteile können angeführt werden: unter anderem liegen ihnen folgende Auffassungen zugrunde:

(1) Es gibt eine normale Sexualität.
(2) Bei dieser Sexualität geht es um Organe.
(3) Die normale Funktion dieser Organe – zugleich ihr „gutes" Funktionieren – verläuft ohne große „Geschichten".

So formuliert, erscheint diese sogenannte medizinische Auffassung wie eine Karikatur. Dabei liegt die Hauptlast offensichtlich auf dem 3. Punkt; denn, wie jeder weiß, läuft die Sexualität auch dann nicht ohne Geschichten ab, wenn man sie soweit wie möglich herunterzuspielen versucht, indem man sie verächtlich „Bettgeschichten" nennt, mit denen sich kein seriöser Mensch und schon gar nicht die Wissenschaft beschäftigen sollte.

Die ersten beiden Punkte scheinen sich dagegen sehr wohl in die medizinische Ideologie einzufügen. Sie auch nur in Gedanken zu bestreiten, erschiene zweifellos schockierend, unvernünftig, wenn nicht verrückt. Aber mit der Definition von „sexuellen Abweichungen", von „Perversionen", vor allem aber deren Abgrenzungen haben es die Ärzte generell und im besonderen die Psychiater auch nicht gerade leicht. Sie müssen sich auf eine letzte Instanz berufen: entweder auf die biologische Finalität der Fortpflanzung und deren metaphysischen Abkömmling der Arterhaltung, oder auf eine Moral, deren Herkunft weder eindeutig als religiös noch als natürlich bestimmt werden kann. Schließlich befindet man sich in einem solchen Durcheinander, daß man sich überhaupt nicht mehr zurechtfindet. Und die mit der Sexualität verbundene Lust? Sollte sie eine von der Vorsehung eingeräumte Prämie für diejenigen sein, die ihr Scherflein zum großen Opus der Natur beitragen? Folgt man aber dieser Erklärung nicht – warum dann Praktiken sexueller Lust verdammen, wenn sie von jeder Zeugungsabsicht frei sind? Und wäre es nicht eine einzigartige Verirrung eben jener Vorsehung, die Möglichkeit solcher Praktiken geschaffen, Wege für „perverse" Lust eröffnet zu haben?

Von da ab kann die Verwirrung des Arztes nur noch weiter zunehmen: nach den von ihm selbst eingeführten Kategorien der Pathologie muß er sowohl die Störungen auf dem Wege zur Fortpflanzung als auch die auf dem Wege zur Lust als Symptom betrachten.

Auch die Erforschung der Sterilität wird wahrscheinlich einige Überraschungen bereithalten: es würde schon ausreichen, wenn die Forscher den Mut hätten, sich überraschen zu lassen. Doch soll dieser Aspekt der „Sexualstörungen" hier nicht weiter verfolgt werden, denn die Neurose entfaltet sich auf einem anderen Terrain. Einem Terrain, das dennoch nicht homogen ist. Denn auch wenn man die Bezeichnung „Sexualstörungen" den Beeinträchtigungen des Orgasmus vorbehält, so stellt jetzt die Vermengung zwischen weiblichen und männlichen Symptomen einen Kurzschluß dar, der jede Reflexion untergräbt. Von vornherein eine Ähnlichkeit oder gar Entsprechung zwischen diesen Störungen einzuräumen, hieße, wieder zum Postulat einer Komplementarität zwischen Mann und Frau zurückzukehren. Mit anderen Worten: einmal mehr gäbe es keinen Unterschied zwischen Mann und Frau, insofern als beide Geschlechter nur schlecht definierte klinische Varianten grundsätzlich gleicher Symptomkategorien repräsentierten. Um dies etwas mehr zu präzisieren, soll an das medizinische Vorgehen erinnert werden, das die hier zur Diskussion stehenden Störungen in Frigidität bei der Frau und Impotenz beim Mann einteilt, als ob beide Situationen ein analoges Versagen derselben physiologischen Funktion wären.

Soweit wie möglich versucht man hier, eine nicht reduzierbare Differenz zwischen den Geschlechtern als unwissenschaftlichen, unlogischen und vor allem unerträglichen Gedanken zurückzuweisen. Soweit, versteht sich, wie die Grenzen der herkömmlichen medizinischen Reflexion reichen. Um diese Grenzen zu überschreiten, wird man erneut in die Fußstapfen Freuds treten müssen, der sich selbst, wie bereits gezeigt, wenigstens zu Anfang von der Hysterikerin führen ließ.

Mit einigen „klinischen" Beispielen soll versucht werden, das traditionelle Modell etwas beweglicher zu machen. Dies jedoch ohne seinen üblichen Rahmen, der zu sehr impliziert, daß man vorher kennt, was erst entdeckt werden soll. Man bliebe innerhalb dieses Rahmens, wenn man sich zum Beispiel mit der Diagnose Frigidität begnügen und eine Behandlung einleiten würde, wenn eine Frau über ihren Mann oder Liebhaber klagt (der Ausdruck: „Sie kommt um sich zu beklagen" beinhaltet schon eine Medikalisierung, indem die Enttäuschung des einen durch den anderen zum Symptom erklärt wird). Man ließe ein Großteil von dem, was diese Frau bewußt oder unbewußt zu sagen hätte, einfach unter den Tisch fallen.

Zuallererst, daß sie über das Mißlingen einer Beziehung klagt: sie ist nicht gekommen, *um* sich zu beschweren. Die Klage kommt vielleicht erst während des Gesprächs auf. Und man braucht nicht unbedingt eine Kenntnis der theoretischen Grundlagen der Übertragung, um sich die Frage stellen zu können, ob die betreffende Klage nicht gerade in dem Moment aufkommt, wo der Beziehungsversuch zum Arzt fehlzuschlagen beginnt. Dabei ist keineswegs sicher, daß es nicht so weit kommen mußte. Aber mit dieser Frage greifen wir vor.

Einem aufmerksamen Ohr wäre also nicht entgangen, in welchem Augenblick genau die Klage auftrat, nach welcher Frage, welcher Bemerkung des Arztes. Von woher der genaue Punkt hätte bestimmt werden können, dem die Enttäuschung oder Vergeltung der Patientin folgte. Und in gleichem Zuge wäre ein erweitertes Verständnis von „Frigidität" möglich: nicht Unfähigkeit *zur* Lust, sondern Unfähigkeit, die sich aus einer unmittelbar vorausgegangenen Situation ergibt, die vielleicht selbst eine mehr oder weniger verformte Wiederholung früherer Enttäuschungen gewesen ist. Diese Frigidität bleibt gerade deshalb exhibiert, damit sich eine derartige Enttäuschung nicht festschreibt, damit der Konflikt mit ihr nicht unter den Teppich gekehrt wird, was der Partner aber als Zurückweisung seiner Person auffaßt, selbst wenn er das nicht ausdrücken kann.

Damit ist natürlich nicht alles über die Frigidität gesagt. Das war auch nicht das Ziel dieser eher abschweifenden Betrachtungen. Es sollte gerade ein Beispiel für einen Bruch in einer allzu linearen Entwicklung gegeben werden, für eine Lücke, die neuen Gedanken Platz macht, auch auf die Gefahr hin, mit der beruhigenden Einordnung urteilenden Denkens brechen zu müssen.

Daraus folgt auch, daß sich die darzustellenden Beispiele nicht in zwei säuberlich getrennte Kapitel aufteilen lassen: die klinischen Tatsachen (nie sehr klar definiert, da es gewöhnlich um etwas geht, was in einem Bett stattfindet) – und deren Interpretation: denn die Deutung eines ersten Stücks des „Materials" erlaubt oft gerade, ein neues Stück zutage zu fördern usw.

Schon an diesem kurz gefaßten Beispiel sieht man, daß der Sexualität keine medizinischen Schranken zuzuweisen sind. Gleichzeitig wird deutlich, daß das, was sich als Einschränkung des Sexuallebens – das heißt des Lebens überhaupt – vorstellt, aus Verknüpfungen hervorgeht, die sogar dann dem Bewußtsein des Subjekts entgehen, wenn alle ihre Elemente in seinem Sprechen gehört werden können. Die augenscheinliche Sexualität, der Geschlechtsakt einschließlich Ouvertüre und Vorspiel ist für die Wahrnehmung anderer, vor allem aber für die eigene, nur ein Abkömmling des gesamten unbewußten Netzes, das sich um die Begierden des Subjekts wirkt, und das deren Verwirklichung gelegentlich erlaubt, meist aber verhindert.

Dieses Netz wurde Freud zuerst von den Hysterikerinnen gezeigt. Unbewußte und sexuelle Wahrheit. sind koextensiv. Unbewußtes gibt es nur in Verknüpfung mit dem Geschlecht, und eine menschliche Sexualität existiert nur, insofern sie mit dem Unbewußten verknüpft ist. Und was ist mit den wohlmeinenden Versuchen sexueller Pädagogik, die heute immer mehr um sich greifen? Ist mit diesen guten Vorsätzen der Weg gepflastert, der zur unbewußten Hölle führt, oder sollte das Sprichwort hier einmal lügen, sollten diese guten Vorsätze, die angeblich den Weg zu höllischen Lüsten ebnen sollen, doch nur bewirken, den Menschen zu einem besänftigenden Paradies zu führen, wo einem alles erlaubt wäre – außer zu wissen?

Das gleiche kann man von der Sexualtherapie sagen, deren Aufschwung mit dem kostenlosen und obligatorischen Aufklärungsunterricht in den Schulen einherging, wie wenn die Erwachsenen vom Kinderteller mitprofitieren und die seit der Schule verlorene Zeit etwas nachholen wollten.

Wenn das Unbewußte das Feld der Erfahrung der menschlichen Sexualität ist, so kann denen, die sich im Besitz des Schlüssels zu immerwährenden Hochgenüssen glauben, an seiner Entdeckung nichts gelegen sein. Ob es nun gut oder schlecht ausgeht: damit sich etwas vom Unbewußten der Deutung öffnen kann, muß der daran gebundene Wunsch aufs Spiel gesetzt werden. Mit anderen Worten: nur nachträglich macht sich die vom Unbewußten angetriebene Höllenmaschine bemerkbar. Nicht jeder kann sich eben die Geste des griechischen Helden leisten. Aber auch bei bescheideneren Wunscherfüllungen wie Symptomen, Träumen oder Liebesabenteuern jeglicher Art, ist eine Interpretation erst nachträglich möglich, vorausgesetzt, das Subjekt hat nach ihr verlangt. Ohne diesen Anspruch, dieses Verlangen, sind psychologische Manipulationen, die man irgendjemand überstülpt, nichts anderes als Gehirnwäsche oder Indoktrination.

Nach dieser Erinnerung an die allgemeinen Grundlagen müßte eine Vertiefung des Studiums der Hysterie und die Erforschung ihrer Beziehung zur Sexualität möglich sein.

Suche nach Vollkommenheit

Funktion der Schönheit

Niemals verläßt die Hysterikerin die Sorge um eine makellose Schönheit. Zwar sagt man das jeder Frau nach, aber vielleicht kann man hier erkennen, ob jemand die Hysterie hinter sich gelassen hat oder ihr entkommen ist. Zwar ist es fast ein unerläßlicher Bestandteil des kindlichen Anstandes, dem anderen unabhängig von dem eigenen und dessen Geschlecht gefallen zu wollen; doch weiß auch jeder, daß diese Aufmerksamkeitsbezeugungen an die Umgebung keine Vollkommenheit verlangen, aus dem einfachen Grunde, weil eine solche Vollkommenheit nicht erreichbar ist, da sie vom Urteil eines anderen abhängt. Jeder weiß es – außer der Hysterikerin, die auf eine Vollkommenheit zu hoffen scheint, die den anderen nur noch sprachlos macht, die ihn umhaut, vor der er einfach platt ist, die ihn auf die Rolle eines stummen Spiegels reduziert. Alle von seiten der Betrachter bezeugten Bewunderungen sind dann tatsächlich nur noch Bestätigungen, Spiegelungen einer Genugtuung, die man sich selbst gönnt. Das „Warum" dieser gewünschten, nie erreichten Reduktion des anderen zu einem Stummen wird nach und nach erkennbar: sich selbst nämlich beurteilt die Hysterikerin nicht nachsichtig, diese ideale Schönheit, diese Vollkommenheit wird sie nie erreichen.

Nichts ist so schön, daß es die Hysterikerin gut genug kleidete, was nichts anderes heißt, als daß nichts ausreicht, um ihre Mängel und Fehler zum Verschwinden zu bringen. Klinisch findet das seinen Ausdruck in einer ständigen Unentschlossenheit. Die Hysterikerin zögert oft stundenlang bei der Wahl eines Kleidungsstücks und stellt Händler und Verkäuferinnen auf eine harte Probe. Hat sie sich entschieden, so kommt es nicht selten vor, daß sie nach Stunden ins Geschäft zurückkehrt, um Kleider oder Schuhe, Wäsche oder Parfüm wieder umzutauschen, ohne daß sie durch ihre neue Wahl mehr Sicherheit, mehr Beruhigung fände. Was sich beim Kauf von Gegenständen zur Steigerung der Anziehungskraft abspielt, gilt auch für die Wahl von Geschenken; denn jedes Geschenk soll auch die schenkende Person vorstellen. Zum gleichen Zögern kommt es auch bei der Wahl einer Garderobe, eines abendlichen Make-up oder bei der Auswahl für den Reisekoffer. Führen schon Kleinigkeiten zu derartigem Zögern, so lassen sich die Qualen vor wichtigeren Entscheidungen wie z. B. einer Partnerwahl nur ahnen. Die Hysterikerin leidet darunter, daß sie über kein zuverlässiges Kriterium für eine optimale Wahl verfügt, und die Vorstellung ist ihr unerträglich, hinterher vielleicht etwas bereuen zu müssen. Daher fügt sie ihren Entscheidungen immer eine heimliche Einspruchsklausel bei, mit der sie bei Bedarf wie durch eine ständig halboffene Tür entkommen kann. Die Flucht ins Vergessen – „was dann noch passiert ist, weiß ich nicht mehr“ – ist nur ein Beispiel dafür.

Hier bedarf es einer klinischen Anmerkung. Muß es einen nicht wundern, die Suche nach Vollkommenheit, die man nach klassischer Auffassung eher bei der Zwangsneurose erwartet hätte, im klinischen Bild der Hysterie zu entdecken. Denn beim Zwangsneurotiker fehlt es gar nicht an Perfektionismus, wenn er seine Taten und Gesten einer bestimmten Anzahl von Prüfungen, Kontrollen und Wiederholungen unterzieht. Gewählt aufgrund ihres magischen Wertes oder ihrer verborgenen Bedeutung soll diese Anzahl selbst das Gesetz vertreten, das eine Garantie, einen Schutz bieten und die Beendigung der Nachprüfungen erlauben könnte.

Hier besteht eine Gemeinsamkeit mit der Hysterie. Auch bei ihr rühren die Hemmungen, wie wir schon sahen, von einem Mangel an Kriterien her. In beiden Fällen soll eine unerträgliche Situation abgewendet werden: daß man nachträglich ein Versäumnis feststellen könnte. Der Neurotiker wird, ob hysterisch oder anankastisch, von einer Vorstellung, etwas Imaginärem geplagt, einem Phantasma, wo er sich einer Öffentlichkeit ausgesetzt sieht. Diese bezichtigt ihn entweder einer schuldhaften Vernachlässigung mit katastrophalen Folgen, oder verlacht ihn wegen eines Fehlers, eines Ungenügens. Illustriert wird derartiges Versagen in bestimmten Träumen, in denen sich das Subjekt beispielsweise nackt inmitten einer Gruppe exponiert sieht, und die schon von Freud als häufig und typisch beschrieben wurden. (Ein Traum, dessen Sinn sich nicht in einer einzigen Deutung erschöpft!).

Dies unterstreicht, daß es bei allen Neurosen etwas Gemeinsames gibt. Freud drückt das mit Äußerungen wie der folgenden aus: „Die Sprache der Zwangsneurose ist gleichsam nur ein Dialekt der hysterischen Sprache.“* Trotzdem sind die Unterschiede bedeutsam genug und sogar radikal, so daß jegliche Verwechslung ausgeschlossen werden kann: während der zwangsneurotische Perfektionismus zu Handlungen führt, die eine Gefährdung anderer riskieren oder Spuren verwischen, die letztlich eine Bedrohung der Umgebung beinhalten und entsprechend der phantasmatischen Kette auf eine gerichtliche Verfolgung hinauslaufen könnten, meint die Hysterie in ihrem Bemühen um perfektes Aussehen, eher Lücken verstecken zu müssen, die sie dem Gespött oder der Verachtung aussetzen würden.

Auf jeden Fall beinhaltet die Suche nach Vollständigkeit die Überzeugung von der eigenen Unvollkommenheit. Kleider, Gehabe, alles wird hier zur Maske, zur Verschleierung, Verpackung, die eine an sich wenig anziehende

---

* S. Freud: *Bemerkungen über einen Fall von Zwangsneurose*, GW VII, 382.

Ware verführerisch machen soll. Kann ein Kleid bei dieser Einstellung schön genug sein, ein Make-up perfekt genug werden?

Aber die Furcht vor Lücken bezieht sich bei der Hysterikerin nicht bloß auf ihre körperliche Erscheinung. Auch Intelligenz, Geist, Kultur sind in ihre Besorgnis miteinbezogen. Es wäre falsch und einseitig, die Hysterie auf den Körper zu beschränken. Die gleichen Mechanismen der Vor- und Darstellung, der Verschleierung, lassen sich auf das psychische Leben übertragen. Was für Kleider und Schminke zutrifft, gilt auch für kulturelle und geistige Leistungen. Die Hysterikerin findet sich nie intelligent genug, niemals findet sie ihre Kenntnisse ausreichend. Das, was gelegentlich „Intelligenzkomplex" genannt wird, charakterisiert einen ganzen Bereich ihres Daseins. Alle intellektuellen Hemmungen, unter denen die Hysterikerinnen leiden, alle Unfähigkeiten, die sie sich vorwerfen, – man braucht nur ihre Klagen während des Studiums oder ihrer Examensvorbereitung zu hören, um sich davon zu überzeugen – führen offnsichtlich zu weit größerem Leiden als ein körperlicher Defekt. Das Make-up kann Falten verdecken, die Massage Striae und Cellulitis vermindern, ein guter Büstenhalter oder sogar ein Lifting die schlaffen Brüste heben. Man kann sein Haar färben und die Spuren der Jahre zumindest, was das Äußere angeht, zu beseitigen versuchen. Aber um die Relativitätstheorie oder das letzte Lacan-Seminar zu verstehen, gibt es keine Kunstgriffe, sowenig wie sich Humor oder Geschmack vortäuschen lassen.

Nicht, daß die Hysterikerin keine Qualitäten hätte, nur lassen sich Lücken gerade da am wenigsten verstecken, wo sie unerläßlich sind, in einem Gebiet, in dem jegliche Totalität unvorstellbar ist. Deshalb sind die Terrains beschränkt, auf denen sich die Hysterikerin zu zeigen wagt. Je mehr sich ein Lebensbereich für den Schein oder die Show eignet, umso eher wird sich die Hysterikerin dort versuchen. Der Maskenball wäre das ideale Terrain: die Maske stellt den Körper dar, der Tanz das erotische Engagement. Das soll aber nicht heißen, daß die Hysterikerinnen da, wo Geistesblitze gefragt sind, das Feld systematisch geräumt hätten: jeder, der ein originelles Werk vollbringen will, muß seine eigene Sprache erfinden, und gerade auf diesem Weg ist die Nachahmung möglich. Auch kann man nicht mit absoluter Gewißheit behaupten, daß sich zum Reflex des anderen oder dessen Denken zu machen, den Zugang zu ihm ausschließt. Wir haben nämlich nie behauptet, daß die Versuche der Hysterie, ihr an ein Minderwertigkeitsgefühl geknüpftes Leiden zu überwinden, immer zum Scheitern verurteilt seien.

Erste Deutungsversuche

Worin könnte wohl diese natürlich vor allem für die Hysterikerin selbst unerträgliche Lücke bestehen, die sie hinter Tüll und geliehenem Charme, hinter Scheinwissen und Pseudokultur verstecken will? Wenn die Antwort heute jedem klar erscheint, während die Hysterie doch – wie die historische Einführung zur Genüge zeigt – für Jahrtausende ein undurchdringliches Mysterium darstellte, so kann daraus wohl entnommen werden, daß dem menschlichen Denken etwas hinzugefügt worden ist; die einen halten es für etwas Revolutionäres, die anderen für etwas aus dem Register der Perversion. In jedem Fall ist es etwas, das man im Bereich westlicher Kultur kaum mehr bestreiten kann: das Unbewußte und seine sexuelle Bedeutung.

Was die Frau nicht hat, sagt Freud, ist der Penis. Worunter die Neurotikerinnen leiden, ist der „Penisneid". Es gab eine Zeit, da hätte eine solche Behauptung einen Autor auf den Scheiterhaufen gebracht. Wenn Gott die Frau geschaffen hat, so wäre die Annahme, sie könnte mit ihrem Schicksal unzufrieden sein, eine Gotteslästerung. Auch dann, wenn ihre Herren und Meister bei der Einrichtung dieses Schicksals etwas nachgeholfen haben.

Daß die Entdeckungen und Entwicklungen Freuds eine ziemlich weitgehende Zurückweisung erfahren haben, ist dabei nicht das Merkwürdigste; man wäre fast versucht, darin eine gesunde Reaktion zu sehen, wie sie auf jede Veränderung des Gewohnten eintritt, bis eine Verdauungsperiode abgelaufen ist. Das Eigenartigste ist die Reaktion einiger Analytiker, die Freud selbst vorwerfen, er habe nichts verstanden ... eben von der Sexualität, und nicht nur von der weiblichen. So gab es zum Beispiel Analytiker, die der Behauptung eines amerikanischen Autors, die sich lediglich auf eine vage Andeutung in einem Brief Freuds stützte, große Beachtung schenkten (weiß man doch, in welch lückenhafter Weise uns die Korrespondenz Freuds bekannt ist). Unser Autor behauptet, daß Freud ab vierzig nicht mehr an der eigenen Sexualität interessiert gewesen sei. So eine Behauptung hat besagte Analytiker beunruhigt, weil sie – in allem dem Entdecker der Psychoanalyse treu – meinten, Psychoanalytiker sein hieße, sich mit Freud identifizieren zu müssen. Aber man suchte auch zu „beweisen", daß Freud nicht der unnahbare monogame Asket war, als der er manchmal beschrieben wird. Und solche Psychoanalytiker, denen bei dem Gedanken, nicht jeder menschlichen Versuchung widerstehen zu können, das Herz blutet, suchen ihre Rechtfertigung, indem sie sich auf Freuds Beispiel berufen. Da wird plötzlich ein Brief exhumiert, jenes Zeugnis, das beweisen soll, daß Freud für die Reize einer früh verwitweten Schwägerin nicht ganz unempfänglich gewesen sein soll ... „sie wissen doch, die Mina, mit der man ihn in Rom gesehen hat, während sich seine Frau in Wien mit den Kindern herumschlagen mußte".

Man kann sich nur wundern, wie moralisch manche Psychoanalytiker sein können, wenn sie sich wie ein Vormund auf inquisitorische Weise in das Leben ihrer Patienten einmischen, wenn sie es für ihre Aufgabe halten, die Triebe ihrer besten sozialen Anpassung zuzuführen, zum optimalen Funktionieren in einer Gesellschaft von Produktion und Konsum.

Dabei sollte dieses Ansinnen, die Psychoanalyse für kollektive Zwecke wiederzugewinnen, die Psychoanalytiker eher wachrütteln. Dennoch, auch Analytiker, die durch politische Bildung vor einer derartigen Gefahr gewarnt sein müßten, überbieten sich gegenseitig in dieser Neigung. Vielleicht ohne daß sie es wissen. Diesmal werfen sie Freud weniger vor, ein kastrierter Mann zu sein – was sie bei den zahlreichen theoretischen Schwächen des Kastrationsbegriffs wohl auch etwas beunruhigt hat – sondern, daß er ein gehässiger Kleinbürger war, ja ein Wegbereiter des Faschismus, der mangels anderer Waffen Argumente geschmiedet habe, um die Frauen in einer unterdrückten Population verfügbar zu halten, und ihnen damit den Zugang zu einer sexuellen, sozialen und politischen Befreiung versperrt hätte.

Freud hätte nichts von Frauen verstanden, hätte der bürgerlichen Moral, der doppelten Moral beigepflichtet, hätte Angst vor den Frauen gehabt. Die zeitgenössische psychoanalytische und pseudopsychoanalytische Literatur ist voll von diesen Behauptungen. Vergessen wird dabei erstens, daß die intellektuelle Redlichkeit – anscheinend wie alle moralischen Qualitäten veraltet – Freud dazu geführt hatte, seine Grenzen vor dem Rätsel der weiblichen Sexualität einzugestehen, und zweitens, daß ein Rätsel nicht von selbst entsteht. Zudem genügte eine kleine etymologische Korruption, um aus Mysterium/mystère ein Metier/métier entstehen zu lassen.

Laufend werden Freudzitate bemüht, die beweisen sollen, daß er kaum über den biologischen und philosophischen Horizont seiner Zeit hinaussah. Machen wir es kurz: die Neigung, das Leben berühmter Männer mit ihren Unzulänglichkeiten, häufig sogar mit ihrem ehelichen Unglück zu erklären, existiert nicht erst seit gestern. Aber man hätte sich doch gewünscht, daß sich diese Neigung nicht des Deckmantels der Psychoanalyse bediente. Womit wir wieder bei der Hysterikerin sind, die ihre anatomischen Mängel mit dem Mantel Noahs zuzudecken versucht, mit dem Mantel der Schönheit, oder wenn es so nicht geht, dem des Wissens.

Penisneid also, ausdrücklich, um der häufigen Ausradierung dieses Begriffs vielleicht etwas anderes entgegenzusetzen. Denn von daher würde sich die Sorge, trotz allem noch etwas zum Vorzeigen zu haben, nämlich etwas besseres, jene nicht zu beendende Suche nach einer immer unvollständigen

Perfektion erklären. Damit kommen wir auch zu folgendem, erst durch die Klinik entdeckten Symptom: die bis ins hohe Alter gehende Unwissenheit mancher Frauen über ihre eigenen sexuellen Realitäten. In der Tat sieht man im Krankenhaus und erst dort eine Vielzahl junger Mädchen, die nur sehr vage wissen, wie sie gebaut sind. Dieses „Nicht-Wissen" ist oft ein „Nichtwissen-wollen", das den Ekel, der hinter der exzessiven Scham steckt, verdeckt halten soll. Solche Frauen stellen natürlich gerade eine Herausforderung zur Vergewaltigung dar.

Die Idealfrauen

Hier geht es nicht mehr um die Vorbilder des kleinen Mädchens, sondern um die weiblichen Idealfiguren, für die sich die Hysterikerinnen interessieren, wenn sie vor der Frage stehen, wie man seine Weiblichkeit annehmen kann.

Fast nie vermißt man im Verlauf einer Analyse im Diskurs der Hysterikerin das Auftauchen einer Idealfrau. Diese Erfahrung hatte Freud schon mit Dora gemacht, als diese sich an die Qualitäten aber auch die körperlichen Reize von Frau K. erinnerte. Etwas schnell stürzt man sich in diesen Fällen auf die Diagnose Homosexualität. Sollte alles, was bisher gesagt wurde, genügend Skepsis gegen jede Art von Diagnose noch nicht erzeugt haben, so muß hier wiederholt werden, daß in diesem Bereich, den man nicht einmal mehr als psychopathologisch bezeichnen kann, in der Domäne des Unbewußten, die Diagnose immer einen Stillstand bedeutet, der bestenfalls ein vorübergehender ist. Immer, wenn man im Bereich der Neurose wie auch der Psychose eine Diagnose stellt, so heißt das lediglich, daß man – wenigstens momentan – etwas unerforscht gelassen hat. Daß eines Tages eine ganze andere, von jeglichen psychopathologischen Folgerungen losgelöste Form von Diagnose erarbeitet werden kann, scheint nicht undenkbar. Vielleicht wird es dann möglich sein, sich nicht mehr durch sie fixieren zu lassen. Genauso können wir uns auch den Ausdruck Hysterie nur jenseits seines medizinischen Gebrauchs erlauben, um einer speziellen Beziehungsform oder einem speziellen Beziehungsversuch zum anderen in all seinen Entwicklungen und Implikationen nachzugehen.*

Dasselbe hätte gegolten, wenn wir das, was der Begriff Homosexualität

* A. d. Ü.: Hier soll nicht eine Persönlichkeitsdiagnostik durch eine Beziehungsdiagnostik ersetzt werden, denn damit würde man den Vergleich zwischen Normalem und Pathologischem nur verschieben. So geht es dem Autor hier vielleicht weniger um eine Diagnose aus den „Objektbeziehungen", sondern eher um die Beziehung des Subjekts zum anderen (das Andere) überhaupt.

abdeckt, zu unserem Untersuchungsgegenstand gemacht hätten. Es ist hier nicht möglich, den Begriff der hysterischen „Homosexualität" zu entwickeln. Aber es muß betont werden, daß man sich auf keinen Fall irgendeinen Trieb, eine mysteriöse Kraft vorzustellen hat, die eine Frau unwiderstehlich in die Arme anderer Frauen treiben würde, und sie gleichzeitig dazu drängen würde, Männer zu meiden oder gar zu bekämpfen. Wenn sich die Hysterikerin anderen Frauen zuwenden muß, dann, weil sie ihnen eine Frage stellen will, die sie sich selbst nicht beantworten kann. Eine Frau wie ein Vorbild liebzugewinnen, beinhaltet nicht, daß man ein bestimmtes Begehren für sie hat, sondern daß man hofft, eines Tages wie sie leben zu können.

Die „Flammen" der Halbwüchsigen – Bindungen an irgendeine Frau aus der Umgebung – sind hierfür typisch. Aber anscheinend gibt es diese Flammen nicht mehr so oft wie früher. Man sieht nicht mehr viele Schülerinnen oder Gymnasiastinnen für ihre Lehrerinnen schwärmen. Das heißt aber nicht, daß dieses Phänomen völlig verschwunden wäre. Möglicherweise wird heute das Bild der Frau, das vielen jungen Mädchen oder Frauen dazu dient, ihren eigenen Platz besser zu finden, von der Gruppe lanciert. Womit freilich noch nicht alle Probleme gelöst sind.

In exemplarischer Weise treten die Idealfrauen im Verlauf von Analysen in Erscheinung und bezeugen damit ihre ständige Funktion für das Leben der Hysterikerin. Ob der Analytiker männlich oder weiblich ist, ist dabei nebensächlich, denn er könnte sich ja doch nicht zu dem Gebrauch anbieten, den ihm die Hysterikerin zugedacht hat. Dies hindert männliche Analytiker jedoch nicht, ab und zu gereizt zu reagieren, wenn ihnen ihre Patientin zum hundertsten Mal von dieser oder jener berühmten Analytikerin erzählt, die sie viel besser verstehen würde, mit der die Analyse schneller und effektiver verliefe. Aber nicht nur als ideale Analytikerinnen treten die Frauen in Erscheinung. Geht es um den erotischen Erfolg oder das familiäre Glück einer anderen Frau, so hört man nicht selten: „Ich möchte ein Liebesleben wie Frau A. führen . . ." oder „Ich hätte gerne Kinder wie Frau B. . . .", „entbinden wie Frau C. . . ." etc. Im allgemeinen alles Funktionen, wo ein Vorbild, ein Führer im entscheidenden Moment nicht verfügbar war.

Der Wunsch nach einer Identifizierung mit Frauen, die in ihrer weiblichen Rolle erfolgreich waren, verallgemeinert sich: wenn das Bemühen, den Penisneid durch Perfektion zu bewältigen, fehlschlägt, so sollte man wenigstens eine ideale Frau, die Repräsentantin der Frauen, *die* Frau sein. Das theatralische der Hysterie, das In-Szene-setzen, findet jede Menge beneidenswerter Modelle vor: Heldinnen aller Art, Stars, die von der Reklametrommel der Männer orchestriert, zum begehrenswerten Objekt ernannt werden. Aber die schauspielerischen Qualitäten sind nicht immer so gut entwickelt, wie es die

Hysterikerin gerne hätte. So entstehen Karikaturen von bewunderten oder beneidenswerten Frauen oder grobe Nachahmungen ihrer Tics. Der Rat, der in dieser Materie bewanderten Armanda wird dabei vergessen: „Doch gleichen wirst Du ihrem Vorbild, Schwester nie, indem Du bloß Dich räusperst oder spuckst wie sie."*

Muß man noch einmal daran erinnern, daß diese Versuche keineswegs unbedingt zum Scheitern verurteilt sind, so wenig wie alle anderen hysterischen Persönlichkeitseigenschaften. Auch muß man nicht in jedem Erfolg einer Frau ein hysterisches Symptom sehen.

Es gibt noch eine weitere Form, ein Vorbild zu assimilieren. Man teilt seine Neigungen und spannt ihm seine Liebhaber aus. Für die Ehemänner ihrer Freundinnen ist die Hysterikerin oft eine leichte Beute. Der Ehemann der anderen Frau ist umgekehrt immer besser, intelligenter, geachteter, besserer Vater usw. Genau wie das Kleid, das man nicht gekauft hatte, schöner als das gekaufte war. Das Szenario beginnt wieder von neuem, mit denselben Desillusionierungen. Man begreift, wie die Schwierigkeiten ihren Höhepunkt erreichen müssen, wenn es um die Wahl eines Partners geht.

Wen wählen?

Durch die Perfektionssuche ist die Hysterikerin geradezu gezwungen, ein „Verzeichnis der Auslieferungsbedingungen"/„*cahier des charges*" anzulegen. Sie wird sich nur jemand ausliefern, der alle ihre Forderungen zu erfüllen verspricht. Wahrlich eine Herausforderung, wenn die Person, die sie ausspricht, schon weiß, daß sie unhaltbar sein wird. Ein Weg, sich die Illusion zu bewahren, es gäbe einen Mann, der nicht enttäuscht, besteht jedenfalls darin, einen unerreichbaren Mann zu wählen. Eine Hysterikerin sprach einmal von ihrem Verlobten, aber sie gebrauchte bei verlobt immer das Futur. Als sie gebeten wurde, Näheres über die Verlobung zu sagen, kam heraus, daß sie den jungen Mann nie gesehen hatte, daß er in Kanada lebte, während sie in einem französischen Dorf wohnte. Er war der Freund eines kanadischen Brieffreundes einer ihrer Freundinnen, der selbst auch eine Brieffreundin suchte. Sie hatte sich in diesen Mann verliebt, von dessen romantischer Art sie gehört hatte, aber mit einem Treffen hatte sie es nicht eilig. Er hatte vor, vielleicht in zwei oder drei Jahren nach Frankreich zu reisen.

Es gibt aber auch andere Wege, die Vorstellung von einem idealen Mann zu konservieren, ohne sie der Wirklichkeit auszusetzen. Unerreichbar kann ein

* Molière: *Die gelehrten Frauen*. Insel, Wiesbaden 1954, S. 953.

Mann nicht nur sein, weil er zu weit entfernt ist, sondern einfach weil er anderswo engagiert ist. Ist er gebunden, mit einer anderen Frau verheiratet, so kann man sich sagen, er sei verboten, und hätte so doppelte Befriedigung. Die Verbote im Dekalog sind dazu da, Taten zu verhindern, die durchaus realisiert werden können. Verbietet man sich die Verführung eines Mannes, so überzeugt man sich damit von deren grundsätzlicher Ausführbarkeit. Wenn man es dennoch unterläßt, so aus der Sorge, einer anderen Frau schaden zu können.

Man könnte die Aufzählung dieser Möglichkeiten vervielfachen; es sind allesamt Vermeidungen des Erprobens. Auf dem Spiel steht die Erhaltung der Illusionen, der Träume.

Am meisten engagiert sich die Hysterikerin aber in den Lebensformen, die durch die Gruppe vorgeschlagen werden. Sie möchte leben wie alle anderen. Dabei wird ihre Wachsamkeit die Männer einer schweren Prüfung unterziehen.

Sie muß den schönsten Schmuck haben. Sie muß den Mann mit dem höchsten, größten und besten Irgendwas haben. Man könnte hier natürlich die sexuellen Leistungen aufzählen: der Potenteste, der am besten Bestückte, der Erfahrenste, der Ausdauerndste. Aber die Auswahlkriterien der Hysterikerin so zu charakterisieren, entspricht zu sehr den Phantasmen des Mannes, der selbst in einer unaufhörlichen phallischen Konkurrenz engagiert ist. So nach ihren eigenen Kriterien ausgesucht zu werden, käme wahrscheinlich vielen Männern entgegen. Als ob sie selbst nichts anderes als diese Bestätigung erwarteten. Und zweifellos drücken sich die hysterischen Ansprüche gelegentlich auch so aus. Man kann dann folgendes hören: „Mein Mann hat ein zu kurzes Glied, er schläft nicht oft genug mit mir; mein Mann kann mir keinen Genuß verschaffen." Aber dieser letzte Vorwurf ist schon nicht mehr so quantitativ wie die ersten. Eine Hysterikerin, die erklärt, daß man ihr nicht genug gibt, hat schon eine männliche Position eingenommen, d. h. sie macht die üblicherweise Männern zugeschriebenen Kriterien zu ihren eigenen. Hört man genauer hin, so entdeckt man eine ganz andere Suche.

Männer neigen oft zu der Überzeugung oder Befürchtung, sie seien in sexueller, besonders aber in genitaler Hinsicht insuffizient. Ängstlich warten sie daher auf Vorwürfe, die ihre Befürchtungen bestätigen könnten. Man ist häufig überrascht, wenn man die Listen, die Tricks oder ganz einfach die Lügen entdeckt, die die Männer erfinden, um sich nicht den Vorwürfen aussetzen zu müssen, die ihre Eigenliebe so kränken. Das heißt, daß sie herzlich wenig Gehör dafür haben, was ihnen die Frauen sehr oft in Wirklichkeit vorwerfen.

Durch seinen Beruf den ganzen Tag den Forderungen nach Profit und

Gewinn unterworfen, erotischen Herausforderungen durch schlüpfrige Gespräche oder Reklamen ständig ausgesetzt, in Träumereien flüchtend, die ihn für eine uninteressante Arbeit entschädigen sollen, denkt der Mann am Ende wirklich nur noch „an das Eine", umso mehr als die Öde der Arbeitstage zusätzlich sein bißchen Selbstvertrauen mindert. Er beunruhigt sich. Und wenn er nach Hause (oder anderswohin!) kommt, hat er es nur noch eilig, will sich rückversichern, indem er seiner Frau – das heißt sich selbst – seine Potenz beweisen muß. Was sich bei seiner Partnerin etwa folgendermaßen anhört: „... er will dauernd mit mir ins Bett und läßt mir keine Zeit, selber Lust darauf zu bekommen." Hier tut sich eine andere Dimension des hysterischen Suchens auf und führt uns an Horizonte, von denen die meisten Männer nichts ahnen.

Dennoch ist der gerade genannte Anspruch nicht alltäglich. Er zeigt, daß das Subjekt schon ein großes Stück Arbeit geleistet hat, und man erfährt fast nur im Verlauf einer Analyse von ihm. Doch gibt es einige besonders hellhörige Schriftsteller, die ihn vernommen haben.

Meistens geht es den Hysterikerinnen mit ihren Ansprüchen um konkrete Entschädigungen, d. h. um etwas, dessen einzig sicheres Ergebnis die Unzufriedenheit ist. Suche nach dem Unerreichbarsten, Männlichsten, Intelligentesten usw.

Auf welchen Mann wird die Wahl der Hysterikerinnen schließlich fallen? Sicher nicht auf den erstbesten. Der endgültigen – aber noch ganz reversiblen – Wahl, wird viel Zögern, Versuchen, Irrtum und Enttäuschung vorausgehen. Der endlich gewählte Mann ist dann häufig unmittelbarer Nachfolger einer Liebesenttäuschung, eines vorausgegangenen Beziehungsabbruchs oder einer Trennung. Oft ist man überrascht, daß der Ehemann der Hysterikerin keineswegs der Mann ist, der den Zauber einer ersten Liebe in den Schatten stellt, sondern daß er im Gegenteil schon eher aus Überdruß gewählt wurde. Gewählt ist er trotzdem, und mit dieser Wahl hat die Hysterikerin oft ihre Qual.

Wer er auch sei, er wird sich des Geschenks dieses perfekten Körpers der Hysterikerin sowieso nicht als würdig erweisen.

Die Bezeichnung „Gabe" in all ihren Variationen, besonders in der Form „ich habe mich ihm geschenkt", drückt die hysterische Position treffend aus. Der gesamte Mythos „die Frau schenkt sich dem Mann" mit seinem Beigeschmack von Großzügigkeit, Hingabe und Aufopferung hat einen hysterischen Ursprung. Um Frau zu werden, bedarf es sicher einiger Anstrengung. Man ist nicht Frau von Geburt an, man wird es, schreibt Simone de Beauvoir. Ebensowenig wird man als Mann geboren. Aber wahrscheinlich wurde die Welt – nicht nur von heute, sondern schon seit langem, oder zumindest seit einiger Zeit – für die Männer geschaffen, die es nicht ganz wurden, die nicht ganz so weit kamen, um es mit Freud zu sagen: wo es war, soll ich werden, was angemessen übersetzt heißt: *„La où c'était je doit advenir"*, insofern der Akzent auf *„je"** liegt.

Und vorbereitet wurden die Frauen nicht auf die Welt, sondern für diese Welt von unfertigen Männern, das heißt von Männern, die nicht in der Lage sind, mit ihrer eigenen Unvollständigkeit zu leben. Womit nicht gesagt sein soll, daß die Frau hier die passende Ergänzung sein könnte. Aber gerade das wünscht sich die Hysterikerin. So vollkommen wie möglich diese Ergänzung anzubieten. Vervollständigung des Körpers. Wie sehr die Hysterikerin um ein vollkommenes Aussehen bemüht ist, haben wir gesehen. Das heißt aber nicht, daß der grundlegende Wunsch nicht trotzdem der nach einem perfekten Körper wäre. Auch wenn die Existenz dieses Wunsches beweist, daß der angestrebte Zustand noch nicht erreicht ist.

Wem sich hingeben, wenn nicht einem Mann von Wichtigkeit. V.I.P. sagen die Amerikaner. Eine Bezeichnung, die von den anderen stammt. Äußerstenfalls wäre es nicht einmal nötig, daß die Hysterikerin ihn kennt, es genügte, daß sie von ihm gehört hätte. Daß sie vorher das Begehren der anderen für diesen Mann wahrgenommen haben muß, ist eine Hypothese, die noch verifiziert werden soll. Allein durch den männlichen Charme oder die erotischen Versprechungen wird diese Wahl jedenfalls nicht bestimmt. Sozialer Status, beruflicher Erfolg und Originalität bestimmen seine Anziehungskraft in gleicher Weise.

Der bedeutende Mann, der Gute, wie Perrier** ihn nennt, stellt immer einen Anziehungspunkt dar. Für die Erotomanen sicherlich. Aber auch für alle, die sich, wie die Verehrerinnen von Priestern und Ärzten, ihre Phantasmen erhalten haben.

Die Psychologisierung, die – ohne daß man sich dessen bewußt ist – unser ganzes heutiges Leben infiltriert hat, ist allzu schnell zur Stelle, den Platz des wichtigen Mannes zu definieren: es ist der des Vaters. Und man wäre versucht, die Wahl der Hysterikerin wie folgt zu formulieren: sie will einen Mann, der ihr den Vater ersetzt. Anscheinend völlig konform mit der ödipalen und naturalistischen Orthodoxie: der kleine Junge will seine Mutter heiraten, das kleine Mädchen seinen Vater. Man hätte Lust zu sagen: und darum ist Ihre

---

* A. d. Ü.: Die Betonung liegt auf dem Personalpronomen *„je"* und nicht auf der substantiven Form *„moi"*.

** F. Perrier: *De l'érotomane*. In: *Le désir et la perversion*. Le Champ Freudien. Seuil, Paris 1967.

Tochter stumm.* Nicht nur, weil diese Formel ihr die Wahl vorschreibt, sondern weil man auch Jokaste nicht nach ihrer Ansicht gefragt hatte, war sie doch nur die dem Helden neben dem Königreich versprochene Belohnung für den Sieg über die Sphinx. Eine Strophe aus einem amüsanten Chanson der Frères Jacques könnte hierzu passen: die Stimme der Vererbung fiel regelmäßig rein.** Denn weil er gerade nicht von Jokaste aufgezogen worden war, weil sie nicht die bemutternde Mutter war, jene Hausmutter, die der Elternschule als Modell vorschwebt, hatte Ödipus sie nicht wiedererkannt. Und warum sollte die Umkehrung nicht zutreffender sein? Ihre Unschuld hätte Jokaste vor dem Tribunal der Mythologie erst noch zu beweisen: *„is fecit cui prodest"* – sie hatte keinen schlechten Tausch gemacht.

Dies, um zu betonen, daß die Mutter von ihren Kindern – egal ob Junge oder Mädchen – profitiert, und daß die glatte Symmetrie, die Mutter für den Knaben, der Vater für das Mädchen, falsch ist. Die Hysterikerin ist nicht auf der Suche nach einem Vaterersatz, nach einer väterlichen Imago, nach jemand, der sie durch verschiedene Züge an ihren Vater erinnert: wenn der ersehnte Mann etwas mit dem Vater zu tun hat, dann, weil er diesen ergänzen soll. Stellt doch der immer wieder gesuchte Vater nicht eine reine und schlichte Reproduktion des Vaters dar, sondern einen vollkommenen Vater, so wie er nie existiert hat. Auch wäre es ein weiterer Irrtum, sich hier mit einer oberflächlichen Psychologie zufriedenzugeben und nach den wirklichen Mängeln oder Fehlern des Vaters zu suchen, um daraus irgendeine Prophylaxe abzuleiten. Denn die väterlichen Mängel, die die Hysterikerin mit ihrer Partnerwahl auszufüllen versucht, sind imaginär.

Trotzdem reichen sie aus, um den von diesem Partner eingenommenen Platz näher zu bestimmen: es ist jemand, dem man das zuschreibt, was man beim Vater vermißte. Stärker, mächtiger als der Vater. Er ist der Meister, der mit dieser Auszeichnung den Wunsch der Hysterikerin erfüllt, ihren Meister zu finden.

Es wurde bereits darauf hingewiesen, daß die hysterischen Forderungen etwas genaueres Hinhören verdienen. Es ging da um das Beispiel: „Er kann mir keinen Genuß verschaffen", was sich ebenso als Exzeß wie auch als Mangel

---

* A. d. Ü.: „Und daher kommt es ganz gewiß, daß Ihre Tochter stumm geworden ist." (Molière: *Der Arzt wider Willen*. Insel, Wiesbaden 1954, 574.) Ein Holzfäller tritt als Arzt auf, die stumme Tochter zu kurieren und beeindruckt die Angehörigen mit seiner Diagnose, die in einem Schwall von wirrem Latein besteht.

** A. d. Ü.: Die Strophe stammt von einer Chanson-Gruppe der fünfziger Jahre, die sich „Frères Jacques" nannte. Das Lied handelt von einem Vater, der seine Tochter suchen ging, und bei dieser Suche wiederholt im Bett einer Prostituierten landete. Die Strophe heißt: *„La voix du sang se f. . .t (foutait) dedans."*

hören läßt, daß er nicht genug bewirkt oder zuviel. Der Meister, das ist nicht notwendigerweise der unbesiegbare und unerschöpfbare Phallus, der die Mutter der Hysterikerin ausgefüllt hätte und sie damit zu einem gierigen Geschlechtsorgan reduziert hätte, das ständig befriedigt werden muß. Vielleicht könnte man auch allmählich verstehen, daß ein derartiger Anspruch an den Meister nur deshalb so riesig ist, weil schon fast keine Aussicht mehr auf ihn besteht. Denn unbestreitbar trifft man oft auf derlei Ansprüche. Trotzdem wäre ein gewisses Maß an Bemeisterung beim Mann angebracht. Sie könnte darin bestehen, Mängel auf sich zu nehmen. Damit ließe er auch seine Frau eine andere Rolle einnehmen, die weniger einschränkend wäre als die vorhergehende.

In der Literatur und in den Phantasmen wird diese Rolle manchmal erahnt, wenn auch nur in Annäherungen, Anspielungen oder Metaphern. So bringt z. B. Tournier im „Erlkönig"* den Gedanken vor, die Frau sei vielleicht das Geschlechtsorgan des Mannes. Zwar umfaßt die ihr zugewiesene Rolle nicht mehr als das eigene Geschlechtsorgan, aber der Mann wird dadurch doch mit einem ziemlich unerwarteten Mangel konfrontiert.

Einen analogen Versuch – analog durch sein Scheitern – findet man in dem häufigen sogenannten Prostitutionsphantasma. Immer wenn es um ein Phantasma geht, darf man die auftauchenden Bilder nicht für bare Münze nehmen. Man muß sie wie Träume behandeln, und nach einer verlorengegangenen Bedeutung suchen, wenn auch nur, um das Loch oder den Unsinn in einem allzu abgeschlossenen Sinngebäude mit einer Konnotation zu versehen.

Es wäre ein Mißverständnis, das weibliche Prostitutionsphantasma einfach mit der männlichen Lüsternheit auf Kontakte mit Nymphomaninnen gleichzusetzen. Die Bedeutung dieses Phantasmas aufzuklären, ist allerdings für den Mann nicht leicht. Denn verzichtet er darauf, in diesem Phantasma ein Begehren/*désir* nach Multiplikation sexueller Abenteuer zu sehen, so sieht er sich mit dem konfrontiert, was die Prostituierte als solche kennzeichnet: das Geld und vor allem der Zuhälter. Gerade davon will er nichts wissen, denn das Bild des Zuhälters beunruhigt ihn. So oft hat man es dem Mann gepredigt und eine Menge Trivialliteratur gefällt sich darin, es immer wieder zu bestätigen, bis er am Ende selbst davon überzeugt ist: daß nur die miesen Typen etwas von der Liebe verstehen. Und so erscheint der Zuhälter mit einem Mal auf dem Podest der am heftigsten begehrten Könnerschaft: er ist der Meister der Körper. So spinnt sich ein ganzer Mythos um das Thema jenes unvergleichlichen Genusses, der eine Frau zur Frau und zum willenlosen Werkzeug eines

* A. d. Ü.: M. Tournier: *Der Erlkönig*. Droemer/Knaur, München 1975.

Mannes macht, ein Mythos, der vorwiegend von Männern aber auch manchen Frauen unterstützt wird. Nebenbei, dieser Mythos ist eklektisch, er unterstellt diese Macht den Zuhältern, aber auch den griechischen Göttern. Die in diesem Milieu für Irrtümer allzeit bereiten Grünschnäbel sollten hier etwas zurückstecken. Daß die Prostituierte nur mit ihrem Zuhälter zum Orgasmus kommt, ist vielleicht nicht falsch, und wir werden später noch den möglichen Sinn dieser selektiven Lust zu entziffern suchen. Nicht durch seine Kenntnis spezieller Praktiken entsteht eine Bindung an „den Mann", sondern im Gegenteil durch seinen Mangel. Die Prostituierte bezahlt ihn, er braucht ihr Geld und je mehr sie ihm gibt, um so mehr besetzt sie ihn. Verwechseln doch auch die Analysanden nur den Ort, wenn sie früher oder später ihre Analytiker als Huren betrachten, denn auch die Besetzung des Analytikers geht über das Geld, das man ihm zahlt. Ob es sich dabei um die Beziehung des Klienten zu Prostituierten oder der Prostituierten zum Zuhälter handelt, kann sich jeder aussuchen.

Aufs Neue sind wir mit diesem Mangel des Mannes konfrontiert, in dem eine Frau ihren Platz finden kann. Daraus ergeben sich zwei verschiedene Beziehungsmöglichkeiten zum anderen: bei der ersteren hat die Hysterikerin die Perfektion gesucht und bietet diese einem Meister an, der genauso perfekt ist wie sie. Es handelt sich also um eine Reflexion, ein Spiegelbild. Dagegen besitzt die Hysterikerin in der zweiten Position das, was dem anderen fehlt, und bietet es ihm an. Das ist keineswegs mehr das gleiche: der andere ist nicht damit zufrieden, der Hysterikerin ihr eigenes Bild wiederzuspiegeln, vielmehr fügt sie sich ihm in gewisser Weise hinzu. Demzufolge nimmt die Hysterikerin jetzt nicht mehr nur ihr eigenes Bild im Spiegel wahr (das durch den anderen repräsentiert ist), sondern noch etwas mehr: sie ist selbst von der anderen Seite des Spiegels hervorgetreten.

Vielleicht wirkt diese Beschreibung etwas beunruhigend, vielleicht ist man versucht, sie für verrückt zu halten. Und doch ist das der Vorgang. Zu glauben, daß man hat, was dem anderen fehlt, oder den Spiegel zu durchschreiten, kommt beides auf dasselbe heraus. Ein Phantasma wird verwirklicht; etwas, das nur Traumbild war, geht in die Wirklichkeit über. Zum Wahn kommt es, wenn sich die Grenzen zwischen dem Imaginären und der Wirklichkeit verwischen. An der Grenze mancher hysterischer Situationen kann die Neurose in eine psychotische Episode umkippen. Diese akuten Psychosen dienen meist dazu, sich wieder zurechtzufinden, aber gewisse Manipulationen können dazu beitragen, daß diese erste Überschreitung irreversibel bleibt. Es sind unbewußte Manipulationen durch die Umgebung, vielleicht aber auch solche, die therapeutisch gemeint waren. Kommt so etwas auch selten vor, so verdient es doch, erwähnt zu werden.

Es erscheint paradox, daß gerade die Befriedigung solcher Wünsche für die Hysterikerin eine derartige Gefahr mit sich bringt. Wie wenn schon der Glaube an die Realisierbarkeit von Wünschen der Verrücktheit gleichkäme. Und sicher ist ein solcher Glaube der wahnhaften Überzeugung auch sehr nahe. Den idealen Anderen gibt es nicht. Deshalb kann man auch nicht dadurch verrückt werden, daß man ihm wirklich begegnet. Zeichen des Übergangs in den Wahn ist vielmehr die Behauptung, daß man ihn gefunden hätte.

Meistens geht es nicht so weit. Wie alle anderen wird sich auch der Meister für die Hysterikerin als Enttäuschung erweisen. Enttäuschung und Unzufriedenheit scheinen hier eine Schicksalsnotwendigkeit zu sein. Niemand, auch nicht der Meister, wird die Wünsche der Hysterikerin befriedigen können. Auch er wird sie auf ihrem Hunger sitzen lassen. Weder ihre Suche nach Lust noch ihr Wunsch, geliebt zu werden, finden Befriedigung. Auch nicht ihre Erwartung, von der Gruppe oder der Gesellschaft, in der sie lebt, anerkannt zu werden.

Sie wird unbefriedigt bleiben, wie sie es schon von Anfang an ihren „Busenfreundinnen" erklärt hatte: „Ich liebe meinen Mann sehr, aber ich wußte gleich, daß er nicht der Richtige für mich war." Die resignierende Note kann fehlen und sich in Hoffnung wandeln: „Ich weiß, daß ich nicht bis an mein Lebensende mit meinem Mann zusammenbleiben werde." Und nicht selten taucht der Wunsch auf, sich am ungerechten Schicksal zu rächen: „Ich werde nicht eher ruhen, bis ich nicht ein Kind von einem anderen als meinem Mann bekomme." Man kann sich denken, was passieren könnte, was passiert, wenn sich der Arzt voller Fürsorglichkeit nach der ehelichen Harmonie erkundigt. Jede Frage danach käme beim Ehemann in folgender Version an: „Der Arzt hat gleich gemerkt, daß Du nicht der Mann bist, den ich brauche."

Bei diesen Verhaltensweisen der Hysterikerin bleibt Überraschung nicht aus, sie bringt einen auf falsche Fährten. Die Hysterie überrascht immer. Wir sind nun soweit, uns zum Schluß zu fragen, ob die größte Sorge der Hysterikerin mit ihrem Übermaß an Mißerfolgen und Enttäuschungen nicht darin besteht, etwas unversehrt zu behalten, nämlich: ihr Begehren.

Frigidität

Ein Wort, das fast schon einem Resümee der Hysterie gleichkommt. Die Verpönung und Verurteilung, mit der die (männliche) Welt der Hysterie gegenübersteht, Furcht, Verachtung und Haß, der sich in allen Reaktionen äußert, haben ihre Ursache in folgendem Skandal: daß jemand sich nicht den

„Gesetzen der Natur“ beugt und diese nicht als gut und richtig anerkennt. Eine frigide Frau, die meistens darüberhinaus noch eine liebenswerte und verführerische Frau ist, das ist unerhört.

Aber – was ist denn eigentlich eine frigide Frau?

Der Mann auf der Straße antwortet so: es handelt sich um eine Frau, die keine Lust erlebt und den Verkehr verweigert. Wenn sie ihn akzeptiert, verdirbt sie einem den Spaß, indem sie ihre Gleichgültigkeit zur Schau trägt.

Frigidität und medizinische Lehre

Und was sagt die medizinische Fakultät dazu? Nun, auf Fragen zu diesem Thema antwortet sie mit etwas verlegener Miene durch das Sprachrohr ihrer Professoren: man könne darüber nicht viel sagen, es handele sich hierbei ja nicht um einen seriösen Bereich der Wissenschaft, alles sei subjektiv, nicht wahr, man könne nicht daran sterben, und es sei keine richtige Krankheit, experimentelle Forschung auf diesem Gebiet könne nur durch Vergleiche mit Tierversuchen anerkannt werden, andere Methoden seien zumindest heikel, und ganz abgesehen von alldem, sollten sich hier die zuständigen Spezialisten mit der Ausbildung der zukünftigen Ärzte beschäftigen. Ich erspare mir eine vollständige Darstellung. Eine wahre Anekdote möchte ich allerdings hierzu noch erzählen. In einer medizinischen Fakultät der Provinz ging es einmal darum, sich der allgemeinen Mode anzupassen und, um sich nicht von einer außerhalb der Fakultät stehenden Konkurrenz überrunden zu lassen, auf Verlangen der Studenten und der jungen Praktiker ein Unterrichtsprogramm für Sexologie einzuführen. Die dafür zuständigen Lehrkräfte schlossen sich zusammen und faßten den Entschluß ... von diesem Unterricht einen für seine Vorlesungen über die Sexualität bekannten Professor mit folgender Begründung auszuschließen: die von ihm geäußerten Ideen hätten die Kollegen und die anständig denkenden Studenten schockiert.

In der Tat durchläuft die überwiegende Mehrzahl der Medizinstudenten ein Studium, in dem sich keine einzige Vorlesung der Frigidität widmet. Sie sind auf ihre eigenen Erfahrungen angewiesen, die zwangsläufig begrenzt sind, zumal man ihnen wünscht, die Partner ihrer studentischen Liebesaffären müßten ihnen in Sachen Frigidität keine Lektion erteilen.

Gibt es ein Fachgebiet der Medizin, das sich mit der Frigidität bevorzugt befassen sollte? Mir scheint, es geht hier um ein Terrain, das als Übungsbereich für Interdisziplinarität geradezu prädestiniert ist. Nehmen wir ein Beispiel aus den davon betroffenen Fachbereichen, und beginnen wir mit einem Grundlagenfach: der Physiologie. Vergessen wir aber nicht, daß es sich hier um eine willkürliche Wahl handelt, und daß die Anatomie, die Histologie, die Chemie und die Physik mit gleichem Recht wie die Physiologie als davon betroffen angesehen werden könnten.

Diese Physiologie müßte zuerst Untersuchungen darüber anstellen, was der weibliche Orgasmus eigentlich ist. Ist man so boshaft, beispielsweise während einer Prüfung die Medizinstudenten darüber zu befragen, was Frigidität ist, muß man feststellen, daß sie darüber viel weniger wissen als der Mann auf der Straße. Man möchte wünschen, ihre Lehrer könnten ihre unangebrachte Schamhaftigkeit ablegen und die Studenten lehren, was es mit den uterinen Kontraktionen, der vaginalen Motilität und der Schleimsekretion auf sich hat. Und warum spricht man niemals von der Sexualität der Kranken? Man wird einwenden, daß dies bei einer akuten Blinddarmentzündung nicht das Hauptproblem ist. Aber es gibt ja auch chronische Erkrankungen, und die Kranken verlangen dann selbst Ratschläge. Ganz abgesehen davon, wie soll man mit der Sexualität im Krankenhaus, d. h. mit der Sexualität der hospitalisierten Patienten, umgehen? Soll das Pflegepersonal damit betraut werden, die sexuellen Bedürfnisse der Kranken zu befriedigen, mit dem gleichen Recht, mit dem es ihnen bei der Toilette behilflich sein darf? Und jene „Geisteskranken", die über Wochen und Monate hospitalisiert werden, sollen sie sich mit Hilfe dessen, was man heutzutage mehrdimensionales Therapieangebot nennt, weiterhelfen? Wenn aber der eine oder andere Kranke – extravagant wie sie sind – den Wunsch hätte, seinem Ehepartner treu zu bleiben?

Wäre es nicht auch Aufgabe der Physiologen zu beschreiben, vielleicht aber zunächst einmal zu entdecken, was eine Frau während des Orgasmus empfindet? Jedenfalls würde dies ein ganzes Arsenal von Fragen beantworten, die viele Männer plagen, und auf die sie nur wenige befriedigende Antworten besitzen.

Aber auch mit der Beschreibung der Empfindungen beim männlichen Orgasmus könnte man beginnen, da diese Angelegenheit zumindest für die Männer einfacher zu sein scheint. Man entdeckt dann, daß die Worte recht insuffizient sind, um jedes Lusterlebnis beschreiben zu können. Man stößt wirklich auf Grenzen der Sprache und kann die Männer der Wissenschaft im Grunde dafür nicht verantwortlich machen.

Dennoch, zu oft wird diese Grenze kaschiert; man tut so, als gäbe es sie nicht, während sie doch den Wissenschaftsbereichen selber eine Beschränkung auferlegt. Entzieht sich doch dem Zugriff der Wissenschaft alles, was nicht präzis bezeichnet oder formuliert werden kann. Nur Anspielungen, Erinnerungen und Metaphern sind brauchbare Ausdrucksmittel, wenn es um die Lust geht. Die Wissenschaftssprache scheut die Adjektive, aber auf dem Gebiet, mit dem wir uns befassen, scheinen sie die einzigen Worte zu sein, auf die man sich stützen kann.

Es würde daraus folgen, daß sich die Gelüste (sie voneinander zu unterscheiden, sind wir noch weit entfernt) der Menschen dem Zugriff der Forschung entziehen, und daß ein wissenschaftlich begriffenes menschliches Leben ein entvitalisiertes, seiner grundlegenden Antriebe beraubtes Leben ist. Auch was das Geschlechtsleben anbetrifft, kann man sich noch Polygraphien vorstellen, die nur am Anfang schockierend waren, jetzt aber eingebürgert sind. In der Sexualtherapie könnte man so weit gehen, den Paaren oder Einzelpersonen, die bei ihren munteren Spielen zu wenig Lust erleben, beizustehen, ja bei-zuschlafen.

Alle diese Untersuchungen aber können in keiner Weise jene Frage beantworten, die auf das Wesen der Lust hinzielt. Gerade dieses verborgenste, intime Geheimnis gibt der Sexualität die Dimension eines Mysteriums. Gemeint ist hier die weibliche Sexualität, wenn man selbst die Position des Mannes einnimmt, was nicht heißen soll, daß sich nicht auch Frauen gelegentlich an diese Stelle setzen können. Der Mann möchte wissen, was unsagbar ist. Sind nicht solche Fragen, Fragen, die keine befriedigende Antwort erlangen können, die verborgene Triebfeder jeglicher Forschung? Zumindest handelt es sich bei dem unablässigen Fragedrang der Kinder, den Melanie Klein „Wißtrieb" genannt hat, um so einen Antrieb. Wenn schon die Worte fehlen, um Lustempfindungen zu beschreiben, die von einer physiologischen Komponente begleitet sind, um wieviel schwieriger wird es sein, die Lust zu beschreiben, die bei einem intellektuellen Interesse, einer wissenschaftlichen Forschung oder einer künstlerischen Empfindung erlebt wird.

Es geht hier nicht darum, öffentlich eine Niederlage zu konstatieren, sondern darum, die Ausweglosigkeit mancher Denkbahnen aufzuzeigen und anzuregen, zumindest vorübergehend andere Wege zu suchen.

Bei unserer Aufzählung der für die Frigidität zuständigen Fachgebiete waren wir bei der Physiologie stehengeblieben. Doch auch die Gynäkologie hätte hier ein Wörtchen mitzureden. Besser gesagt, ihre Wörtchen, denn zu diesem Thema hat sie sich eine Menge einfallen lassen.

Wenn auch die reine wissenschaftliche Forschung zur Not noch an der sexuellen Lust desinteressiert sein kann, der Praktiker kann den Beschwerden seiner Patienten nicht entrinnen. Und dieser Unterschied lenkt unsere Aufmerksamkeit auf einen Punkt, der noch nicht angesprochen wurde. Im großen und ganzen sind nämlich die körperlichen Lusterlebnisse gewissermaßen Prämien, die mit der Ausübung bestimmter physiologischer Funktionen verknüpft sind: Nahrungsaufnahme, Ausscheidung, Muskeltätigkeit. Damit ist all den naturalistischen und übereilten Interpretationen Tür und Tor geöffnet: die weise Mutter Natur (oder die Vorsehung, oder alles, was man sich hier nur vorstellen kann) belohnt den, der ihren Gesetzen gehorcht, d. h.

den, der seine natürlichen Bedürfnisse befriedigt. Frage: sind sexuelle Handlungen Antwort auf ein Bedürfnis oder auf einen Antrieb einer anderen Dimension? Wenn man in der Medizin häufig den Begriff sexuelle Bedürfnisse verwendet, so bedeutet das nicht, daß man damit an die Wurzel eines philosophischen Problems herangeht. An diesen Begriff hält man sich nur aus Bequemlichkeit.

Was ist ein Bedürfnis? Die Medizin ist versucht, es als vitale Notwendigkeit zu definieren. Man muß essen, schlafen, urinieren. Man stirbt, wenn man es nicht tut. Der Keuschheit oder der Enthaltsamkeit hat man viele unerfreuliche Folgen zugeschrieben, nicht aber den Tod. Diese erste Definition des Bedürfnisses ist also zu eng. Erweitert man sie, so zeigt sich: das Bedürfnis ist Suche nach einem Objekt der Befriedigung; und: dieses Objekt ist spezifisch. Dem Hunger entspricht die Nahrung, dem Durst das Getränk und dem Ausscheidungsbedürfnis die Entleerung der Blase oder des Darms.

Zu schnell könnte jetzt der Naturalismus triumphierend konstatieren, das spezifische Objekt des sexuellen Bedürfnisses sei das Individuum des anderen Geschlechts. Zu dumm, daß es hier keine Spezifität gibt: sexuelle Lust ist Prämie für homosexuelle Aktivitäten, andere Formen der Perversion und auch für den „natürlichen" Geschlechtsverkehr. Vielleicht könnte man dem sexuellen Bedürfnis noch konzedieren, die Samenentleerung entspreche einer physiologischen Notwendigkeit.

In der Sexualität ist die Suche nach einer Beziehung weit wichtiger als jene Entladung eines Organs, die auch ohne Hilfe oder Beistand möglich wäre, sogar ohne die Masturbation, da die nächtlichen Pollutionen dazu schon genügen würden. Die sexuelle Lust kann also für die Frauen noch weniger als für die Männer auf die Befriedigung eines Bedürfnisses reduziert werden.

Man erwarte nicht, sofort eine Antwort zu finden, die nur wieder dazu führte, den kaum geöffneten Weg erneut zu verschließen; rühren doch die medizinischen Mißverständnisse gerade daher, daß man so tut, als wüßte man, wovon man spricht.

Solch einen Mechanismus nämlich setzen die den Gynäkologen vorgetragenen Beschwerden in Gang. Das Symptom bekommt einen wissenschaftlichen Namen und wird klassifiziert. Nicht mehr von Frigidität ist die Rede, sondern von Dyspareunie oder Anaphrodisie, je nachdem, ob die Geschlechtsaktivitäten schmerzhaft oder einfach nur von Indifferenz begleitet sind. Dabei gibt es erstaunlicherweise für den Verkehr sehr oft gar kein biologisches Hindernis. Normales hormonales Gleichgewicht, einwandfreie anatomische Verhältnisse, nicht einmal eine nennenswerte Trockenheit der Scheide. Ebensowenig läßt sich eine genitale Empfindungslosigkeit glaubhaft machen. Es müßte schon eine wirkliche hysterische Anästhesie vorliegen, was aber ein Ausnahmefall wäre. Darüber hinaus entdeckt man, daß der Vaginismus, jene abwehrende Kontraktion der Dammuskeln, nicht zwangsläufig mit Frigidität verbunden ist. Ein letzter Punkt: es gibt keine Beziehung zwischen Frigidität und Fruchtbarkeit. Alle diese Feststellungen setzen die männliche Logik außer Kraft. Freilich gründete sich diese Logik in erster Linie auf Vorstellungen, die der Mann von der weiblichen Sexualität hatte.

Männliche Mythologie

Wie wenn es um einen absolut fremden und dem Manne verbotenen Bereich ginge, wird nicht nur die Frigidität, sondern die gesamte weibliche Sexualität von der männlichen Mythologie zu einem Mysterium gemacht. Doch dieses Verbot läßt weiter den Schleier über einem Bereich, von dem man nichts wissen will, was immer auch da zum Vorschein kommen könnte.

Diese Mythologie ist einerseits Mythologie der Komplementarität: die Frau hat, was den Mann glücklich macht, und umgekehrt, der Mann hat, was der Frau fehlt. Folglich wäre sie schlecht beraten, um nicht zu sagen verrückt, ihm nicht dankbar für das zu sein, was er ihr verschafft. Andererseits ist sie Mythologie der Subordination. Der Frau fehlt etwas: der Penis. Die Phallokratie stützt sich auf das Imaginäre.

Eine Bestandaufnahme männlicher Mythen wäre eine lohnende Aufgabe. Ein vollständiges Studium des Imaginären und seiner Funktion könnte damit in die Wege geleitet werden. Wir wollen uns mit wenigen Beispielen begnügen, auch weil schon im vorangehenden Kapitel ausführlich vom männlichen Imaginären die Rede war.

Deshalb ziehen wir auch nicht die Beispiele heran, die etwas mit Quantität zu tun haben: die Frigidität rühre daher, daß der Penis zu klein, die Erektion zu schwach, der Verkehr zu kurz oder der Mann zu wenig erfahren sei. Es drängt sich der Witz von jenem Playboy auf, der eine Wette abschloß, eine als frigide bekannte Schönheit zum vollen Liebesgenuß zu bringen. Er konnte sie leicht verführen und begann mit ihr zu schlafen. Er benützte beim Verkehr ein Präservativ; die Anekdote trug sich noch vor der Zeit der Kontrazeptiva zu. Nach einer anstrengenden ersten halben Stunde fragte er seine Partnerin: „Spürst Du nichts?“ – „Nein.“ Er steigert seine Virtuosität, verfeinert Technik und Kniffe und erkundigt sich nach zwei Stunden wieder: „Spürst Du immer noch nichts?“ – „Doch“, antwortet die Frau, „es riecht nach verbranntem Gummi.“ Abgesehen von der Pointe läßt sich aus dieser Anekdote eine der geheimen Fragen der Männerwelt heraushören, die sie nur in der Verkleidung eines Witzes preiszugeben wagen.

„Spürst Du etwas?“ Spürte sie nämlich nichts von jenem wertvollen Organ, das in sie eingeführt wurde, müßte man dann nicht daraus folgern, daß all die Wichtigkeit, mit der man es ausstaffiert hat, einer Täuschung entspräche? Der Mythos behauptet nichts anderes, als daß das Lustorgan der Frau wirklich der Penis sei. Nur durch die Anwesenheit dieses Körperteils könne die Frau die Lust kennenlernen. Und, das Vergnügen, das er mit sich bringe, sei proportional seiner Größe. In dieser Auffassung ist die Rolle der Frau, wenn sie Lust empfindet, ganz und gar passiv, reduziert auf die Dehnung der Scheide. Diese Dehnung sei dann die Quelle der Lust.

So erklärt sich die Betroffenheit, wenn der Mann entdeckt, daß der weibliche Orgasmus auch ganz anders hervorgerufen werden kann, auf eine Weise, die mit der Vagina nichts zu tun haben muß. Ein Roman von Romain Gary *„Au delà de cette limite, votre ticket n'est plus valable"**, der das Drama der von ihrer Potenz verlassenen Männer schildern will, beschreibt letztlich doch nur den psychischen Zusammenbruch eines „Potenten" von heute, der, unlösbar fixiert an eine narzißtische Vorstellung von der Frau, dieser kein anderes Weltbild zuschreiben kann als sein eigenes.

Eine andere Ausformung hat das quantitative Vorstellungsmodell in folgendem „wissenschaftlichen" Gedankengang bekommen: „Je wichtiger für jemand subjektiv die Oberfläche der Eichel ist, desto zahlreicher sind die Tastkörperchen, ergo: die Lust des Mannes ist der Oberflächengröße der Eichel proportional."

Der Beschneidungsbrauch hat eine Variante dieser Mythologie anzubieten: wenn die Araber oder Juden, Völker, die die rituelle Beschneidung durchführen, so sehr von den Frauen geschätzt werden, dann deshalb, weil sich ihre vorhautlose Eichel verhornt hat; sie sei deshalb weniger erregbar und halte das reibende Hin und Her des Verkehrs länger aus. Daß man im Zusammenhang mit Überlegungen zur sexuellen Mythologie dem Rassismus begegnet, sollte eigentlich nicht überraschen. Im Geschlechtsunterschied ist eine der Ursachen für den Rassismus zu suchen: insofern nämlich, als die andere Rasse, die der Frauen, wenn man selbst ein Mann ist, nur in quantitativen Kriterien, in einem mehr, vor allem aber in einem weniger, begriffen wird.

Am Ende dieser mythologischen Zusammenstellung kommt einem der Gedanke, daß es zwischen Vagina und Penis vielleicht gar keine notwendige Beziehung geben muß, um Lust entstehen zu lassen. Die Lust des einen kann ohne die Lust des anderen auskommen. Im Grenzfall ist jede Lust einsam. Später wird zu zeigen sein, was diese Einsamkeit evoziert. Zuvor aber ist es

---

* A. d. Ü.: Im Deutschen bekannt unter dem Titel: *Ach Liebster, das macht doch nichts!* Ullstein Tb. 3419, 1977.

notwendig, die Lust oder besser gesagt, die sexuellen Gelüste, zu dechiffrieren.

Das Genießen/*jouissance*

Den Begriff „Genießen" haben wir bis jetzt kaum benützt, allenfalls in seiner geläufigen Verwendung. Seine Einführung müßte eine andere Sichtweise der sexuellen Lust, folglich auch der Frigidität ermöglichen.

Ein Beispiel kann uns bei der Einordnung der verschiedenen Gesichtspunkte helfen, die erörtert werden sollen. Es stammt aus dem Anfang meiner psychoanalytischen Tätigkeit. Eine junge Frau litt an Juckreiz und suchte den Grund für ihre Beschwerden bei ihrem Mann. Er war ihr von ihren Eltern aufgezwungen worden, während sie auf einen nach Übersee gefahrenen Mann wartete, dem sie nur ein einziges Mal begegnet war. Der Ehemann bot alle Kräfte auf, um bei seiner Frau den Orgasmus auszulösen; hierin aber verweigerte sie sich hartnäckig, meistens wies sie ohnehin jeglichen sexuellen Kontakt zurück. In meiner Naivität als Anfänger zweifelte ich nicht daran, daß die Psychoanalyse ein Mittel sei, um die Neurotiker von ihren Symptomen zu befreien, durch die sie gehindert sind, ihr Dasein voll zu genießen. Auch war ich davon überzeugt, daß dieses Verfahren ein Weg zum höchsten Genuß, d. h. zum Orgasmus, sei. Diese Dame nun sagte mir eines Tages am Anfang der Sitzung: „Gestern habe ich mit meinem Mann geschlafen, und ich habe es genossen." Diese Nachricht erfüllte mich ebenfalls mit Freude, und ich begann gerade meine Mission als abgeschlossen anzusehen. Im stillen beglückwünschte ich mich schon zu meinem Erfolg (hatte ich nicht eine frigide Frau dazu gebracht, Lust zu empfinden?), als mir meine Patientin am Ende der Sitzung mitteilte: „Mein Mann hat mich auf den Höhepunkt gebracht, jetzt aber will ich nicht mehr mit ihm schlafen." Daraufhin empfahl sie sich mit einem vergnügten Lächeln. Ich brauchte einige Zeit, um meine Fassung wiederzugewinnen. Sie hatte mir gezeigt, daß ihr Genießen in der Übertragungssituation dazu bestimmt war, mir Lust zu bereiten. Es war nicht schwierig, ihre Rede, besonders hinsichtlich ihrer Pointe, wie ein „es hat Ihnen gefallen, nicht wahr?", zu verstehen. Allerdings muß man diesen Satz noch ergänzen: „Na schön, und jetzt sieh zu, wie du weiterkommst!" Wahrscheinlich war das die einzige Sprache, die zu verstehen ich imstande war. Ich mußte mit meiner Nase erst in gewisse Wahrheiten gestoßen werden, damit mir ein erstes, wenn auch ziemlich schwaches Licht aufgehen konnte.

Die Hysterikerin hatte ihren Part gespielt. Auf der Suche nach einer Wahrheit, die sie, ohne es zu wissen, besaß, war sie dem Analytiker zuvorgekommen. Jetzt ging es darum, sie zu entziffern. Nachdem der erste Moment der Bestürzung vorübergegangen war, mußte ich mir meinen Irrtum eingestehen. Schon zu Anfang gab es da ein Mißverständnis. Wie immer im Verlauf der Gespräche, die der Analyse vorangehen, der sog. Vorgespräche, konnte der Anspruch, die Forderung des künftigen Analysanden nicht präzisiert werden: Symptombeseitigung, „Heilung" der Frigidität, das erschien dem Neuling in der Psychoanalyse ausreichend. An der Diagnose „Hysterie" bestand kein Zweifel, und damit schien das Bild komplett zu sein. Später wird man sehen, daß es nicht nötig gewesen wäre, sich täuschen zu lassen. Jedenfalls war diese Heilung nicht das, was die Hysterikerin wollte. Sie konnte noch nicht genau sagen, was sie von der Analyse erwartete. Sonst wäre ja auch diese Analyse kaum notwendig gewesen. Sie erwartete etwas wie zum Beispiel die Rückkehr des schönen Matrosen. Oder, ganz im Gegenteil, er möge in einer Entfernung bleiben, die die Kultivierung einer besonderen Liebe, die des Ritters für seine Dame, nicht stört.

Die Zeit der Kirschen ist ziemlich kurz. Doch wenig später heißt es im Lied* *„Moi qui ne crains pas les peines cruelles, je ne vivrai point sans souffrir un jour"*/ „Schmerzen fürchte ich nicht, doch könnte ich keinen Tag mehr leben, ohne zu leiden". Zu schnell erklärt man dieses Leiden mit dem Verlust des Liebesobjektes. Man glaubt zu verstehen, daß es sich um das Bedauern über vergangene Zeiten des Genusses handelt, um den Schmerz darüber, daß man sie gekannt, und um die bittere Gewißheit, daß sie nicht mehr wiederkehren. Alltäglich, wie der Liebeskummer ist, stellt diese so weit verbreitete Auffassung über jenes Leiden vielleicht doch nicht der Weisheit letzten Schluß dar. Diese Sehnsucht nach dem verlorenen Objekt unterscheidet sich in nichts von der in der höfischen Liebe aufrechterhaltenen Hoffnung, eines Tages den während eines Turniers flüchtig erblickten, stolzen Ritter wiederzusehen. Und als Fortsetzung, daß dann der Troubadour vom Dienst zur Befriedigung der sexuellen „Bedürfnisse" wacker zur Stelle sei.

Die Funktion des Ritters und die seines Ersatzmannes sind nicht miteinander identisch. Ohne Ritter gäbe es keinen Platz für den Stellvertreter. Was zählt, ist zu wissen, daß es in der Ferne den Einen gibt, und daß sein Ersatz durch einen Notbehelf die Garantie gewährt, daß es ihn gibt, und sei es auch nur als Abwesenden.

Diese Notwendigkeit tritt in einer Art Ambiguität der Liebe zutage, insofern eine dritte Figur unentbehrlich ist, die nicht unbedingt die Person sein muß, für die man sie hält. Der Liebhaber, im Glauben der Herr zu sein, Herr des Körpers der Dame, ist dies nur durch den Ehemann. Und der

---

* A. d. Ü.: Gemeint ist das Lied *Le temps de cerises.*

Ehemann kann die Stelle des Liebenden nur dadurch einnehmen, weil es irgendwo den bezaubernden, heiß ersehnten Prinzen gibt.

Etwas Verwirrendes erscheint hier, etwas, das wie Perversion aussieht und die erotischen Praktiken zu dritt, die Rolle des Spiegels in den Bordellzimmern und andere Variationen über das Thema Dreiecksverhältnisse evoziert. Aber langsam, noch ist es zu früh, als daß die Wahrheit jener schon von Religion, Mystik und Magie ausgezeichneten Zahl „drei" gelesen werden könnte.

Die beiden Liebenden* sind erforderlich, damit die vollkommene Liebe möglich wird. Muß man ihnen unterschiedliche Rollen zuteilen, besonders bezüglich der Lust?

Im großen und ganzen benutzt Freud nur den Begriff Lust/*plaisir*. Ihn im wissenschaftlichen Diskurs eingeführt zu haben, war allein schon ein Verdienst, und die Wirkung wäre nur verwischt worden, wenn man mehrere Worte verwendet hätte, um zu bezeichnen, wovon man sprechen wollte. Aber im Deutschen wie auch im Französischen gibt es noch andere ganz geläufige Begriffe. Spricht man nicht fast unterschiedslos von sexueller Lust/*plaisir* und sexuellem Genuß/*jouissance*? Lacan differenziert den Gebrauch der beiden Worte und bezieht sich dabei auf Freud. Besonders in „Jenseits des Lustprinzips" definiert Freud die Lust als Herabsetzung von Spannungszuständen, Rückkehr zum Punkt Null, letztlich zum Anorganischen, zum Tod.

Ist aber jene Spannung, die der Entspannung, der Lustentladung, vorausgeht und sie erst ermöglicht, bloßes Leiden, das man so schnell wie möglich loswerden möchte, oder handelt es sich hier um einen besonderen Zustand, wenn schon nicht des Glücks, so wenigstens der Erregung? Dieser Zustand ist vielleicht nicht angenehm, aber jeder, der sich darin befindet, wird über ihn sagen, es zeige sich in ihm etwas wie Leben. Gerade in diesem besonderen Erregungszustand kann man wünschen, sich darin aufzulösen, in der Lust oder im Tod. Freuds Genie hat entdeckt, daß beides nahe beieinander liegt. Sterben vor Lust und an Lust. Der kleine Tod, wie man hin und wieder sagt. Diese Lust erreicht unbestreitbar im Orgasmus ihren Höhepunkt. Doch jene vorangehende Spannung, die Vorbedingung der Lust, jenes Lebenszeichen für das Subjekt, Zeichen dafür, daß es dem Wunsch verfallen ist, wie soll man sie bezeichnen, wenn nicht als das Genießen? Man genießt, sich als lebendig zu erfahren, sich als voll von Begierde zu entdekken. Hat die Legion der heutigen „Depressiven" nicht gerade ein Lieblings-

---

* A. d. Ü.: Auch im Sinne von: die beiden Liebhaber. Im französischen Text wird hier auf eine Doppeldeutigkeit des Wortes *amant* hingewiesen, ein Wort, das sowohl den Geliebten als auch den Liebenden bezeichnet.

thema, nämlich das „ich habe zu nichts Lust"? Dieser Satz bezeichnet den Ver-Lust, den Untergang des Lebensantriebs selbst, d. h. der Begierde.

So wird verständlich, daß manche diese Begierde lieber bewahren und nicht riskieren, sie für ein flüchtiges Liebesverhältnis hinzugeben. Und dies trotz der damit verbundenen Unbequemlichkeiten und Leiden. Die Frigidität erscheint jetzt in einem neuen Licht. Doch ehe man daraus Schlußfolgerungen ableitet, zu denen übrigens jetzt jeder selbst kommen kann, muß noch ein Einwand widerlegt werden, der sich bestimmt bei jenen erhebt, die sich in der psychoanalytischen Theorie etwas auskennen.

Das gerade definierte Genießen könnte sehr leicht als einer jener Mechanismen aufgefaßt werden, an denen die Zwangskranken so sehr hängen, und die dazu bestimmt sind, die Endlust solange wie möglich hinauszuzögern. Musterbeispiel dieses echten Symptoms ist die Zurückhaltung des Stuhls oder des Urins: bis zum letzten Moment wird die Entleerung des Darmes oder der Blase hinausgezögert. Der Kampf, mit dem man sich der Herrschaft der gestreiften Sphinktermuskulatur über die durch die Exkremente gedehnte glatte Blasen- oder Rektummuskulatur und deren Druck versichert, wird zum Triumph der menschlichen Kultur über die animalische Natur. Warum nicht? – könnte man zunächst sagen. Wenn die anale Phase zum Modell eines Reifungsschrittes, einer Entwicklungsstufe wird, gibt es keinen Grund, sie abzuwerten. Als Symptom muß aber sowohl die Unmöglichkeit betrachtet werden, ein Vorhaben zu Ende zu bringen, die Unfähigkeit zu schließen, als auch die Verwechslung des Kothaufens mit irgendeinem genitalen „Produkt": Sperma oder . . . Kind.

Was vorher über die Bedürfnisse gesagt wurde, kommt jetzt zu seiner eigentlichen Bedeutung. Daß es einen Isomorphismus zwischen der analen Zurückhaltung und der Aufrechterhaltung des Genießens gibt, ist unbestreitbar. Aber das Genießen ist nicht Kampf gegen ein materielles Bedürfnis, gegen ein „natürliches" Bedürfnis, wie man oft zu sagen pflegt. Abgesehen davon beschränkt sich die Zurückhaltung nicht auf jenen Kampf. Was auf dem Spiel steht, ist nicht nur Herrschaft über die viszeralen Gewalten.

Es geht auch um eine Selbstbehauptung gegenüber einer Mutter, die „aufs Loch lauert", eine Mutter, die fordert, daß man seine Folgsamkeit und seinen Gehorsam zu erkennen gibt, indem man ihr am richtigen Ort und zu der von ihr bestimmten richtigen Zeit das Produkt aus seinem Inneren liefert. Bei der analen Zurückhaltung geht es um ein Objekt. Im Genießen steht das Subjekt selbst auf dem Spiel. Auch bei der Genese der Frigidität ist die Rolle der Mutter von großer Bedeutung; sie ist aber ganz anders strukturiert und bezieht sich nicht auf das anale Objekt.

Das Genießen ist nicht Kampf gegen ein Bedürfnis, es ist Bewußtsein einer

Begierde. Soll man nun die Frigidität zum Genießen oder zur Lust rechnen? In der allgemeinen Auffassung wird man sie vermutlich im zweiten Bereich ansiedeln. Aber die Konzeption von der Frigidität sollte sich jetzt etwas gewandelt haben. Die Lust setzt einen vorangehenden Spannungszustand voraus. Bei der Frigidität geht es weniger um den Zugang zur Lust sondern vielmehr um die Herstellung jener Spannung. Die hydraulischen oder kinetischen Vergleiche, die Freud manchmal in Betracht gezogen hat, haben den Gedanken einer Transformation von Energie nahegelegt, was ganz und gar nicht der Beziehung zwischen Genießen und Lust entspricht. Die Lust bezeichnet das Ende, den Verlust des Genießens.

Die frigide Hysterikerin ist also nicht unfähig, Lust zu empfinden, sondern sie verweigert sich hierin. Frauen erreichen einen Orgasmus nicht deshalb, weil der Mann sie dazu bringt, weil er die dazugehörige Kunstfertigkeit besitzt, sondern, weil sie nichts dagegen haben. Es wäre wohl möglich, hier mit dieser Studie über die Frigidität haltzumachen. Sie hätte uns zu der neuen Auffassung geführt: Frigidität ist keine Impotenz, kein Nicht-Können, sie ist Verweigerung, Nicht-Wollen.

Diese Verweigerung repräsentiert sicherlich nicht immer den bewußten Wunsch, das Genießen aufrechtzuerhalten und zu bewahren. Aber in einer Analyse kann diese Bedeutung der Frigidität entdeckt werden.

Die Einstellung, das Genießen aufrechtzuerhalten, entspringt nicht nur der Suche nach einer glückseligen oder angenehmen Erregung; wie gezeigt wurde, handelt es sich darum, das Lebensgefühl aufrechtzuerhalten. Wer garantiert, daß man zu neuen Begierden auferstehen kann, wenn die Lust „der kleine Tod" ist? Zwar hat Freud unterstrichen, daß der Wunsch unsterblich ist, doch wie kann das Subjekt, und zwar gerade jenes Subjekt, das sich nur in seiner Begierde entdeckt, darüber Gewißheit haben? Von daher erklärt sich die Wichtigkeit jener Verankerung in einem anderen, dem Ritter oder dem betrogenen Ehemann, dessen Permanenz garantiert ist. Nur so ist man sicher, daß der Wunsch, d. h. letzten Endes das Subjekt selbst, nicht verschwindet, sich nicht in ein Nichts auflöst, wenn das Bewußtsein während des Lusterlebnisses verlorengeht oder zumindest getrübt wird.

Wie stellt sich jetzt das Problem der Behandlung dar? Muß man die Frigidität behandeln, heilen? Da sie sich als Garant des Lebens für das Subjekt erwiesen hat, sind diese Fragen wenig sinnvoll. Die Frigidität der Hysterika heilen, hieße das nicht, ihr das Sterben zu erlauben? Jedenfalls läßt sich dieses Problem nicht mehr auf eine simple Symptombeseitigung reduzieren. Es geht darum klarzustellen, daß das Genießen das Subjekt jenseits aller Reflexzusammenhänge und jenseits aller an physiologische Funktionen gekoppelten Reaktionen erfaßt.

Die hysterische Suche eröffnet immer wieder neue Horizonte.

Die fundamentale Lüge

Horizonte eröffnen sich, wenn man vorwärts, aber auch, wenn man rückwärts blickt. Der Horizont der noch unbekannten Zukunft wird wahrscheinlich immer wie der der Vergangenheit strukturiert sein. Um sich davon zu überzeugen, genügt es, beispielsweise eine Gruppe von Touristen vor einer neuen Landschaft zu beobachten. Das Neue wird gemieden, schnell läßt man es verschwinden. Es wird auf Bekanntes zurückgeführt. „Das erinnert mich an eine Gegend bei uns zu Hause", „sieht das nicht aus, wie das Bild des Malers soundso?" Am liebsten gäbe man sogleich einen Kommentar heraus, der die Landschaft klassifiziert. Dieser ergeht es nicht anders als einem Denkmal: „Klassische" Kulturstätte, offiziell anerkannt. Sie hat nicht mehr das Recht, sich zu entwickeln. Hauptsache, keine Überraschung. Solch eine Überraschung ist dann eher, wenn plötzlich eine Fabrik erscheint oder eine Siedlung, die die Landschaft verschandelt. Doch auch angenehme Überraschungen wären denkbar.

Der Tourist jedenfalls fürchtet das Neue; er wüßte übrigens nicht zu sagen, weshalb. Und es gibt ja nicht nur Touristen. Jedem menschlichen Wesen ergeht es ähnlich, auch dem Forscher, der einem unvorhergesehenen Aspekt seines Gegenstandes gegenüber oft kein eiligeres Bemühen kennt als nachzuweisen, daß dies schon eine bekannte Sache und keine Entdeckung war: *„Nil novi sub sole."* Wenn nur die Zukunft dem Bild der Vergangenheit entspricht! Man müßte schon ein Held sein, um das Unerwartete, den Gegensatz des kalkulierten Risikos, auf sich zu nehmen.

Weshalb sollte die Hysterikerin heldenhafter sein als andere, wobei doch noch hinzuzurechnen ist, daß ihre Vergangenheit nicht gerade ermutigend war. Was in dieser Vergangenheit hat die Zukunft so wenig verlockend gemacht? Das Scheitern des Elternpaares.

Es wurde bereits gesagt, daß es hier nicht um leicht faßbare Phänomene geht, die in der Realität ohne weiteres abzulesen wären. Beispielsweise um das, was die Psychologen als zerrüttete Ehesituation charakterisieren würden. Die hier gemeinte Zerrüttung manifestiert sich nicht in Ehekrächen, die ein ganzes Stadtviertel in Aufregung versetzen, nicht in Kindsmißhandlungen oder Skandalen. Ein kurzer Blick in den eigenen Bekanntenkreis genügt, um die geringe Bedeutung der für den anderen faßbaren Realität zu erkennen. Wie selten entschließt sich ein Ehepaar zu einer Scheidung, obwohl es doch keine Geschichte mehr durchläuft! Wie oft entdeckt der Arzt bei Leuten, die er für „anständig" hielt, zu seinem Erstaunen eine Perversion, Impotenz oder eine nicht vollzogene Ehe.

Einem Fremden offenbaren sich all diese Überraschungen nur gelegentlich. Den Kindern aber können sie nie vollkommen verborgen bleiben, sind sie doch die täglichen Zeugen der kleinen, von außen niemals wahrnehmbaren Zeichen. Vor diesem Hintergrund, in der Beziehung zu Eltern, die sich als Vorbilder anbieten, obwohl sie oft schon entlarvt sind, ohne es zu wissen, entwickelt sich die kindliche Persönlichkeit. Immer werden Eltern von ihren Kindern entlarvt, zumindest, wenn deren Fähigkeit, zu unterscheiden und zu urteilen, nicht durch Dressur zerstört wurde, was selbst Symptom elterlicher Eigenheiten wäre. Nicht immer ist das, was die Kinder entdecken, schrecklich. Nicht immer veranlaßt es sie, sich zu entfernen oder sich vom Vorbild zu distanzieren. Denn versteckt wird sowohl das Häßliche als auch das Wertvolle. Eltern verbergen ihre Mißerfolge, aber auch ihre Liebesaffären.

Läßt sich präzisieren, was sich bei den Hysterien von jenen ersten Szenen, von gehörten Sätzen, einprägen konnte? Bestimmt nicht nach Art eines Phantombildes der hysterogenen Familienstruktur. Doch über die Wechselbeziehungen der Hauptpersonen der Familie läßt sich etwas aussagen, auch wenn die traumatischen Ereignisse bei genauerer Betrachtung individuell sind und sich jeder Gesamtdarstellung entziehen.

Schon im Zusammenhang mit dem Thema Partnerwahl sprachen wir über die Figur des Vaters. Von diesem Vater war der Eindruck entstanden, er sei „ungenügend". Diese Charakterisierung, die in den üblichen Darstellungen mit der des abwesenden Vaters alterniert, darf nicht wörtlich genommen werden. Um einen ungenügenden Vater handelt es sich nur bezüglich des Imaginären seiner Tochter. Woher sollte diese Unzufriedenheit mit ihm herrühren, wenn nicht daher, daß sie ihr von ihrer Mutter eingeimpft wurde? Mitleid oder Verachtung dem Vater gegenüber sind Gefühlseinstellungen, die vom Kind nur schlecht ertragen werden, besonders wenn sie vom anderen ausgehen. Die eigenen Einstellungen könnte das Kind geheimhalten, manchmal sogar vergessen. Aber mit Rücksicht auf die Umgebung wird es sehr früh das Bild des Vaters mit Hilfe von kleinen Histörchen vergolden, die manchmal geradezu konfabulatorischen Charakter haben.

Das bekannte „mein Vater ist stärker als deiner" bekommt in der Psychoanalyse die Version des „mein Psychoanalytiker ist der beste". Die Komplizenschaft des Kindes mit seinem Vater, die Unterstützung, die es ihm entgegenbringt, beschränkt sich nicht nur auf Erzählungen. Richtige Handlungen können sich ereignen, mit deren Hilfe das Kind die mütterlichen Vorwürfe gegen den Vater verkehrt und gegen jene wendet. Ein „mein Mann gefällt mir nicht" verwandelt das Mädchen in ein „Du bist nicht die Frau, die mein Vater braucht". Groß geworden versucht es, die Frau bei anderen

Paaren zu ersetzen, und das, um dem Mann zu geben, was ihm die andere Frau nicht gewährt, nämlich ihn in seiner ganzen Bedeutung wichtig zu nehmen.

Es sei daran erinnert, daß die junge Hysterikerin von Freud, Dora, bekannt als eine der fünf großen Psychoanalysen, die von Freud veröffentlicht wurden, sich bemühte, ihren Vater in seiner Werbung um die Dame, im Text als Frau K. bezeichnet, unterstützte, selbst auf die Gefahr hin, den Nachstellungen des Ehemannes von Frau K. ausgesetzt zu sein. Sie nahm die Rolle eines Tauschobjektes auf sich, um zu beweisen, daß ihr Vater zumindest im Sinne ihres Wunsches noch im Rennen lag.

Nicht selten möchte die Hysterikerin, wenn sie mit mehreren Männern Beziehungen unterhält, diese darin unterstützen, sich gegenseitig zu übertreffen. Dies geht natürlich nicht ohne Schwierigkeiten vonstatten. Der Ruf, Intrigantin zu sein, etwas, das man der Hysterikerin häufig nachsagt, hat hier seinen Ursprung. So zum Beispiel eine Frau, die nicht mehr mit ihrem Mann schlafen wollte. Dieser war Angestellter des Vaters der jungen Frau. Da sie glaubte, ihr Mann sei nicht seinem eigentlichen Verdienst gemäß bezahlt, überredete sie ihn dazu, einige Waren ohne Rechnung zu verkaufen, um so sein Monatsgehalt aufzubessern. Der Mann, der seiner Frau nichts abschlagen konnte, fügte sich nach einigem Zögern. Nun brauchte die Ehefrau nur noch ihrem Vater von den Veruntreuungen zu erzählen, die sie angeregt hatte. Aber die Geschichte hatte noch eine Fortsetzung. Nachdem der Mann den Verrat seiner Frau entdeckt hatte, gab er ihr ein Paar Ohrfeigen. Am nächsten Morgen stand er in Tränen aufgelöst vor meiner Tür. Einen Augenblick lang befürchtete ich das Schlimmste, bis meine Klientin erschien, lächelnd, wie immer. Der Mann aber klagte sich an: „Herr Doktor, ich muß mich behandeln lassen. Ich bin ein Ungeheuer. Ich habe meine Frau geschlagen."

Daraus folgt, es muß mindestens zwei Personen geben, um eine Hysterie hervorzubringen!

Mindestens zwei, denn, wenn wir auch mit der Rolle des Vaters begonnen haben, die Rolle der Mutter ist nicht weniger wichtig. Hinsichtlich der Frigidität ist sie wahrscheinlich sogar ausschlaggebend, während sich aus der Beziehung zum Vater höchstens die verführerischen Kapriolen in den Männerbeziehungen erklären lassen.

Die Mutter versteht sich häufig als Opfer des Vaters, Opfer seiner Rücksichtslosigkeit und seiner Vernachlässigung. Ihre Kinder erzieht sie so, daß sie sie für das entschädigen sollen, was sie bei ihrem Ehemann nicht gefunden hat. Bei den Mädchen ist sie paradoxerweise damit erfolgreicher als bei den Jungen. Man könnte erwarten, die Jungen drängten sich freudig in den vom Ehemann leergelassenen Platz hinein. Der Mann an sich aber wird gleichzeitig so abgewertet, der Haß, mit dem er überschüttet wird, ist so offensichtlich, daß es für die Jungen unmöglich wird, sich an die Stelle eines solchen Bildes zu setzen. Bestenfalls gelingt es ihnen, dieser Mutter zu entfliehen. Wenn nicht, müssen sie nach Lösungen suchen, von denen die der Homosexualität noch die am wenigsten fatale ist. Einige haben die Möglichkeit, das hysterische Los ihrer Schwester zu teilen.

Im Gegensatz dazu ist es für die Mädchen leichter, sich das (Heirats-) Anliegen der Mutter zu eigen zu machen. Auch wenn sie auf die schon besprochene Weise reagieren und für den Vater Partei ergreifen, handelt es sich dabei nur um den ersten Anschein, da jenes vorgebliche Bündnis nur dazu dient, den Gegner besser zu täuschen. Die Version „Rächerin der Mutter“ ist bei der Hysterie nicht selten. Eine Vielzahl koketter Verhaltensweisen, Körperhaltung, Gang, Tanz, Augenaufschlag und Lächeln sind in der Tat dazu bestimmt, den Mann zu enttäuschen, wie übrigens auch die Frigidität, deren tiefere Bedeutung selten vom Partner erkannt wird. Man glaubt nämlich, die Frigidität sei „kastrierend“, eine Maßnahme zur Unterdrückung des Mannes, ein Sammelsurium der verletzendsten Kränkungen. In Wahrheit ist alles meistens nur die unbewußte Wiederholung der Vorwürfe, die die Mutter dem Vater gemacht hatte.

Der Hauptvorwurf ist, wie bereits gezeigt wurde, der der Vernachlässigung. Der Vater habe die Mutter moralisch, materiell oder in körperlicher Hinsicht im Stich gelassen. Oft alles zu gleicher Zeit. Nun führt aber das Verhalten der Hysterikerinnen dazu, daß sie ihrerseits verlassen werden: es beginnt ein Circulus vitiosus, der immer schwerer zu durchbrechen ist.

In den Klagen dieser Mütter und in ihren Ratschlägen an die Töchter bildet sich die Lüge heraus, die Lüge, die durch das Schweigen der Väter nur noch weiter verschlimmert wird. Die Mütter, die sich über ihre Männer beklagen, die sich als Märtyrerinnen der Ehe darstellen, die in der eigenen Umgebung hundert andere Frauen in derselben Lage vorfinden, sie zögern nicht, ihre Töchter eiligst zur Heirat zu drängen, indem sie ihnen gegen allen Anschein das idyllische Leben zu zweit und den Zauber der ein-maligen Liebe anpreisen. Dies ist ein weiteres Thema, auf dem eine schwerwiegende Mythologie lastet, von der man glaubt, sie habe keine schlimmen Konsequenzen. Es stellt sich die Frage, wem die Lüge dieser in der eigenen Ehe unglücklichen Ehestifterinnen nützt. Wahrscheinlich geht es wie gewöhnlich darum, gegen jedermann ein Phantasma gegen die Realität zu verteidigen. Gäbe es eine soziale Organisation, die die Einmaligkeit von Liebesbeziehungen, die Beständigkeit des Familienlebens und den Verzicht auf jegliche Begehrlichkeit außerhalb der Legitimität forderte, so wäre es evident, daß eine solche Organisation aus der Weitergabe und Entwicklung dieser Phantasmen ihren Nutzen zöge.

Man glaube nicht, daß diese Lüge erst spät vermittelt wird. Nicht erst im

Heiratsalter spricht die Mutter in der Sprache der Ehestifterin zu ihrer Tochter. Immer schon sprach sie so. Das Kind ist sehr früh mit dem mütterlichen Widerspruch konfrontiert. Der Diskurs dieser Mütter entwikkelt sich nicht weiter; vom Beginn ihrer Ehe an beklagen sie sich. Sie waren vielleicht selbst betrogen worden, nicht von ihren Männern, sondern von denen, die ihnen die Ehe schilderten. Und immer und von Anfang an ist die feindselige Klage gegen die Männer mit der Sorge verbunden, das Kind zu verheiraten. Entdeckt das Kind diesen Widerspruch und damit die Lüge, die Unverträglichkeit dieser beiden Auffassungen, dann erfährt es eine Erschütterung, wozu die Bezeichnung traumatisches Ereignis am besten paßt.

Gewiß, Freud hatte die Traumatheorie aufgegeben, die von Verführungsmanövern seitens der Väter ausging. Man weiß aber auch, daß er trotz allem niemals ganz auf die Idee verzichtete, ein Trauma könne bei der Hysterie eine Rolle spielen. Vielleicht ist nicht die Entdeckung der väterlichen Lüge – der Vater ist durch sein Schweigen Komplize der Mutter – wenigstens in der eben dargestellten Art und Weise das ursächliche Trauma der Hysterie. In jedem Falle aber ist es wirksam genug, das Kind in der Neurose festzuhalten. Da es im väterlichen Diskurs keine stabile Referenz hat, wird es sich in beständigen, sich wiederholenden Verhaltensweisen festfahren, die zwar eine Zeitlang beruhigend wirken können, in denen es aber dann eingeschlossen sein wird. Jede Suche nach einem anderen, nach einem Herrn und Meister kann man als einen Aspekt dieser Suche hören. Einer Suche nach Befreiung aus diesem Gefängnis, in das sie die fundamentale Lüge eingeschlossen hat. Es wurde bereits gezeigt, daß jener andere nicht existiert, daß kein realer anderer die Hysterie aus ihren Phantasmen reißen kann. Aber durch die Arbeit, die sie auf sich selbst verwendet, könnte sie sich dahin bringen, die verborgene Wahrheit zu entdecken und das neurotische Gefängnis hinter sich zu lassen, was dann zugleich auch dem anderen zugute käme.

Ihren Ort hat die Wahrheit da, wo man es nicht erwartet und dennoch, es gibt Zeichen dafür, daß diese Wahrheit irgendwo existiert. Was für eine Wahrheit ist das? Ein anderer Weg als die Lüge, in der die Eltern überleben und zu überleben empfehlen. Und hierin täuscht sich die Umgebung der Hysterikerin nicht, wenn sie, ohne es zu wissen, die Wahrheit an dem Ort bekämpft, wo sie residiert, wo sie provoziert: im Symptom.

SEXUALITÄT, DIE ANDERS IST

Die Wahrheit des Symptoms

Die allgemeine Heuchelei hat es schwer mit dem hysterischen Widerstand. Dieser wehrt sich aus Leibeskräften, ohne aufzugeben. Um eine Körperpartie herum errichtet er einen Ringwall, aus dem heraus etwas nicht mehr auf die Forderungen der Außenwelt reagiert: Anästhesie, Lähmung, Blindheit, Taubheit. Die hysterische Wahrheit überlebt hinter dieser Verschanzung wie Indianer oder seltene Vogelarten in den von der Zivilisation geschaffenen Reservaten. Dieser Vergleich läßt sich sogar noch weiterspinnen. Was die Umgrenzung schützt, ist im Begriff zu verschwinden, umso mehr als es eine vergessene Sprache spricht, eine Sprache, die den Anforderungen einer zunehmend kollektivistischen Gesellschaft nicht mehr gerecht werden kann. Immer ist es das „Unbehagen in der Kultur", was der in seiner „Schönen neuen Welt" verlorene Wilde von Aldous Huxley zu spüren bekommt. Bis heute hat kein Phantasieprodukt der Science-fiction-Literatur dieses Buch übertroffen oder ersetzt. Um dem Schicksal des Wilden zu entgehen, der verloren ist wie das Kind in der Welt der Erwachsenen, in einer Umgebung, die dieselben Worte benützt, ohne aber dieselbe Sprache zu sprechen, bleibt der Hysterikerin kein anderer Weg als zu retten, was noch zu retten ist, ihre Schätze in einem sicheren Schlupfwinkel unterzubringen und zu hoffen, daß vielleicht eines Tages ein Archäologe das Versteck entdecken und dessen Sinn entschlüsseln wird.

Dieser Apolog erinnert daran, daß das Symptom etwas verbirgt, daß aber das Geheimnis durch eine Festungsmauer geschützt wird, die – wie jede Mauer, die etwas umschließt – selbst Träger von Zeichen ist. Die Angst jener, die sich nicht hinüberwagen, die keine Grenzen überschreiten können, verleiht dieser Mauer ihre Defensivstärke.

Schon im Kapitel über die Symptome sprachen wir über die auf den Körper geschriebene Schnittlinie: die schnittförmigen Begrenzungen einer Anästhesie, der Rand eines Make-up oder die durch ein Schmuckstück betonte Verengung des Körpers. Nicht von ungefähr schmückt man gerade diese angst- (von *angustus*: eng) erregenden Orte. Die Verengung kann den Ort bezeichnen, wo zwei Teile Gefahr laufen, sich voneinander zu lösen. Je intensiver der Schmuck glitzert, desto besser lenkt er von der Verlockung zur Durchtrennung ab, desto wirksamer wird der Schreck hinter dem Bezaubernden verborgen. Die westliche Mode bevorzugt den Hals, das Handgelenk oder die Finger durch Ketten, Armbänder und Ringe. Doch auch das Fußkettchen wird langsam Mode, wenngleich noch etwas zögernd wegen seiner Bedeutung für Eingeweihte, und nicht lange, dann hat der Gürtel wieder seine schmükkende Funktion, wenn er die Hose nicht mehr halten, das Kleid nicht mehr taillieren muß.

Funktion des Randes also, nicht dazu da, etwas zur Schau zu stellen, sondern um den Blick auf der Fläche rosigen Fleisches zum Halten zu bringen, wo der dunkle Rand des Strumpfes aufhört. Die sogenannte Reizwäsche, die erotische Wäsche also, begünstigt nur die fetischistische Finte, die es dem Blick, besser gesagt der Vorstellung ersparen will, anderswohin zu schauen, wo es vielleicht etwas zu sehen gäbe. Es wäre aber falsch zu glauben, die fetischistische Verwendung der hysterischen Begrenzungslinie läge gerade in der Absicht des hysterischen Symptoms. Es handelt sich hier nur um eine sekundäre Verwendung, da die Hysterikerin schon vor dem Arzt die Grenze entdeckt hat, an der er haltmacht. Es hieße auf die zur Männermythologie gehörenden Deutungen zurückfallen, gäbe man sich damit zufrieden, nur jenes fetischistische Einfangen durch das Symptom zur Interpretation heranzuziehen.

Der Todestrieb

Eine neue Deutung zwingt den Arzt, das auf den Körper geschriebene Symptom anders zu lesen und die jeder Grenze eigene, spaltende Funktion zu berücksichtigen. Schon bei gewissen religiösen Bräuchen trennt der Gürtel oder ein um die Taille geknotetes Seil den oberen Teil des Körpers vom unteren, das Reine vom Unreinen, den Engel vom Tier.

Wer ein loses Mundwerk hat, könnte versucht sein, groß zu tönen: dieser untere Teil oder das Tier, was soll denn da schrecklich sein? Auch wenn man weiß, daß diese mysteriösen Geschlechtsorgane der Frau ziemlich viele Männer im Laufe ihres Lebens tief beunruhigen, ist es vermutlich nicht diese Bedrohung, die durch das Tragen des Gürtels beseitigt werden muß. Schon ein Minimum an Bibelkenntnis ließ einen auf eine andere Deutungsmöglichkeit jener Unreinheit kommen: die größte Unreinheit ist in Wahrheit die Leiche. Mit anderen Worten, was bei der Grenzüberschreitung den Schrekken hervorruft, ist das Jenseits. Und wenn Grenzen gezogen werden, dann deshalb, damit niemand die gefährlichen, tödlichen Zonen betritt. Zumindest muß man sich das sagen, wenn man den Tod für eine bekannte Gefahr hält.

Das soll nicht heißen, daß der Gürtel nicht auch dazu dient, einen vor der Versuchung, welcher auch immer, zu bewahren. Sexus und Tod sind auf die andere Seite verbannt. Gemeinsame Sache machen sie in der Hölle.

Freuds erste psychoanalytische Entdeckungen führten ihn dazu, die vorrangige Rolle der Triebe im Determinismus der menschlichen Handlungen anzuerkennen. Ebenso entdeckte er, daß diese Triebe in der Regel komplex waren, d. h. daß die sexuellen Triebe fast immer mit einem geheimnisvollen Todestrieb verknüpft waren.

Im „Versuch einer Genitaltheorie“ bemüht sich Ferenczi, diese Verknüpfung durch Beispiele aus dem Tierreich zu untermauern. Er erinnert daran, daß viele Tiere – Männchen natürlich – nach der Befruchtung sterben müssen; entweder, weil das Weibchen das viel kleinere Männchen frißt – die Gottesanbeterin und die Schwarze Witwe sind keineswegs Ausnahmefälle – oder weil das Männchen nach der Begattung an Erschöpfung stirbt. Gleiches trifft für manche Weibchen nach der Eiablage zu. Bei den höheren Tieren jedoch kommt dies nicht vor. Und beim Menschen decken sich die Bereiche Sexualität und Fortpflanzung nicht mehr. Die ethnologischen Vergleiche sind folglich nur Gleichsetzungen, die die Imagination verblüffen, die aber keine Erklärung, nicht einmal einen erhellenden Hinweis für den Todestrieb liefern können.

Freud bezieht sich in keiner Weise auf irgendeine Tierpsychologie. Er läßt diese evolutionistische Kategorisierung hinter sich und bezieht seinen Todestrieb auf eine Eigenschaft des Lebendigen: die lebende Materie trachte danach, zum Leblosen zurückzukehren, und diese Rückkehr, diese dem Leben synonyme Spannungsminderung sei von Lust begleitet.

Eben das wurde ja bereits beim Thema Lust aufgezeigt, der Lust, die dem Genießen/*jouissance* ein Ende macht. Der Wunsch – und in der psychoanalytischen Terminologie kann es dabei nur um den Menschen gehen – entsteht immer im Umkreis des Todes. Diese Feststellung, die nicht erst seit Freud existiert, nährte alle metaphysischen Theorien und ihre Ausbeutung durch Moral und Religion, ohne die keineswegs metaphysischen ökonomischen und sozialen Nutzbarmachungen, die für uns vermutlich noch einige Überraschungen bergen, dazuzurechnen.

Die Wirkung des Todestriebs beschränkt sich nicht nur auf die Herabsetzung von Spannungen. Er macht sich im Alltagsleben auf eine besonders beunruhigende und hinterhältige Weise bemerkbar. Freud entdeckte den Todestrieb in einem ganz anderen Bereich als dem des Orgasmus, in einem buchstäblich alltäglichen Bereich, dem der Wiederholung. Alles, was sich maschinenhaft, aus Routine und Gewöhnung wiederholt, kennzeichnet eine Haltung, bei der man es aufgegeben hat, schöpferisch zu sein. Jede Wiederholung hat eine Fortsetzung der gleichen Tätigkeit in der Zeit zur Folge. Es scheint, als könne man dieser Wiederholung nicht entrinnen, diesem zwanghaften Rhythmus ohne Überraschungen, der schon den Säugling und seine Mutter durch die gewohnten Still- und Flaschenzeiten aneinanderkettet und später auf dem ewigen „Raus-aus-den-Federn-Metro-Schuften-Rein-in-die-

Federn" lastet, alles dem Stundenplan unterworfen, der mit seiner Langweiligkeit die ganze Schul- und Universitätszeit charakterisiert. Was durch diese Wiederholung entsteht ist eben die Langeweile. „Eines Tages entsteht aus der Gleichförmigkeit die Langeweile".* Besser stünde hier Wiederholung statt Gleichförmigkeit.

Mit der Hysterie aber langweilt man sich nicht. Keine Minute verläuft ohne Überraschungen, auch wenn diese nicht immer angenehmer Art sind. Man informiere sich bei jenen, die das Los getroffen hat, mit Hysterikerinnen verabredet zu sein. Die Überraschung bleibt nie aus. Auf die Frage „kommt sie – kommt sie nicht" wird man nie die richtige Antwort geben können. Bei den Begründungen, die sie für ihre häufigen, hinsichtlich der Dauer natürlich nie vorhersagbaren Verspätungen nennen, haben sie einen unerschöpflichen Einfallsreichtum. Hier gibt es keine Gefahr der Wiederholung. Darin unterscheidet sich die Hysterikerin radikal von den Zwangsneurotikern, die sich bekanntlich immer aus den gleichen Gründen und immer gleichlang verspäten, ganz im Widerspruch zu den Einfällen von Anfängern in der Psychoanalyse, die man lehrt, wenn der Klient zu früh kommt, hat er Angst, wenn er pünktlich kommt, ist er zwanghaft, und wenn er zu spät kommt, ist er aggressiv. Ein witziger Einfall, von dem ich hörte, ein deutscher „Kontrollanalytiker" habe ihn für bare Münze genommen und seinem „Kontrollanalysanden" gesagt: „Sie müssen Ihrem Klienten sagen, daß zu jeder Sitzung einige Minuten zu spät zu kommen in unserer Gesellschaft ein Zeichen von Trotz und Aggressivität ist". Eine Reaktion, die jene Praxis gut charakterisiert, die die Psychoanalyse unter der Bezeichnung Kontrolle institutionalisiert hat, ohne daß jemals eine befriedigende Theorie ausgearbeitet wurde, die es ermöglicht, diesen grotesken Begriff und seine Umsetzung in eine Art Polizeipraxis zu ersetzen.

Die Aggressivität ist die von den psychoanalytischen Reaktionären erfundene Ablenkungsparade, um den unerträglichen Todestrieb umzuarbeiten, zu „verwenden". Immer läuft es dabei auf eine unzulässige Verallgemeinerung ethologischer Tatsachen hinaus. Die ausschließlich auf den Menschen bezogene Psychoanalyse war manchen Psychologen wohl zu wenig wissenschaftlich. Nicht selten äußern sich Wissenschaftler – und durchaus nicht die schlechtesten – z. B. folgendermaßen: „Gewisse Seiten seiner Tätigkeit als ... (hier muß man dann den Namen einer Wissenschaft einsetzen) haben mehr mit dem Bereich der Psychoanalyse zu tun als mit Forschung". Das läßt sich als

* A. d. Ü.: „*L'ennui naquit un jour de l'uniformité.*" Geflügeltes Wort von Antoine de la Motte-Houdar.

Disqualifizierung der Psychoanalyse verstehen wie auch als eine gewisser Kollegen. Den Auffassungen dieser Kritiker zufolge ist Psychoanalyse wahrscheinlich ein Euphemismus für Psychiatrie.

Um dem Vorwurf zu entgehen, man arbeite willkürlich und subjektiv, bezieht man sich auf die Tierpsychologie und faßt unter der Bezeichnung Aggressivität alle Verhaltensweisen des Kampfes, der Beutesuche und der Destruktion zusammen, die man dann auf den Menschen überträgt. Nähme man diese Verhaltensweisen genauer unter die Lupe, käme heraus, daß sie sogar untereinander grundsätzlich verschieden sind. Doch selbst ohne diese Überprüfung ist es offenkundig, daß es hier um feindliche Handlungen geht, die sich gegen den anderen richten. Letztendlich könnte man sie mit einem hypothetischen Tötungstrieb in Beziehung setzen. Eben das geschieht auch: man verwandelt den Todestrieb in einen Tötungstrieb, für den man tausend beruhigende Beispiele findet angefangen von der Geschwisterrivalität bis zu den Kämpfen zwischen den Männchen um den Besitz der Weibchen, vom Krieg bis zur Jagd. Man geht sogar soweit anzuerkennen, Freud habe hinsichtlich der Vermischung von Todestrieb und Sexualtrieb recht gehabt, weil ja manche Männer, sogar Frauen während des Sexualverkehrs ihrer Aggressivität freien Lauf lassen, wenn sie den Partner beißen, kratzen oder schlagen.

Doch das ist unzulässig: der Todestrieb bei Freud betrifft nicht den anderen, sondern das Subjekt selbst. Das sei kein Argument, immer handele es sich um die Aggressivität, nur diesmal um eine, die sich gegen die eigene Person richtet, könnte man einwenden. Doch lassen sich die Triebe so nur in der Rede manipulieren. Das Subjekt, auch das unbewußte Subjekt, ist nicht Herr dieser Triebe. Es gibt aber noch ein anderes Argument, das gegen die Gleichstellung von Todestrieb und Autoaggression spricht. Aggressivität impliziert immer Feindseligkeit und die Absicht zu schaden. Der Todestrieb aber hat keine Absicht. Er läßt sich weder dem Bösen noch dem Guten zuordnen. Er ist einfach nur ökonomisch.

Resultat ist ein Minimum an Energieverbrauch entweder durch die Gleichförmigkeit der Wiederholungsbewegung oder durch die Herabsetzung von Spannungen.

Der Todestrieb ist nicht bösartiger als irgendein Stoffwechselvorgang. Das Beängstigende dabei ist, daß die Todesdrohung gerade nicht mit irgendeinem Zeichen von Bösartigkeit einhergeht. Genau genommen stellt der Tod gar keine Bedrohung dar, weil er unausweichlich und mit Sicherheit auf uns zukommt. *Mors certa, hora incerta.* Wir sind alle zum Tode Verurteilte, nicht nur dazu Verurteilte, sondern Wesen zum Tode etc.

Alle diese schicksalsergebenen und mutigen, tröstlichen und bitteren Betrachtungen haben nur den Sinn, recht unzureichend die unerträgliche

Wahrheit zu verhüllen, daß wir über unseren eigenen Tod nichts wissen können. Jede psychologisierende Anstrengung, die ihr Heil in der Aggressivität sucht, ist letzten Endes eine Verleugnung dieser Unmöglichkeit zu wissen. Man kann objektive Daten über den Tod des anderen sammeln: das chemische Schicksal seiner Leiche, die sozialen Konsequenzen seines Verschwindens studieren. Man kann sich sogar eine unmittelbar dem Tode vorangehende Angst, Ohnmacht oder ein Hinüberdämmern vorstellen. Aber das ist auch alles. Das Jenseits ist uns verboten. Der Tod wird zum Symbol dessen, was uns unaufhörlich entrinnt.

Das Gestern ist für das Heute gestorben, doch kann man in der Vergangenheit Zeichen gesetzt haben, die in der Gegenwart weiter bestehen, man kann die Vergangenheit in Worte fassen, durch die sie in der Gegenwart repräsentiert ist. Aber diese Bewegung läßt sich nicht umkehren. Worte können nicht auf gleiche Weise antizipieren, wie sie etwas Vollendetes symbolisieren. Diese ungewisse Zukunft hat den Menschen, der allen möglichen Hexenmeistern und Wahrsagern einen Vorzugsplatz eingeräumt hat, immer in Schrecken versetzt. Dieser Platz ist eine Versuchung für alle, die erklärende und beruhigende Theorien über die Zukunft glauben aufstellen zu können. Jede Rede, die die Zukunft einsperrt, macht ihr zwangsläufig den Garaus, so wie man Verwundeten den Gnadenschuß gibt. Daß solche Aussagen vorkommen, ist leider nur zu offensichtlich; sie ersetzen den noch unsicheren Tod durch eine sichere Knechtschaft. Der drohende Tod als Garant eines „Nicht-zu-Ende-Kommens“ ist das Symbol des menschlichen Seins. Ihn als ein Nicht-Wissen anzunehmen, schützt die Erfindung der Zukunft.

Diese als Versprechen aufgefaßte Zukunft ist, so verlockend sie auch sein mag, trotzdem immer wieder erschreckend: „Denn das Schöne ist nichts als des Schrecklichen Anfang.“ (Rilke, erste der Duineser Elegien).*

Wenn der Dichter hier die Funktion der Perfektion, der Schönheit erhellt, so ermöglicht er damit, die Bemerkungen über den Tod, Repräsentant des Unbekannten, mit den hysterischen Symptomen zu verknüpfen.

Die Unvollkommenheit

Hinter der Schönheit liegt das Register des Jenseits; es ist auf der anderen Seite der Grenze, des Abgetrennten und des Symptoms als *terra incognita*, als unbekannter und noch zu entdeckender Teil des Subjekts eingetragen.

---

* Deutsch im Original.

Am Ende seines Werkes führt Freud den Begriff der Spaltung* des Subjekts ein. Es ist nicht möglich, hier die psychoanalytische Theorie der Spaltung darzulegen. Doch wird ihre Bedeutung durch das hysterische Symptom illustriert, das beständig daran erinnert, daß dem Subjekt immer ein Teil seines Seins entgehen wird. Etwas ist von Anfang an verloren, es geht fortwährend, jeden Tag neu verloren. Das ist mit der Natur des Diskurses selbst verknüpft, der nur den Namen der Sache und nicht die Sache selbst wiedergeben kann. Die Lust von gestern ist gestorben, auch wenn ich die Erinnerung an sie wachrufen kann. Und wenn ich heute eine Lust wiederfinde, wird es niemals die von gestern sein. Das Verlorene, die Lust vom Vortag zu benennen, impliziert, daß man an die Rede glauben, in ihr einen Teil der Wahrheit erkennen kann.

Wenn Freud sagt, daß die „Hysterischen an ihren Reminiszenzen leiden", so läßt sich vielleicht zwischen dieser „Reminiszenz" und der Erinnerung ein Unterschied heraushören. In der Reminiszenz fehlt der Rede etwas, man könnte auch sagen: etwas nimmt nicht das Risiko auf sich, der Rede verhaftet zu sein. Eben im Symptom ist dem Körper dieser Mangel eingeschrieben.

Man erinnere sich hier daran, daß eines der Elemente der elterlichen Lüge das Schweigen des Vaters war, das die Doppelzüngigkeit des mütterlichen Diskurses zuläßt. Dieses Schweigen ist nicht unbedingt ein wirkliches Schweigen. Der betreffende Vater kann sogar sehr viel sprechen, reden oder brüllen. Doch ist er dadurch disqualifiziert, nicht der von der Mutter begehrte Mann zu sein. Diese Verankerung der Lüge zeigt uns auch, was für die Glaubwürdigkeit der Rede notwendig ist: sie muß eine letzte Referenz voraussetzen, die darin besteht, daß man das Risiko auf sich genommen hat zu wählen. Ein Risiko ist es deshalb, weil der Vater seine Grenzen hat, weil er Fehler machen und schwach werden kann, weil das Objekt des Wunsches verloren gehen kann. Ohne Risiko gibt es keinen Wunsch. Die Suche nach dem Meister ist, wie wir bereits gesehen haben, die Suche nach einem Ersatzvater, der sich dem mütterlichen Wunsch angeboten, oder vielleicht noch wichtiger, ihn hervorgerufen hätte. Um diesen Preis kann die Rede einen Teil Wahrheit in sich bergen, kann die Reminiszenz zur Erinnerung werden.

Wie der Vater hat auch der Meister seine Grenzen; es gelingt auch ihm nicht, ein Wort von sich zu geben, das zum Gesetz erhoben werden könnte, eine Rede, die das Kind von der Mutter losgelöst hätte. Der Schiffbruch in dieser Mutter/ in diesem Meer** ist trotzdem nicht total, weil es ja ein im

---

* Deutsch im Original.

** A. d. Ü.: Im Französischen doppeldeutig durch die Homonymie von *mère* und *mer*.

Körper eingeschriebenes Zeichen gibt, eine zu entziffernde Botschaft, deren Wortlaut dem Träger nicht bekannt ist.

Diese Insuffizienz der Rede gibt es in allen Abstufungen, demzufolge auch alle Schweregrade der Neurose, angefangen von der, deren Eroberung dem Subjekt selbst zugänglich ist und so das Überschreiten der Grenze und die Erforschung jenseits von ihr ermöglicht bis hin zu jener, die das Subjekt in einem Charakterpanzer erstarren läßt, und darin zur Karikatur reduziert einsperrt.

Das hysterische Symptom übernimmt die Funktion des Sprechens, es findet seinen Ort in jenem Mangel, wo es zu entziffern ist. Es besetzt den Platz eines nicht gesprochenen Wortes, und es insistiert darauf, gehört zu werden. Die auffallendsten Symptome sind solche eines Fehlens der Wahrnehmung: Anästhesie, sensorische Störungen, Frigidität. Die Sofortreaktion dessen, der so ein Fehlen bemerkt, besteht darin, es zuzuschütten, es zu verstopfen und seinen Appell zum Schweigen zu bringen. Das kann dem Arzt passieren, beispielsweise wenn er der Grundeinstellung verfällt, mit der die Hysterikerin schon während ihrer ganzen Entwicklung konfrontiert wurde. Immer wieder versuchte man, auf den hysterischen Anspruch zu antworten. Pädagogische Theorien insistierten sogar auf der Notwendigkeit, das Kind nicht zu frustrieren. Gerade das heißt aber nichts anderes, als die Hysterie zu kultivieren. Das Symptom anders zu hören, impliziert, daß man selbst die Unduldsamkeit gegenüber dem Mangel überwunden hat, daß man fähig ist, den Wunsch zu ertragen. Ausgehend von dieser Einstellung wird es möglich, das Schnittsymptom als Bitte um den Mangel zu übersetzen, als verzweifelte Suche nach Unvollkommenheit. Die Hysterikerin sucht eine Rede, die es wagt, ihre eigenen Grenzen auszuhalten; so wird sie dazu autorisiert, das Jenseits dieser Grenzen zu erobern.

Das hysterische Symptom bringt – allerdings in erstarrter Form – ein „ich bin nicht vollkommen" zum Ausdruck. Diese Anerkennung, die in gleicher Weise vom Nächsten gewünscht wird, ist die Voraussetzung jeder eigenen Schöpfung. Unvollkommen zu sein, als unvollkommen anerkannt zu sein, erlaubt alle Hoffnungen, etwas zu erfinden, setzt einen aber gleichzeitig der Angst einer ungewissen Zukunft aus, von der wir sagten, daß sie durch den Tod symbolisiert ist.

Die Neurose markiert einen Schritt, den, der vor einer Grenzüberschreitung liegt; sie hält da inne, weil ihr nie jemand begegnet ist, der das Risiko dieser Überschreitung auf sich nahm. Sie wird von einer wahren Verschwörung einer Kultur, die das Überleben als das Gute, das Wertvollste an sich darstellt, in dieser Einstellung festgehalten. Doch die in einer dem Subjekt unbekannten Sprache ausgedrückte Botschaft protestiert gegen diesen Anspruch.

Diese Botschaft lautet, daß sich die neurotische Schranke heben möge und die Hysterikerin Frau werde, bereit ihre *terra incognita* auszukundschaften, wobei einer der Forschungswege das Genießen sein kann.

Der Widerspruch zwischen dem Wunsch nach Unvollkommenheit und der Sorge um die Vollkommenheit ist ganz offensichtlich. Die Suche nach Vollkommenheit ist die bewußte Seite des Symptoms, die von einer selbst auf der Suche nach Beruhigung befindlichen Umgebung gebilligt und gestützt wird. Die Wahrheit des Symptoms, d. h. seine unbewußte Kehrseite, die weitaus wichtigste, ist jene verbotene Behauptung: „ich bin nicht vollkommen".

Die Hysterie ist ein Kampf

Das Symptom ist, wie das Ganze der Hysterie, Träger einer Botschaft, einer manchmal unbeholfenen, oft irritierenden, für die Überbringerin oder den Überbringer aber immer kostspieligen Botschaft. Diese unbewußte, vom Unbewußten ausgehende Botschaft bekommt ihren Sinn erst, wenn sie entziffert ist. Die Schwierigkeit dieser Entzifferung rührt daher, daß die Adressaten im gleichen Netz gefangen und durch das gleiche System von Einstellungen, Gewohnheiten und Gedanken befangen sind, wie jene, die die Hysterikerin dazu gezwungen haben, zu dieser chiffrierten Botschaft des Symptoms Zuflucht zu nehmen. Das Symptom zeugt von einem Kampf, einem Widerstand, es *ist* Widerstand.

Auf diesen Widerstand hat die Psychoanalyse schon vor langer Zeit ihr Augenmerk gerichtet, wobei es seitens der Psychoanalytiker zu einer Reaktion kam, die ganz und gar charakteristisch für den gerade erwähnten Sachverhalt ist. Der Widerstand wurde von ihnen als Widerstand gegen die Analyse verstanden, also als eine Haltung, die es zu brechen gilt, um den Fortschritt der Kur zu ermöglichen. So befand sich der Analytiker auf der gleichen Seite, wie jene die den hysterischen Widerstand hervorbrachten. Hier müssen die Psychoanalytiker wählen.

Entweder stellt man sich auf die Seite der Gesellschaft und bringt „den Kranken" dazu, sich anzupassen, sich den Regeln der Gruppe zu fügen. Oder man wählt die Partei des Unbewußten, man gibt ihm die Möglichkeit sich auszudrücken und restituiert so die Botschaft für das Subjekt, das dann frei ist, von ihr so Gebrauch zu machen, wie es ihm gefällt.

Wahrscheinlich sind diese zwei Haltungen während eines großen Teils des analytischen Weges nicht voneinander zu unterscheiden; es kommt aber der Moment, in dem das Fragen des Analysanden den Analytiker so weit bringt, sich selbst zu befragen. Dieses In-Frage-gestellt-werden kann für ihn recht peinlich werden. Verständlich, daß er sich dann selbst verteidigt. Der Widerstand wechselt auf die Seite des Analytikers.

Was den Widerstand des Subjektes, der Hysterikerin im vorliegenden Fall, betrifft, so kann man ihn wie einen Widerstand gegen die Kräfte der Unterdrückung hören; wie das, was man den Widerstand gegen die faschistische Besatzungsmacht im II. Weltkrieg nannte, einen Widerstand, den die anständigen Bürger für Terrorrismus hielten. Wir kommen auf das Problem dieser Wahl des Analytikers zurück, wenn wir die Kräfte genauer beschrieben haben, mit denen man sich verbünden oder gegen die man kämpfen muß.

Bisher haben wir diesen Kampf der Hysterikerin im Widerstand gegen die elterliche Lüge, besonders gegen die Rede der Mutter, erkannt. Diese Mutter, die sowohl durch ihr Verhalten als auch durch ihre Worte vom Scheitern ihrer Ehe Zeugnis ablegt, hält trotz allem weiter an dem Wunsch fest, ihre Kinder, besonders aber ihre Töchter, mögen heiraten.

Zur Not und sehr oberflächlich betrachtet kann man aus dieser Zwiespältigkeit einen Rachewunsch gegen den Mann heraushören. Die Töchter dazu zu erziehen, zu konditionieren, verführerisch zu sein und ihnen damit die Frigidität aufzuzwingen, das kann auch den männlichsten Mann zur Verzweiflung bringen. Gerade er ist übrigens die bevorzugte Beute dieser Mütter. Es gibt genügend Beispiele für solche Schwiegermütter, die, nachdem sie den Schwiegersohn zur Heirat gedrängt haben, alles in Bewegung setzen, um ihn zur Aufgabe zu bringen. Dann ziehen sie über ihn her, überhäufen ihn mit allen in dieser Sache wirkungsvollen Vorwürfen, um ihn so nur noch besser ausbeuten zu können, und stellen damit buchstäblich seine Unfähigkeit, seine Perversionen, seine Grausamkeit und das Unrecht zur Schau, das er ihrer Tochter angetan hat.

Dennoch sollte man es nicht bei solchen Deutungen bewenden lassen, die nur einmal mehr darauf hinauslaufen, die Hysterikerin als unschuldige Komplizin einer den Männern feindlich gesinnten Mutter anzusehen. Wir haben bereits gezeigt, daß es völlig unzureichend ist, sich auf einen Aggressionstrieb zu berufen. Sicherlich ließe sich das den Arabern zugeschriebene Sprichwort „schlage deine Frau jeden Morgen, auch wenn du nicht weißt warum, sie wird es wissen“ in ein „räche dich jeden Abend an deinem Mann, auch wenn du nicht weißt warum, er wird es wissen“ umkehren. Sogar der berichtigende Zusatz: „deine Mutter wird es wissen“ würde dem Argument nicht mehr Gewicht verleihen. Weder eine essentielle Bösartigkeit der Frau, noch eine konstitutionsbedingte Perversität des Mannes liefern da Erklärungen. Wir müssen uns fragen, in wessen Namen manche Mütter diesen doppelzüngigen Diskurs im Munde führen.

Einfach weil sie selber nie einen anderen Diskurs gehört haben, bleibt auch ihr eigenes Sprechen in dem verhaftet, was „die Leute sagen". Hier nochmals von Mythologie zu sprechen, könnte schockierend wirken. Doch ist es vielleicht das einzige Mittel, um sich die Mythologie bewußt zu machen, die im sogenannten gesunden Volksempfinden liegt. Vielleicht wäre es sogar richtiger, von Mystifikation zu sprechen, wenn dieser Ausdruck nicht schon so abgedroschen wäre.

Dieser Ehekult besteht aus verschiedenen thematischen Komponenten; die Glorifikation der Mutter und der mütterlichen Rolle ist die augenfälligste. Die Mutterliebe, die kein Mensch vergißt, an der jeder teilhat etc. Das ist nicht falsch. Trotzdem darf man nicht vergessen, daß sich die Mütter mit dieser Liebe über manches hinwegmogeln können, wie vorhin gezeigt wurde. Die affektive Erpressung, die aus dieser Liebe ein Tauschobjekt macht, ist so bekannt, daß man nicht noch eigens darauf eingehen muß. Was bekommt man nicht alles von den Kindern als Gegenwert für diese Liebe! Vor allem die Liebe des Kindes, die erwartet, ja gefordert wird. Der Chor der Mütter, die ihren Kindern Undankbarkeit vorwerfen, wird wahrscheinlich bis in alle Ewigkeit ertönen.

Wenn die Liebe der Mutter und die des Kindes das Urbild der Liebe darstellen, braucht man sich über das verbreitete Zähneknirschen im Liebesleben nicht mehr allzusehr zu wundern. Das heißt, schon um bloß die Idee der Liebe aufrecht zu erhalten, muß man von vorneherein eine starke Bereitschaft zur Täuschung einräumen. Man muß betonen, daß diese Idee von allen Gruppen und der Gesellschaft unterstützt wird. Alle Gesellschaften singen Loblieder über die Mütter. Doch hält sie das nicht davon ab – und hier trifft man wieder auf die Doppelzüngigkeit des mütterlichen Diskurses – zu gleicher Zeit die Verachtung und das Mißtrauen gegen die Frauen zu schüren. Die Mutter wird zum Gegengift gegen die Frau. Der Zugang zur Mutterschaft ist das den Frauen nicht nur empfohlene, sondern sogar aufgezwungene Mittel, um den Ängsten zu entgehen, die sie hervorrufen. „Du wirst Mutter werden", sagt die Gesellschaft dem kleinen Mädchen. Daß die Mehrzahl der Frauen sich gerne mit Kindern beschäftigt, ist schwer zu bestreiten. Viele Männer übrigens ebenfalls.

In diesem Zusammenhang macht die Hellsichtigkeit Freuds noch einmal mit jeglicher naturalistischen Berufung auf den Instinkt kurzen Prozeß. Nicht wegen eines Instinkts spielt das Mädchen mit der Puppe. Man lehrt es sie. Vielleicht spielen viele Frauen mit ihren Kindern, weil es ihnen Vergnügen bereitet. Aber man muß sie lehren, sie zu nähren und zu pflegen. Die meisten Ehepaare teilen sich heutzutage die Aufgaben und Arbeiten, die durch die Gegenwart des Kindes entstehen. Und die meisten jungen Väter können, wenn es sein muß, ihre Nachkommenschaft füttern und trockenlegen. Sentimental wurde Freud jedenfalls nicht vor dem großen Werk der Natur. Er schreibt, das Gefühl, das den Erwachsenen an *His Majesty the Baby** bindet, sei dem analog, das der Mensch auch für kleine Tiere empfindet: ein Bild der Selbstgenügsamkeit, der Freiheit ohne Grenzen, in dem er sich gerne wiedererkennen würde. Wenn der Erwachsene dem Kind eine Art Allmachtsstellung zuschreibt, läßt er im Grunde seinem eigenen Allmachtsphantasma freien Lauf.

Diese narzißtische Dimension der mütterlichen Liebe ist in der Glorifizierung der Mütter natürlich vollkommen verleugnet.

Daß sich die Weibchen bei den Tieren für ihre Nachkommenschaft opfern, ist möglich; daß es die Männchen tun könnten, wahrscheinich. Aber daß Frauen und Männer es tun, ist sicher.

Eben dieses dem Ganzen innewohnende Potential wird durch den Mutterkult ausgebeutet. Die Lüge beginnt, wenn man aus dem Satz „die Eltern können sich für ihre Kinder aufopfern" ein „alle Mütter opfern sich für ihre Kinder auf" macht. Natürlich bekommt diese Lüge nur deshalb ihre Tragweite, weil viele Mütter an sie glauben. Der Mythos verstärkt sich so durch einen Aufschaukelungsmechanismus. Die Gesellschaft weist der Frau die Mutterschaft als Selbstverwirklichung zu. Manche Frauen nehmen die Mutterschaft auf sich, wenn sie etwas Heroisches an sich hat. Jeder Versuch, eine Sexualität hervorzubringen, die sich nicht auf die Genitalität beschränkt, wird Gegenstand der Verpönung.

Die Verherrlichung der Mutter hat zwei Konsequenzen, den Kult der Familie und den der ehelichen Treue. Allein schon das In-Frage-stellen dieser Dogmen ist für manche schockierend. In Betracht zu ziehen, daß es für den Menschen auch andere Lebensformen als die der Monogamie geben könnte, ist skandalös: Man muß schon verrückt oder pervers sein, um sich ein anderes Leben vorzustellen.

Die Konzentration des Interesses auf die Keimzelle der Familie ist Quelle des Fortschritts und der Entwicklung. Man weiß, warum man arbeitet, nämlich um seiner Familie ein möglichst angenehmes Leben zu bieten. Versicherung des Lebenskomforts, der Zukunft. Alle abgedroschenen Redensarten kreisen um das „seid fruchtbar und mehret Euch". Das Interesse der Familie deckt sich mit dem der Gesellschaft. Das um das Wohl der Kinder besorgte Ehepaar soll sich auf seine Arbeit konzentrieren, seine Produktivität und seine Leistungsfähigkeit steigern. Produktion und Reproduktion verlaufen in ihrer Entwicklung parallel.

---

* Freud: *Zur Einführung des Narzißmus.* GW X, 157.

Alles, was diese Ordnung stören könnte, muß verhindert werden, vor allem jener Hauptkonsument von Energie und Zeit, der Ehebruch, die außereheliche Liebe. Dieses Erzübel, dieser Quell von Sünden, ja von Verbrechen und Verderben führt obendrein zu Störungen des psychischen Gleichgewichts und stürzt die Opfer in Depression und Wahnsinn.

Dennoch muß man sich eines vor Augen halten: die Mehrzahl, die überwiegende Mehrzahl von Ehepaaren kennt und begeht den Ehebruch. Das Schlagwort von den „Männern, die nur an das Eine denken" übergeht, daß jeder dieser als Wüstlinge geltenden Männer für einen Ehebruch eine Frau als Partnerin finden muß.

Wozu das langweilige Geschwätz über solche Banalitäten? Selbst die Aufwallung von Unwillen, die sich beim Lesen einstellt, bringt zum Ausdruck, wie wenig Gewicht man der Sache beimessen möchte. Eine vorübergehende Episode, die man vor allem nicht ernst nehmen sollte! Sei's drum. Der notwendige Seitensprung, damit man sich danach um so effektiver wieder in ernsthafte Beschäftigungen versenken kann, vielleicht noch angespornt durch ein nützliches Schuldgefühl.

Treiben wir den Zynismus auf die Spitze. Was wäre, wenn das Ausbrechen aus der Familie, der täglichen Arbeit eben das wäre, was letztlich jeder wünscht? Wenn das Abenteuer in allen seinen Formen das wäre, wonach Mann oder Frau sich sehnen, ganz im Gegensatz zu dem, was vernünftig zu sein scheint, nämlich: an morgen denken, die Zukunft sichern, seinen Kindern das Maximum an Lebenschancen bieten, einer Arbeit nachgehen?

Das Liebesabenteuer, das – übrigens nie fertige – Modell des Abenteuers an sich, sei es der Forschung, der künstlerischen Schöpfung oder sonst einer Form der Veränderung der Welt, hat immer zur Folge, daß „man Zeit verschwendet". Man produziert nicht. Und was noch schlimmer ist, man konsumiert nicht mehr und hat auch keine Lust dazu. Alle von der Werbung angebotenen Verlockungen verlieren für diejenigen ihren Reiz, die das Risiko eines persönlichen und individuellen Wunsches auf sich nehmen. Es gibt kein vorgefertigtes Objekt des Wunsches, die allgemeine Erzeugung von Bedürfnissen ist im Grunde geradezu eine Vorbeugung gegen den Wunsch, auch wenn sie sich auf jenen Pseudowunsch stützt, der darin besteht, das haben zu wollen, was der andere hat.

Hier erst lassen sich die Wirkungen jeder Werbung richtig einschätzen. Sogar, was nach Liebe aussieht, bleibt davon nicht ausgenommen. Vorhin war vom Ehebruch und seiner Häufigkeit die Rede. Nun steht aber fest, daß diese Häufigkeit je nach Epoche und Kultur wechselt. Es gibt Formen des Engagements für ein gemeinsames Werk, z. B. in manchen im Aufbau befindlichen Ländern, wo das Interesse, nicht in finanzieller Hinsicht, sondern im Sinne eines leidenschaftlichen Engagements allen zugänglich ist. Dort kann sich Liebe erfreulicherweise ereignen, doch entsteht sie nicht durch Imitation, damit es so sei wie bei jedermann. Im Gegensatz dazu bekommt die Liebe in den dem Konsumdenken ausgelieferten Ländern jene Dimension des allgemein Üblichen, vorfabriziert in tausenden von Beispielen, austauschbar, weder mit Risiko noch mit Leidenschaft verbunden. So verkommt das Abenteuer zur Gewalttätigkeit am Wochenende, zur Drogenabhängigkeit und zur Delinquenz.

Sind solche ökonomischen Überlegungen in einem Buch über die Neurose deplaziert? Inwiefern kann der Psychoanalytiker für sich beanspruchen, in diesem ihm fremden Bereich mitzureden?

Er ist dazu überhaupt nicht qualifiziert, und doch muß er sich, wie schon im Zusammenhang mit dem Widerstand gezeigt wurde, darüber klar sein, daß seine eigene Position aus einer Wahl resultiert. Nicht aus einer logischen, objektiven und zwingenden Wahl, sondern aus einer Wahl, die seinen Wunsch ins Spiel bringt – oder ihm aus dem Wege geht.

Ich möchte diesem Teil meiner Darstellung eine persönliche Note geben; meine Tätigkeit als Handlungsreisender in Sachen Hysterie kreuz und quer durch viele Länder gibt mir nämlich die Möglichkeit, von gewissen Tendenzen der Psychoanalyse Zeugnis abzulegen. Tendenzen, die nicht unbewußt auf Anpassung hinauslaufen, sondern die die Anpassung bewußt beabsichtigen. Es geht dann darum, dem Subjekt zu helfen, sich in der Gesellschaft wohlzufühlen. Natürlich wissen die Psychoanalytiker, daß die Gesellschaft, in der wir leben, keine ideale Gesellschaft ist, doch meinen sie oft, ihre Aufgabe bestünde darin, den Analysanden zu einer Annahme dessen zu bewegen, was sie mit Realitätsprinzip bezeichnen.

Ihre Analysanden sollen also die sozialen Realitäten akzeptieren, Realitäten, die aussehen, wie ich sie gerade beschrieben habe: Regeln des Zusammenlebens in der Gruppe mit produzierenden und reproduzierenden Familienzellen und eben gerade so viel an Seitensprüngen, damit diese als Sicherheitsventile dienen können. Nun kann aber das Realitätsprinzip Freuds nicht irgendeine bewußte Anstrengung zur Anpassung meinen. Es folgt unbewußten Mechanismen, die ermöglichen sollen, Mittel und Wege zur lustvollen Erfüllung des Wunsches zu finden, und die nicht dazu bestimmt sind, die Lust zu opfern. Das Realitätsprinzip steht im Dienste des Lustprinzips, das das Endergebnis der unbewußten Prozesse bleibt, mit seinem „Jenseits". Dem Realitätsprinzip den Vorrang zu geben, läuft unbewußt auf einen neurotischen Mechanismus hinaus, der einem Exorzismus dieses Jenseits des Lustprinzips, d. h. einem Exorzismus dieses Todestriebs gleichkommt und den Zwangsmechanismen völlig analog ist.

Zweifellos machen sich diese Analytiker zu Verbündeten der Gesellschaft, in der sie zu leben gewählt haben, weil die Normen dieser Gesellschaft ihre eigenen Abwehrmechanismen stärken und der eigenen Sorge um die Zukunft dienen. Ihren Ausdruck findet diese Haltung in etwas, was eigentlich Symptomcharakter hat: der Fürsorge. Die Analyse wird zu einem Teilbereich der Sozialhilfe, wobei die Hauptsorge der Vorbeugung des Suizids gilt. Offensichtlich ein äußerst probates Mittel, ihn zu begünstigen.

Eine Ausweitung dieser Fürsorge ist die Furcht vor jeder schädlichen Aktion; alles, was dem Register des „Agierens" zuzuordnen ist, wird geächtet. Ich habe bereits jenen Kontrollanalytiker zitiert, der von seinem Kontrollanalysanden verlangte, eine geringfügige Verspätung bei einer Sitzung zu deuten. Andere Kontrollanalytiker zögern nicht, jede Aktion, jegliches Handeln der Analysanden als Folge technischer Fehler der Debütanten in der Analyse zu deuten (als ob nur den Anfängern angeboten wäre, zu anderen Analytikern über ihre Arbeit zu sprechen). So eine Kontrolle erinnert an die Arbeit von Schulinspektoren, die sich auf einem höheren Niveau der Lehre befinden. Diese Inspektoren, die wissen, wie man zu lehren hat, beurteilen dann den Lehrkörper. Man sieht, auf welche Analogie das hinausläuft: die Kontrolleure wissen, wie man analysieren muß.

Wie – so wird der nicht fachkundige Leser fragen – Sie wollen behaupten, daß die Analytiker nicht wissen, wie man zu analysieren hat? Doch, sie wissen darüber ein bißchen. Jedenfalls genug, um wenigstens nicht durch Ratschläge oder suggestive Deutungen zu intervenieren. Zumindest würde man sich das wünschen. Ich habe eine Sammlung von ganz erstaunlichen Deutungsbeispielen. Eine junge Frau war bereitwillig und ohne darunter zu leiden auf einige unschuldige sexuelle „Deviationen" ihres Mannes eingegangen, die ihre Unterwäsche betrafen. Bis zu dem Tag, an dem der Analytiker dieser Dame (es handelte sich noch dazu um eine sog. Lehranalyse) ihr untersagte, sich für die Spiele ihres Mannes herzugeben. Was für ein Wunsch muß da im Kopf dieses Analytikers herumgespukt sein? Ich weiß darüber nichts, aber die Analysandin besann sich nicht lange, stürzte sich ins Bett eines anderen Analytikers und realisierte, was man ganz zu Unrecht eine Nebenübertragung nennt, die eine parodistische Realisierung des Wunsches des Analytikers, gleichzeitig aber auch seine Deutung darstellt. Was nicht heißen soll, daß der Analytiker sie immer versteht.

Beispiele, wo auf die Analysanden Druck ausgeübt wurde, könnte ich zur Genüge anführen. Damit soll nur gezeigt werden, wie die Analyse – ganz und gar unbewußt – wie eine Verteidigungsmaßnahme der Gesellschaft, als Verfahren zur Erzielung von Nutzeffekten ver-wendet werden kann. Dabei werden Techniken nachgemacht, die anerkanntermaßen zu folgenden Zwekken gebraucht werden: angewandte Gruppenpsychologie für Fabriken, für Belegschaften, für den Verkauf, für die Marktforschung.

Diese „effiziente", zudem durch ihren Mangel an Humor charakterisierte Analyse illustriert jene Reaktion gegen die Freudsche Revolution, die bei den Vertretern der Psychoanalyse selbst vorkommt. Und weil diese Form der Analyse – wie zufällig – durch öffentliche Mittel unterstützt wird, ist die Gefahr groß, daß sie völlig an die Stelle der Freudschen Analyse tritt, deren Ziel nicht die Anpassung des Individuums, sondern die Entdeckung des Unbewußten ist. Bei letzterer hat das Subjekt die Freiheit, diese Entdeckung seinen eigenen Vorstellungen gemäß zu benützen: es ist nicht Sache des Analytikers, ihm als Führer zur Verfügung zu stehen.

Dieser sozioökonomische Abstecher war keine Abschweifung, sondern sollte daran erinnern, wogegen die Hysterikerin kämpft. Sie wehrt sich gegen eine auf die Genitalität, auf die Fortpflanzungsfunktion reduzierte Sexualität. Sie kämpft gegen eine Verwechslung des weiblichen Wunsches mit der mütterlichen Funktion. Und ihr Kampf reicht bis in die ökonomischen Verhältnisse hinein, folglich auch bis in die Politik, weil die Gesellschaft unter dem Vorwand der Moral und des Glücks die Kreativität des Wunsches, der immer im Werden begriffen ist, in eine sich wiederholende und stumpfsinnige Befriedigung von oft künstlich hergestellten Bedürfnissen verzerrt.

Vielleicht erweckt das einen recht tendenziösen und schematischen Eindruck. Eine Übertragung des Sachverhalts auf die sozialen Auseinandersetzungen ist auch zu vereinfachend, weil sich ja alles unbewußt abspielt. Aber wenn es in der Psychoanalyse oder vielleicht auch anderen Verfahren gelingt, der Hysterie ihr Sprechen zurückzugeben, stellt sich heraus, daß das Symptom eine Wahrheit dieser Kategorie in sich trug, eine Wahrheit, die von restriktiven Instanzen abgeschirmt wurde, die meist durch die Eltern repräsentiert sind.

Schöpfung

Es ist immer leichter zu erklären, wogegen, als zu wissen, wofür man kämpft. Für eine bessere Zukunft? Das wäre ein etwas vages Programm. Den revolutionären Extremisten wirft man immer wieder vor, sie hätten keine konstruktiven Vorschläge. Wenn der Zufall es will, daß sie an die Macht gelangen, können sie – vielleicht mit etwas mehr Gerechtigkeit oder mit anders verteilter Gerechtigkeit – kaum das Werk ihrer Vorgänger fortsetzen.

Nun geht es hier aber nicht um Gerechtigkeit oder soziale Gleichheit. Man kann nicht ohne weiteres die Verhältnisse vom Subjekt auf die Gruppe übertragen, es sei denn, man ließe sich von trügerischen Analogien leiten. Sicherlich wird die Unterdrückung, die der Neurotiker erleidet, vom Konformismus einer Gruppe gestützt, doch ist das nicht mit politischer Repression zu vergleichen. Die Kräfte des Unbewußten haben es nicht darauf abgesehen, von der Macht der herrschenden Klasse Besitz zu ergreifen. Eher könnten sie den Nutznießern der Macht die Ärmlichkeit ihrer Vergnügungen offenbaren. Das ist keine angenehme Perspektive. Doch ist sie verborgen. Nur einige Angstanfälle können enthüllen, daß es unter der Tünche eine andere Wahrheit gibt.

Es läßt sich also nicht voraussagen, was die Neurotiker erfinden, wenn sie die Grenzen ihrer Neurose überschritten haben. Es gibt aber einen Bereich, dem niemand ausweichen kann, den der Liebe, einen Bereich, den wir in unseren Überlegungen über die Sexualität noch gar nicht richtig einbezogen haben. Eine Menge Fragen stellen sich in diesem Zusammenhang: Besteht eine Beziehung zwischen Liebe und Sexualität? Können die Neurotiker lieben? Und noch viele andere.

Anscheinend ist der Bereich der Liebe dem Wesen nach persönlich. Zumindest entsteht dieser Eindruck in der Gesellschaft, in der wir leben. Denn es gab und gibt auch andere. Polygamie, Partnerwahl durch die Eltern, strenge Heiratsregeln, Verzicht auf die Liebe zugunsten der Gemeinschaft und homosexuelle Gesellschaften; es gibt also eine Unzahl Modifikationen, die diese Liebe relativieren; am besten, wir sehen uns einige Definitionen und Anwendungsbereiche des Wortes Liebe aus dem Larousse* des 19. Jahrhunderts an. Daß dasselbe Wort die Bindung zwischen zwei Liebenden, zwischen Kindern und Eltern, zwischen Bürgern und dem Vaterland, schließlich noch zwischen Gläubigen und Gottheiten bezeichnet, ganz abgesehen von der Liebe zum Geld, zu Büchern und zur Kunst, sollte uns zumindest eine Schlußfolgerung nahelegen: der einzige gemeinsame Nenner zwischen diesen verschiedenen Formen der Liebe ist das Subjekt selbst. Es ist in allen Beziehungen zu finden, die etwas mit Liebe zu tun haben.

Erinnern wir uns auch an den Hinweis Freuds, daß die Liebe zunächst immer narzißtischer Natur ist. Man liebt im anderen das Bild jenes anderen, das man schon immer in sich trug. Ereignet sich die Begegnung urplötzlich, wobei die Umstände und – warum nicht – die Hormone ihren Teil dazu beitragen können, so nennt man das die Liebe auf den ersten Blick. Ein alter Schlager aus der Zeit vor dem Zweiten Weltkrieg beschrieb diese Liebe und damit auch (im Dreivierteltakt) das Motto der Hysterie: „*Celui qui ne viendra jamais et que j'attends; ah, comme j'aurais su l'aimer pour-*

---

* Französisches Lexikon.

tant." („Jener, der nie kommen wird, und auf den ich warte; oh, wie sehr hätte ich ihn lieben können.")

Die vollkommene Liebe existiert nur im Phantasma. Da kann man sicher sein, daß der andere immer dem Bild entspricht, das wir uns von ihm machen. Die Konfrontation mit dem realen Anderen führt zwangsläufig dazu, die Unterschiede im Vergleich zum imaginären Anderen entdecken zu müssen. Können diese Unterschiede Gegenstand der Liebe werden? Hier liegt das Problem. Daß wir im anderen unser eigenes Spiegelbild lieben, ist immer das erste Stadium. Etwas oberflächlich könnte man dagegen einwenden: „Wieso, wenn ich den anderen liebe, dann doch gerade, weil er (sie) das besitzt, was mir fehlt". Doch so eine Definition des anderen träfe auf die Hälfte aller Menschen zu. Die Spezifität, die Wahl eines im Augenblick dieser Wahl einzigartigen Partners entspricht einer Selektion. Der Partner wird der männlichste, bzw. weiblichste von allen möglichen sein.

Wenn man mit dieser Eroberung das begehrenswerteste Objekt an sich reißt, heißt das nicht, seinen eigenen Triumph zu feiern? Abgesehen davon, daß die Wahl im vorliegenden Fall ganz und gar subjektiv ist. Wäre sie objektiv, entspräche sie also beispielsweise der Suche nach materieller Sicherheit, nach Reichtum, ja sogar nach Lust, dann sollte man nicht mehr von Liebe sprechen. Die narzißtische Dimension der Liebe ist anscheinend leicht zu begreifen.

Sollen diese Bemerkungen zur Rechtfertigung der verbreiteten Skepsis in Liebessachen dienen? Bestimmt nicht. Es geht vielmehr darum, sich die Bedeutung der Liebesüberschätzung klarer zu machen. Die Betrachtung des eigenen Bildes führt zu einer Befriedigung, vorausgesetzt die unbewußten Instanzen erlauben es dem Subjekt, mit sich zufrieden zu sein. Diese Befriedigung kann entstehen, wenn der andere zum Spiegel wird, in dem sich das Subjekt wiedersieht, auch wenn es davon keine Ahnung hat. Sie ist aber davon bedroht, daß in diesem Bild der andere erscheint.

Die Neurose bindet das Subjekt an unbewußte Instanzen, die dahin tendieren, es an ein ideales Vorbild anzupassen. Die Auflösung der neurotischen Bindungen bringt dem Subjekt neue Freiheiten, unter anderem die des Scheiterns. Dazu ein paar Erläuterungen. Solange man der Mama zuliebe, die sich doch so aufgeopfert hat, ein braves, liebes und fleißiges Kind bleibt, hat man nicht das Recht zu scheitern. Das würde die Mama doch traurig machen. Man darf auch keinen Liebeskummer haben und nicht unglücklich sein. Weil das heißen würde, daß Mama sich getäuscht, daß sie mir nicht die Erziehung gegeben hat, die mir ermöglicht hätte, immer glücklich zu sein. Ununterbrochen muß also Mama den Beweis ihres Erfolges vor Augen haben. Daran zweifelt sie nämlich. Besser gesagt, sie zweifelt durchaus nicht – an ihrem

Scheitern. Nur verschiebt sie das ganze einfach. Sie hätte sich nicht um das Glück ihrer Kinder, sondern um ihr eigenes kümmern sollen. Dies hätte sie dazu geführt, sich die Frage zu stellen, was das ist, dieses Glück: ist es wunschlose Seligkeit mit darauf folgender Resignation und Entschädigungssuche anderswo?

Das Recht zu scheitern, ist eine der Grundvoraussetzungen dafür, daß der Wunsch mit allen seinen Konsequenzen überhaupt erst ins Spiel gebracht werden kann. Der Ausgangspunkt ist, daß man riskiert, vom anderen enttäuscht zu werden. Damit entsteht aber auch die Möglichkeit, ihn um seiner selbst willen zu lieben, ihn zu entdecken. Ihn zu lieben für das, was er uns an Unbekannten enthüllt, ihn zu lieben wegen seiner Verschiedenheit. Darin liegt kein Widerspruch zu dem, was wir vorhin bezüglich der anatomischen Unterschiede gesagt haben: der andere hat, was dem einen fehlt. Diese Unterschiede darf man nicht vernachlässigen. Sie sind die Quelle der intensivsten Lustempfindungen, die der Mensch erfahren kann. Man wird jedoch schwerlich die Auffassung aufrechterhalten können, daß die anatomischen Unterschiede nach der Phase der infanto-juvenilen Entdeckungen, wie man heute im psychiatrischen Jargon zu sagen pflegt, wirklich noch eine Offenbarung sind. Denn erst durch solche Unterschiede, die die phantasmatische Vorstellung durch die Realität des anderen ersetzen, wird die Überschreitung der narzißtischen Liebe möglich.

Und die Liebe des anderen ist jenseits der narzißtischen Liebe möglich. Um so weit zu kommen, ist es nötig, aber auch ausreichend, daß die unbewußte Botschaft der Neurose entziffert worden ist.

Diese Botschaft, die versichert, daß sich die Zukunft des Subjekts weder auf den Wunsch der Eltern noch auf die sozialen Konventionen beschränkt, läßt jenen fortwährenden Schöpfungsprozeß zu, für den die Liebe die beste Voraussetzung bietet.

Daß die Heirat eine der möglichen Konsequenzen der Liebe sein kann, das geht nur die beiden Liebenden selbst etwas an. Sie kann weder als Bedingung noch Vollendung der Liebe im Sinne der Liebe des anderen gelten. Recht deutlich zeichnet sich nämlich andererseits die Rolle der Garantie ab, die die Heirat in der narzißtischen Liebe spielt, die, wie wir zeigten, nicht scheitern darf.

Das sind Hirngespinste eines wenig realistischen Mannes, eines privilegierten Egoisten, werden jene sagen, die mit beiden Füßen fest auf der Erde stehen, ja die einen von beiden sogar unter der Erde haben, um noch sicherer zu stehen, und die wissen, daß die Genitalität die Vollendung des Menschen ist, die volle Entfaltung derjenigen, die alle Reifestadien durchschritten haben. Bis sie dann überreif sind. Jene also werden fragen: „Was machen Sie mit den Kindern?" Weniger populär heißt das auch: „Warum machen Sie Kinder?"

In dieser Form stellt sich auch das Problem. Selbstverständlich kann man zu der Entscheidung kommen, das „seid fruchtbar und mehret euch" zu befolgen. Vorausgesetzt man nimmt nicht am Kreuzzug teil, der diese heilige Vorschrift dem auferlegt, der andere Wege lieber geht. Vorausgesetzt auch, man vergißt nicht, daß – welch Zufall! – diese heilige Vorschrift denen dient, die Arbeitskräfte, Konsumenten und Kanonenfutter brauchen.

Wenn heutzutage am Ende dieses 20. Jahrhunderts Kinder auf die Welt kommen, ohne daß sich die Eltern dazu entschlossen haben, dann sicher, weil gewisse Kreise durchaus daran interessiert sind, das Proletariat aller Länder nicht darüber zu informieren, wie man miteinander schlafen kann, ohne zu empfangen. Denn was für einen Grund gibt es, abgesehen von den religiösen, nationalen und ökonomischen Zwängen, Kinder zu haben? Welchen Grund sonst als die Freude, die man dabei erleben kann? Freude ist ein Ausdruck voller Kraft, wodurch er sich jeglicher Idee von Trost entgegenstellt. Kinder zu machen, weil man darauf spekuliert, durch sie Entschädigung für alle Widerwärtigkeiten und Enttäuschungen des Lebens zu erhalten, heißt sie – im besten Fall – zur Neurose zu verurteilen.

„Man sieht gleich, daß ein Mann diese Zeilen geschrieben hat. Nie hätte eine Frau ..." Daß dieser Einwand erhoben wird, ist gar nicht einmal so sicher, denn nichts von dem, was gesagt wurde, müßte eine Frau schockieren. Was uns schlußendlich zu sagen auferlegt, was eine Frau ist, d. h. jemand, der der Neurose entronnen, eine Frau geworden ist. Gewiß jemand, der eine Frau für einen Mann ist oder sein kann. Diese Definition wird nur ein Versuch sein können, der vor allem zu Reflexion, Kritik und persönlicher Erfindung anregen soll.

Ein Privileg der Frau besteht darin, daß sie Kinder haben kann. Damit ist nicht gemeint, daß sie sich auf eine Funktion reduziert, weil Sexualität nicht Genitalität ist. Doch bleibt es der nicht neurotischen Frau, d. h. der Frau, die sich nicht für einen Mann halten will, durch diesen Unterschied erspart, sich um die Vollkommenheit zu sorgen. Sie weiß, daß ihr diese Möglichkeit der Erschaffung von etwas Neuem praktisch immer zur Verfügung steht. Sie ist nicht vollendet und sorgt sich nicht um Grenzen, die sie ausfüllen müßte. Dadurch kann sie in der Liebe die narzißtischen Grenzen leichter hinter sich lassen als der Mann.

Was nicht bedeutet, daß ihr Narzißmus nicht offensichtlich ist; Freud beschrieb ja als Beispiel für die narzißtische Liebe gerade die weibliche Liebe, aber er stellte sie dem gegenüber, was er die „anaklitische" Liebe* nannte, ein

* A. d. Ü.: Gemeint ist die Liebe nach dem Anlehnungstyp.

Begriff, der im Deutschen weniger häßlich klingt als im Französischen. Die Übersetzung *amour par étayage* (stützende Liebe) hört sich etwas besser an. Aber warum nicht „haltende Liebe", was vielleicht zu sehr den Zuhälter evoziert. Mit anderen Worten, durch diese Gegenüberstellung der zwei Liebesformen hob Freud für den Mann die Suche nach einer ergänzenden Stütze hervor, während seiner Ansicht nach die Frau, der ihr Bild genügt, dies nicht benötige. Wahrscheinlich waren die Beispiele, auf die Freud sich stützte, nicht ganz von neurotischer Beimengung gereinigt.

Wegen der oben angeführten Gründe ist das narzißtische Bild für die Frau nicht synonym mit Totalität, Vollkommenheit. Diese akzeptierte Unvollkommenheit ermöglicht den Frauen, den anderen zu entdecken und vielleicht zu lieben. In der Liebe sind sie so Führer und Herrin/*maîtresse* des Mannes.

SEXUALITÄT UND MÄNNLICHE HYSTERIE

Allgemeines

Wenn es ein Kapitel gibt, das von der Neurosenforschung übergangen wird, ein Gebiet, das wenig interessiert, dann das über die Sexualität hysterischer Männer. Man begnügte sich bisher mit dem Hinweis, daß sie an Störungen leiden, die denen der Frauen analog sind, und glaubte, damit schon alles gesagt zu haben.

Vor allem bildete man sich ein, über diese Beschwerden, klassischerweise eingeteilt in Impotenz und Ejaculatio praecox mehr zu wissen als über die Frigidität, obwohl man über sie höchstens ebensoviel – und das ist schon sehr wenig – oder vielleicht sogar noch weniger weiß. Wie die hysterische Frau will auch der hysterische Mann gefallen, am liebsten allen. Doch ist er sich seiner Sache weniger sicher, leidet er doch am allgemeinen Handikap des Mannes gegenüber der Frau, die er idealisiert und auf ein Podest stellt. Meistens ist die Angst beim Mann weniger vollständig in Symptome „konvertiert", selbst wenn diese sich unter dem Deckmäntelchen „ehrbarer" Syndrome verbergen. Bekommen hat man sie beim Dienst für das Vaterland oder für die Gesellschaft, oder sie wurden einem durch einen dafür verantwortlichen und von der öffentlichen Meinung verdammten Aggressor, die Gerichte oder – weit davon entfernt, bedeutungslos zu sein – die Versicherungsgesellschaften zugefügt.

Es geht dem Mann also darum, allen (nicht nur allen Frauen) zu gefallen. Die Bestätigung, brav und tüchtig zu sein, aber auch geschätzt zu werden, braucht er nicht nur von Muttersatzfiguren, sondern auch von männlichväterlichen Persönlichkeiten; er hat nämlich den kindlichen Wettbewerb mit einem Vater, der ihm nicht zeigen konnte, wer der Stärkere ist, oder es nicht wagte, noch nicht aufgegeben. Mit der Begründung, das Kind nicht zu „frustrieren" verbietet ein sehr weit verbreiteter pädagogischer Irrtum dem Vater, den Jungen auf seinen Platz zu verweisen. Trotzdem hätte er gerade dadurch die Möglichkeit, diesen Platz für sich zu beanspruchen.

Wahrscheinlich ist dieser pädagogische Ratschlag nur deshalb so weit verbreitet, weil es für einen Vater viel leichter ist, permissiv zu sein, als einen Wunsch und damit auch ein Gesetz zum Ausdruck zu bringen. Meistens erzählt man dem Jungen, er sei ein „Großer", man rechne mit ihm, sicher werde er dem Vater Beistand leisten, ja sogar ihn ersetzen und es besser machen als er. Dem Kind Aufgaben zu stellen, zu deren Lösung es nicht in der Lage ist, hat etwas Verwirrendes und Erschreckendes an sich. Ihm aber zu sagen „das alles sind Sachen für später", wird es beruhigen und ihm erlauben, die Kindheit mit Gewinn zu durchlaufen.

Ein Vater, der unter welchem Vorwand auch immer nicht verbietet, zeigt vor allem, daß er nicht den Mut aufbringt, zu verbieten. Die hierher gehörenden Vorwände sind zu bekannt, als daß man sich länger damit befassen müßte: das Leben wird es mit sich bringen, das Kind mit Versagungen zu konfrontieren; es hat nicht darum gebeten, geboren zu werden, folglich haben wir nicht das Recht, es zu schikanieren; es hat mich den ganzen Tag nicht gesehen, und wenn ich abends nach Hause komme, soll ich noch den Kinderfresser spielen, und ähnliches mehr. In Wahrheit raubt diese Haltung, die vorgibt, keine Wünsche zu haben oder sie niemandem auferlegen zu wollen, dem Kind das Vorbild des Wunsches und auch den Schutz, den ein wünschender Vater gewährleistet. Ein wünschender Vater, d. h. ein Vater, der genügend stark ist zu fordern, genügend mutig, um zu zeigen, daß er etwas will und sei es auch nur Ruhe, wenn er nach Hause kommt. Das Gebrüll des Kindes bei der Rückkehr des Vaters von der Arbeit wird unterschiedlich interpretiert. Die Skala der Deutungen reicht von Freude, den Vater wiederzusehen, bis zu Eifersucht gegen den, der ihm die Mutter entzieht. All das mag zutreffend sein. Meistens aber handelt es sich um eine Provokation, um einen Appell nach einem Ordnungsruf, d. h. nach der Autorisierung, sich beruhigen zu dürfen und nicht derjenige sein zu müssen, dessen Stimme den Vorrang hat.

Ohne diesen Schutz ist der Junge Phantasmen ausgesetzt, in deren Szenen erschreckende Mächte erscheinen. Die nächtlichen Angstzustände, bei denen es zu Begegnungen mit menschlichen, tierischen, ja sogar außerirdischen Verfolgern kommt, inszenieren im Alptraum die Instanzen, an deren Seite sich das Kind glaubt setzen zu müssen, um stark zu sein. Maßlosigkeit entsteht als Folge davon: angesichts der Unmöglichkeit, den Vater zu unterstützen, eine Unmöglichkeit, die durch den Vater nicht signifiziert wurde, erfindet das Kind immer mächtigere Kräfte, die es, so scheint es, in den Träumen bedrohen. Doch die eigentliche Bedrohung liegt darin, daß dem Kind auferlegt ist, eines Tages selbst diese Kräfte erreichen zu müssen. Durch sein Schweigen erscheint der Vater selbst als jemand, der von diesen Mächten bedroht wird, die das Kind bedrängen, ohne daß sie ihm vorstellbar sind. Es sind jene Mächte, die dann die kindlichen Traumszenen bevölkern. Sie sind so furchterregend, daß das Kind daraus lieber äußere Feinde macht, als sich selbst in ihnen wiederzuerkennen.

Dieses schon hysterische Kind entspricht oft dem Bild des unausstehlichen Kindes. Und das Schweigen, die Toleranz der Väter wie auch der Mütter gegenüber ihren Kindern macht aus dieser Nachkommenschaft eine wahre Plage für die Umgebung. Das Phantasma des Kindes ist in diesen Fällen schon Realität geworden. Diese Väter, die es nicht wagen, sich vor ihren Kindern zu behaupten, wagen dies ebensowenig gegenüber ihrer Umgebung. Unbewußt delegieren sie so an ihre Kinder, sich stellvertretend für sie an einer Gesellschaft zu rächen, deren Zwänge sie sich selbst nicht zurückzuweisen trauen.

Oft sind die nächtlichen Angstzustände schon die ersten Anfänge einer Reihe phobischer Manifestationen; die angstauslösenden Situationen sind nämlich nichts anderes als die Transposition der nächtlichen Gefahren in den Wachzustand. So erklärt sich die so häufig vorkommende typische Verlegenheit, Schüchternheit und Befangenheit der kleinen Jungen, Eigenschaften, die mit provokativem und unausstehlichem Verhalten keineswegs unvereinbar sind.

Wenn die Neigung zur Phobie im Kindesalter keine Lösung findet, können in der Jugend hysterische Symptome, Konversionssymptome und „sexuelle Störungen" auftreten, die wieder Vermeidungsmanöver sind, durch die das Subjekt sich der Konfrontation mit Situationen entzieht, deren Schwierigkeiten es überschätzt, ebenso wie es früher in kindlicher Einbildung die Schwierigkeit der Anforderungen des Erwachsenenlebens übertrieben hat.

Die Perversion als Maske

Vermeidungshaltungen sind für den hysterischen Mann besonders auf sexuellem Gebiet sehr charakteristisch. Alle perversen Verhaltensmuster können hier in Erscheinung treten. Sie kommen erst beim Mann zu ihrer eigentlichen Bedeutung; gleichzeitig wird klar, warum sie bei der Frau weniger wichtig sind. Diese perversen Züge sind meistens nur eine Variante der Neurose; es sind dieselben, mit denen der Psychoanalytiker am häufigsten konfrontiert wird. Es sind Verhaltensweisen, deren Sinn darin besteht, der furchterregenden „fremdartigen Zusammenkunft“ mit einer Frau aus dem Weg zu gehen.

Das homosexuelle Spiel steht hier an erster Stelle. Jeder weiß, wie schnell sich dieses Spiel in Gemeinschaften von Heranwachsenden entwickelt. Unter dem Vorwand, den Spießer schockieren zu wollen, spielen die jungen Männer den Homosexuellen und wollen auch dafür gehalten werden. Paarbildungen, geheime Bünde und gemeinsame Vorlieben, all das gehört zu diesem Spiel, das übrigens zugleich die Besorgnis und manchmal auch die Bestrafung durch Zensoren jeglicher Provenienz auf den Plan ruft. Die peinlichste Überwachung entwickelt sich natürlich in den von Ordensbrüdern geleiteten Erziehungsanstalten. Man braucht aber nicht zu glauben, daß der Vorarbeiter oder der Spieß in solchen Dingen toleranter sind. Nur fehlt ihnen die moralische Rechtfertigung, und die Beunruhigung beim Zuschauer tritt offenkundiger zutage.

Handelt es sich hier um eine „echte“ Homosexualität, d. h. eine, bei der ausschließlich oder überwiegend eine erotische Lust mit einem beruhigenden, weil mit dem eigenen Bild identischen Partner gesucht wird? Das ist bestimmt der weitaus seltenere Fall. Man könnte eher sagen, daß diese scheinbaren Homosexuellen von dem sekundären Krankheitsgewinn der Perversion profitieren. Weil der andere so ist, wie man selbst, kann man sich beruhigen. Man ist nicht mehr allein. Die Begegnung mit Mädchen wird vermieden und hinausgeschoben. Wenn die Sinnlichkeit drängender wird, trifft man sich, masturbiert, für sich oder gegenseitig, und die Sache ist erledigt. Und schließlich liegt ein nicht zu unterschätzender Vorteil darin, daß man sich von der gefürchteten Gesellschaft geächtet wähnt, deren Forderungen aber noch gar nicht erkannt worden sind.

Dieses Verhalten – eigentlich sind es richtiggehende Symptome – könnte man Exhibition der Homosexualität nennen. Es kommt darauf an, eine Homosexualität zur Schau zu stellen, ohne jedoch das Augenzwinkern zum Publikum hin zu vergessen, das beweist, daß man nur so tut. Man findet hier das Theatralische, die Vorliebe für hysterische Inszenierungen wieder. Gleichzeitig zeigt diese Zuflucht zu perversen Attitüden einem aufmerksamen Beobachter, daß es sich oft um eine Kombination verschiedener Perversionsformen handelt. Wenn man sich, aus welchem Grund auch immer, der auf die Genitalität beschränkten Sexualität entzieht, entdeckt man, daß es eine ganze Reihe von Verhaltensweisen gibt, die als Ersatz funktionieren können. Eben diese Substitute bezeichnet man gewöhnlich mit dem Ausdruck Perversion. Es ist nicht ohne Bedeutung, darauf hinzuweisen, daß die Psychiater, Psychologen, Sexologen, aber auch Juristen, Kriminologen und Moralisten versucht haben, selbst in diesen Bereich der Perversionen Ordnung hineinzubringen. So versah man die Perversionen mit Namensschildchen, die Zahl der bekannten Formen war ja auch relativ klein. Jetzt staunte man aber darüber, daß ein bestimmter Perverser sich nicht mit der Kategorie zufrieden gab, die man ihm zugewiesen hatte. Nun ist zwar eine bestimmte perverse Szenerie für eine Person in etwa konstant, doch kommt es oft vor, daß diese Szenerie mehrere Kategorien von Perversionen miteinbezieht. Manchmal findet man es sogar bedauerlich, daß man diese Kategorisierung den Wissenschaftlern – wenn's wahr ist ernsthaften Leuten – überlassen und nicht den Perversen selber anvertraut hat, die in diese Systematisierung wahrscheinlich mehr Feinheit und Abwechslung hineingebracht hätten. Doch gibt es dafür einen guten Grund. Zu viel Differenziertheit hätte nämlich womöglich aufgezeigt, daß die Perversionen gar nicht aus feinsäuberlich voneinander abgegrenzten Praktiken bestehen, die völlig von der normalen Sexualität verschieden sind, sondern daß im Gegenteil eine Menge von Varianten die Grenzen fließend macht; das geht soweit, daß man sie schließlich auch in den Praktiken der Paare wiederfindet, die ganz an die Norm angepaßt sind.

Vielleicht würde man am Ende sogar entdecken, daß das von den religiösen Moralvorschriften gepredigte Vorbild nur selten im Reinzustand vorkommt. Man wird hier auf eine Divergenz zwischen der Moral und dem Zivilrecht, das in diesem Fall weniger streng urteilt, aufmerksam. Sind die Paare erst einmal amtlich registriert, so können sie miteinander, ja sogar zwischen verschiedenen Paaren, machen, was ihnen beliebt, vorausgesetzt, es kommt zu keiner Beeinträchtigung der Arbeitskraft. Der Fiskus und der Arbeitgeber verlangen keine Beichte. Sie sind Humanisten und respektieren die Grenze des Privatlebens!

Wir haben also keine Veranlassung, darüber erstaunt zu sein, daß unsere hysterischen Jünglinge aus dem Exhibitionismus ihrer meist fiktiven Beziehungen ein zusätzliches Plus ziehen, das manchmal wichtiger ist, als die Beziehung selbst. Man zeigt, was man alles kann, und mißt dessen Bedeutung an der Intensität der hervorgerufenen Entrüstung. Gleiches trifft für jene bedauernswerten Exhibitionisten zu, die die Polizei nach einer Anzeige durch Leute, deren Psychogramm man noch studieren müßte, zuerst vor die Gerichte, dann zu den Psychiatern schleppt. Diese ganze Komödie: Anzeige, Festnahme, Anklage und Begutachtung gehört gerade zur exhibitionistischen Inszenierung. Noch der tölpelhafteste dieser Unholde, wie sie in der Presse heißen, vervielfacht seine Lust durch die Aufregung, die darum gemacht wird. Durch sie wird ihm bewiesen, daß das, was er zur Schau stellte, unendlich viel wichtiger war, als das, was er zu entblößen glaubte.

Sogleich wird der Chor der Familienväter – sie nämlich sind es, die sich am meisten empören – ertönen: „Sie nehmen wohl die moralische Erschütterung, die der Anblick dieses Objekts bei unseren Töchtern hervorruft, auf die leichte Schulter. Vor allem aber vergessen Sie eines: „er hätte sie auch vergewaltigen können“. Das gerade nicht. Wenn ein Mann ein Mädchen vergewaltigen will, wird er sich nicht vor Kirchenportalen oder Schulen aufstellen, wo er sicher sein kann, erwischt zu werden, das ist es nämlich, was er will. Unsere fiktiven perversen Klassifizierer hätten uns hier einen Dienst erweisen können. Den Exhibitionisten hätten sie nicht mit dem verwechselt, der sich an der Biegung einer einsamen Straße einer Frau zeigt, nackt, damit er sich nicht mehr entkleiden muß, wenn er seine Hände anderweitig benötigt.

Soviel um die Flucht zu perversen Erscheinungsformen zu beschreiben, die es dem hysterischen Mann ermöglicht, sich mit dem Zeigen zu begnügen. Ebenso gut wäre es möglich, die Flucht in den Fetischismus darzustellen. Immer geht es darum, etwas in Sicherheit zu bringen. Nicht vor dem Blick, im Gegenteil, dem Blick soll etwas dargeboten werden, etwas, wovon man hofft, es nicht benützen zu müssen. Den Penis zu zeigen, das läuft darauf hinaus, aus ihm ein sehenswertes und anbetungswürdiges oder aber ein abscheuliches und skandalöses Objekt zu machen. Doch nur ja nichts anderes. Wie bei wertvollen Gegenständen, die man in eine Vitrine stellt, damit sie die Bewunderung und den Neid der Besucher erregen, Museumsstücke, die nicht benützt werden dürfen.

Impotenz

Sollte es einmal doch dazu kommen, bliebe eine letzte Parade: die Impotenz. Man kann sich fragen, was da geschützt werden muß. Der Patient selbst weiß darüber nichts. Er ist ja der erste, der darunter leidet und deshalb um Hilfe bittet. Diese Bitte bringt den Arzt etwas in Verlegenheit, weiß er doch selbst auf diesem Gebiet nicht mehr als in Sachen Frigidität. Mit dem Unterschied freilich, daß die Frigidität im Prinzip kein Hindernis für den Koitus darstellt, während die Impotenz ihn praktisch unmöglich macht.

„Er fürchtet, daß man ihn ihm abschneidet“, lautet die psychologische „Erklärung“, die man aus dem ableitet, was Freud die Kastrationsangst nannte. Eine Erklärung, die, wie so oft, wenn man psychologisiert, nichts erklärt. Und die Häufigkeit dieser Furcht, die die männlichen Mythologien der *vagina dentata* und der kastrierenden Frau hervorgebracht hat, erklärt auch nicht mehr. Nicht weil viele Männer Angst haben, bekommt diese Furcht schon einen Sinn.

Eine besondere und sehr oft vorkommende Form der Impotenz liefert uns vielleicht einen ersten Hinweis zur Klärung des Sachverhaltes. Sie tritt bei

Männern auf, die an amouröse Abenteuer gewöhnt sind, die schon viele Beziehungen zu Frauen hinter sich haben und oft als Playboys oder Don Juans angesehen werden. Es handelt sich um die Impotenz bei der ersten Zusammenkunft. Die Szenerie wiederholt sich bei jedem neuen Versuch. Zumindest hinsichtlich des sexuellen Aktes im engeren Sinn sind die ersten Zusammenkünfte eine Pleite. Es ist fünf vor sieben, in einem kleinen, abseits gelegenen Hotel oder in einem Appartement. Alles ist bestens vorbereitet. Ein Auto mit Liegesitzen ist eine vielleicht weniger raffinierte Variante. Kurz, alles stimmt – bis auf die Erektion, die sich partout nicht einstellen will. Gewöhnlich reagieren die Frauen darauf wie jene von Brantôme zitierte Dame. Sie hatte sich zu einem Rendezvous mit einem Kavalier eingefunden, der schon lange um ihre Gunst geworben hatte und nun entschlossen war, sich seiner Leidenschaft hinzugeben. Doch im entscheidenden Moment wußte der Unglückliche nicht weiter. Die Dame nahm ihm das keineswegs übel und gab ihm jene bemerkenswerte Deutung: „Sie müssen mich aber lieben, mein Herr!"

Man könnte zunächst meinen, es handele sich um eine Methode, um allzu fordernde Frauen auszuschließen, Frauen, die auf eine immer einmal mögliche Schwäche verletzend und demütigend reagieren könnten. Solche Frauen würden dann den ungenügenden Liebhaber mit anderen befriedigenderen vergleichen. Wieder einmal ein Männerphantasma. Wenn es Wirklichkeit wird, hat man es mit einer Frau zu tun, die entweder selbst oder im Namen eines anderen, meistens der Mutter, eine Rechnung mit den Männern zu begleichen hat.

Was der Mann in Wahrheit hören oder glauben will, ist, daß es nicht „das" oder nur „das" ist, was man von ihm erwartet. Daß man ihn um einer anderen Sache willen liebt. Und daß man ihn nicht verläßt, wenn er sich exekutiert hat.

Eine merkwürdige Umkehrung der Situation, erkennt man doch darin den immer wieder gehörten Vorwurf verlassener Mädchen: „Wenn sie einmal erreicht haben, was sie wollten, lassen sie euch sitzen." Was sie wollen, ist also nicht das *„faire l'amour"*, sie wollen die Mädchen „haben", Jagdtrophäen gleich, die man sammelt und zur Schau stellt. Aber wem? Den Kameraden, um sich durch deren Bewunderung die eigene Männlichkeit bestätigen zu lassen?

Ist dann für unseren Playboy die Impotenz der ersten Zusammenkunft die Furcht des Talion? Vielleicht. Nur ist sie zu bewußt, um wirksam zu sein. Er leidet ja unter diesem Symptom, auch wenn nach einiger Zeit alles wieder in Ordnung kommt. Dann aber versichert er: „Nach einigen Tagen habe ich es ihr gezeigt – und wie." Dieses „ihr es gezeigt" oder „ihr es gemacht", was man auch aus dem Munde mancher Frauen hört: „er hat's mir gezeigt", enthält einen Ausschluß. Der Mann empfindet nichts. Er bleibt den letzten Beweis schuldig. Wie ein Handwerker, der zu einer Reparatur kommt. Nicht, weil ihm das Freude macht, sondern weil er erwartet, dafür bezahlt zu werden.

Was? Er will in dieser Angelegenheit lieber bezahlt werden, statt Lust zu empfinden, wird man hier fragen. Aber natürlich. Er erwartet als Gegenleistung etwas anderes als die geteilte Lust. Alles genau wie der Handwerker, der einige Tage später kommt, ohne herausgefunden zu haben, warum der Fernseher nicht mehr funktioniert, der sich aber trotzdem die Arbeitsstunden bezahlen läßt.

Wenn er diesbezüglich erst einmal beruhigt ist, findet unser Playboy schnell wieder zu seiner Potenz. Bevor wir weitergehen und uns fragen, worin diese Bezahlung besteht, dieser Ersatz, werden jene sagen, die von der Neurose befreit sich mit der Lust begnügen, drängt sich eine Feststellung auf. Offenbar genügt dem Mann im vorliegenden Fall die Lust nicht. Geheilt von seiner Impotenz erweist er sich als – frigide. Ein überraschendes Ergebnis. Doch wenn man sich daran erinnert, was über die Frigidität bei der Frau gesagt wurde, ist die Überraschung schon nicht mehr ganz so groß. Was für diesen Mann zählt, ist nicht die Lust, die er erfährt, sondern die, die er bringt.

Das wäre ein schönes Beispiel für Altruismus, wenn er sich nicht schon im voraus hätte bezahlen lassen und zwar in der Währung der Anerkennung: „Müssen Sie mich aber lieben!" Das heißt in der Währung der Liebe. Das beste Mittel, geliebt zu werden, ist zu lieben, sagt Safouan.*

Um die Liebe nicht zu verlieren, verzichtet man darauf, sie auszuüben. So wie man am Genuß/*jouissance* festhält und auf die Lust verzichtet. Heißt also lieben/*faire l'amour* die Liebe vollenden, sie zu beenden? Um was für eine Liebe geht es hier?

Der Leser wird das Vorbild erkannt haben, es geht um die Liebe der Mutter.** Die, bei der keine Rede davon sein kann, sie durch die Lust zu vollenden. So erklärt sich auch, warum der Lust so wenig Bedeutung beigemessen wird. Zumindest jener Lust, die an die Herabsetzung von Spannungen geknüpft ist. Doch bringt die Liebe der Mutter in solchen Fällen eine andere Art von Lust mit sich. Ja vielleicht könnte man hier sogar von Genuß/*jouissance* sprechen. Die mütterliche Zuneigung gibt nicht die Bestätigung, der Mutter Lust verschafft zu haben im Sinne des *faire l'amour*, sondern für sie das wertvolle Etwas zu sein, von dem sie sich nicht trennen will. Man erhält die Bestätigung zu repräsentieren, was ihr fehlt. Nicht der Penis, der ihr von der Natur oder der eigenen Mutter vorenthalten wurde, sondern all das, um das

---

* M. Safouan: *Die Struktur in der Psychoanalyse*. In: *Einführung in den Strukturalismus*. stw 10, 281.

** A. d. Ü.: Im subjektiven und objektiven Genitiv zu lesen.

sie das Leben betrogen hat. Man ist ihr ganzer Trost, die Entschädigung für all ihr Unglück: der unvollkommene Ehemann, ein Leben mit zu viel oder zu wenig Muße, die langweilige Arbeit, die Gleichgültigkeit der Mitmenschen. Das ist viel für einen einzigen kleinen Mann, auch wenn er physisch erwachsen geworden ist.

Es ist jetzt offenkundig, daß die Impotenz letztlich eine Antwortreaktion auf den unbewußten Anspruch der Mutter ist, durch die ihr gezeigt wird, daß immer nur sie es ist, zu der man hält, für die man stellvertretend auf der Welt ist. Ausstellungsgegenstand – nicht zum Gebrauch geeignet. Von daher die Vielzahl der Liaisonen, die immer wieder ein bereits bekanntes Bühnenstück inszenieren. Jeder, der diese Situation kennenlernen konnte, wird bestätigen, daß die Hauptsorge jener gelegentlich impotenten und dauernd frigiden Männer die Furcht vor dem Tod ist, vor einem Tod, der in ihrem durch die Wiederholung gekennzeichneten Leben längst eingeschrieben ist. Wenn man sich vergegenwärtigt, was über die Wiederholung schon gesagt wurde, kann einen diese Verknüpfung der Impotenz mit der Todesfurcht nicht mehr überraschen. Soll das heißen, daß das alle Fälle von Impotenz erklärt? Natürlich nicht. Genauso wenig, wie die Deutung der Frigidität sich nicht wie ein Patentrezept auf alle Fälle von Frigidität anwenden läßt.

Jeder hysterische Mann arbeitet seine eigene neurotische Struktur aus, um nicht den phantasmatischen Beistand der Mutter zu verlieren, so wie jede hysterische Frau ihre eigene narzißtische Abwehrstruktur formt.

Im Zusammenhang mit der Impotenz muß man noch die vorzeitige Ejakulation erwähnen. Man macht aus ihr manchmal eine abgeschwächte Form der Impotenz. Zu Recht unterscheidet man klinische Varianten: *ejaculatio ante portas* und vorzeitiger Orgasmus. Die Interpretation dieser Symptome darf auch hier nicht auf eine klinische Kategorie, sondern nur auf die jeweilige individuelle Situation bezogen werden. Bei der Alles-oder-nichts-Reaktion der Impotenz war es noch möglich, eine generelle Deutung ins Auge zu fassen. Die Vorzeitigkeit des Orgasmus dagegen scheint sehr vielen Faktoren unterworfen zu sein.

Wer – meistens zu oberflächlich – mit dem gesunden Menschenverstand an die Sache herangeht, führt die kurze Dauer eines Koitus auf eine überstarke Reizwirkung zurück, die von einer besonders begehrenswerten Partnerin ausgeht. So einer Partnerin wurde auch schon der Rat gegeben, ihre Reize doch herabzusetzen! Sie möge sich bemühen, unscheinbarer auszusehen.

Die Männer, die an diesen Symptomen leiden, erfinden manchmal einen in die gleiche Richtung zielenden „Trick“: sie denken während des Verkehrs an unangenehme Dinge. Daß solche Gegenmaßnahmen „funktionieren“ können, ist sicher: der Mensch ist leicht konditionierbar, wobei sich die Konditionierung als Folge einer wiederholten Suggestion einschreibt. Deshalb sind auch alle Techniken der Sexualtherapie durch eine nicht zu vernachlässigende Erfolgsquote gesichert. Doch handelt es sich nur um die Unterdrückung eines Symptoms. Ein zum Schweigen gebrachtes Symptom findet aber immer wieder einen neuen Weg, um sich auszudrücken.

Kehren wir zur Ejaculatio praecox zurück. Zunächst, um ein klinisches Faktum zu erwähnen. Es gibt Fälle elektiver Ejaculatio praecox. Das heißt, daß bei einem bestimmten Mann das Symptom nur mit einigen bestimmten Partnerinnen auftritt. Schon durch eine oberflächliche Befragung läßt sich für diese Fälle eruiren, daß entgegen der Erwartung, die man zunächst hätte haben können, im Falle der Symptombildung das Begehren mehr oder weniger abwesend war, daß man nicht mit ganzem Herzen dabei war. Öfter als man denkt, schläft ein Mann mit einer Frau, nur weil diese ihn mehr oder weniger direkt dazu aufgefordert hat.

Wenn der Mann mit einer direkten Forderung konfrontiert wird, ist die Impotenz eine leicht begreifliche Reaktion. Man muß sich nur ins Gedächtnis rufen, was über die Impotenz gesagt wurde: ein Mann, von einer Mutter erzogen, die aus ihm die Entschädigung für ihre unerfüllten Wünsche macht, übernimmt bloß eine Repräsentationsfunktion. Man darf von ihm nichts anderes verlangen, weil er es nicht geben könnte. Bei der Ejaculatio praecox handelt es sich weniger darum, daß er auf die Forderung nicht antworten kann, als vielmehr darum, daß er dazu keine Lust verspürt: er entledigt sich seiner Aufgabe so schnell wie möglich.

Offenkundig sind nicht irgendwelche objektiven physischen Mängel einer Frau für den Mangel an Lust verantwortlich zu machen. Aussehen und „Formen“ spielen keine Rolle. Eine Frau – aber umgekehrt genauso auch ein Mann – wird nicht Objekt des Wunsches, weil sie eine begehrenswerte Eigenschaft hätte, um das *quia habet virtus dormitiva* zu paraphrasieren. Das Objekt des Wunsches konstituiert sich, weil das Subjekt wünschend ist. Was nicht heißt, daß es jeden Beliebigen begehren könnte. Es gibt – und das vor allem in diesen Fällen elektiver Ejaculatio praecox – Zeichen oder Umstände, die den Wunsch verbieten. Meistens wird ein Gefühl der Schuldigkeit durch diese Bedingungen ins Spiel gebracht. Doch muß man daran erinnern, daß von einem Schuldgefühl zu sprechen, keine Erklärung ist. Das Schuldgefühl tritt immer dann in Erscheinung, wenn sich das Subjekt einem unbewußtem Auftrag, einem Relikt der elterlichen Hypothek widersetzt.

Der Wunsch, so schnell wie möglich fertigzuwerden, läßt auf eine besondere Besetzung des Endes schließen. Man könnte eine Menge klinischer Beispiele dafür finden. Manche Liebespaare warten mit dem Liebesakt bis zum letzten Moment ihres Zusammenseins, ohne daß deshalb die Lust, die sie aus ihm schöpfen, in irgendeiner Weise gemindert wäre. Die Dringlichkeit, das Drohen einer Störung fungiert gelegentlich auch als Stimulans. Man könnte hier wieder auf das zurückkommen, was wir über die Aufrechterhaltung des Genießens/*jouissance* sagten. So kann also hier ein und dasselbe Symptom mit zwei verschiedenen ursächlichen Kategorien in Beziehung gesetzt werden: entweder eine Art Abneigung, die zur Beendigung der Angelegenheit drängt oder eine Dringlichkeit zwischen den Liebespartnern, zu einem Schluß zu kommen. Dann sind dafür vielleicht auch zwei Bezeichnungen gerechtfertigt: vorzeitige Ejakulation und beschleunigter Orgasmus.

Vor allem die erste Reaktion ließe sich der Hysterie zuordnen. Dieses Symptom bringt gleichsam eine Verweigerung des Engagements, einen Rückzug im letzten Moment zum Ausdruck. Insofern Endgültiges vermieden wird, erreicht die Verweigerung darin ihren Höhepunkt. Endgültig bezeichnet hier, was in der Ordnung der Eltern als endgültig angesehen wurde: die Berufswahl, vor allem aber die Heirat. Wieder einmal sind wir bei der Sorge um Vollkommenheit.

Beim Mann hat die Situation durch die Aufrechterhaltung der Bindung an die Mutter eine besondere Note. Allen Widrigkeiten zum Trotz bleibt er der kleine Junge, von einer Mutter bevorzugt, die nur in seinen Träumen existiert. Und auch wenn er heiratet oder sich hinter Noahs Mantel der Perversion flüchtet, bleibt die privilegierte, phantasmatische Beziehung bestehen. Immer wird die Suche nach einem undeutlichen, in mythischer Vergangenheit liegenden Bild als Vorwand dienen, das Endgültige irgendeines Engagements zu vermeiden; denn wo ließe sich das glückselige Gesicht einer Mutter finden, die ihren Leidensweg allzu sehr zur Schau stellte und damit Schadenersatz zu Wucherpreisen verlangte?

III. Die Hysterikerin und der Arzt

PRÄLUDIEN DER BEGEGNUNG

Das Dekor

Gibt es bei der Hysterie eine Entwicklung im Sinne einer Evolution? Bis jetzt haben wir Schnittprofile studiert, die in einem bestimmten Augenblick einer eventuell vorhandenen Evolution fixiert wurden. Auf diesen Profilansichten kann man Verschiedenheiten und Gemeinsamkeiten erkennen. Vielleicht wie auf Landschaftsbildern, wo die Baumgruppen am selben Platz bleiben, aber durch verschiedene Baumarten dargestellt sind; gleichen Landschaften, wo die Felder unterschiedlich bebaut sind, am Himmel andere Wolken stehen. Die Konstanz der räumlichen Gliederung einerseits und der – beispielsweise jahreszeitlich bedingte – Wechsel der Farben andererseits, ermöglichen es, sich jener Persönlichkeitskonstante anzunähern, die man gewöhnlich die Struktur nennt und von ihr die Variationen zu unterscheiden, die der Vielzahl der durch Symptom- und Verhaltensformen dargestellten Dekorationen entsprechen. Auslösende Faktoren für die Transformation des Dekors sind Ereignisse, die das Leben von jedermann akzentuieren, wobei einige dieser Ereignisse die Menschheit insgesamt, andere nur das Individuum betreffen.

Eine der Hauptursachen für die Akzentuierung, die Punktierung der Neurose ist, was man eine zufällige Begegnung nennt. In Wahrheit können solche Begegnungen nur bei sehr oberflächlicher Betrachtungsweise als zufällig angesehen werden. Nochmals möchte ich hier kurz etwas wiederaufnehmen, das man die „familiären Begegnungen“ nennen könnte. Sie geben das Vorbild für alle späteren Begegnungen der Hysterikerin ab, besonders für die mit dem Arzt. Dieser wird unbewußt mit einer Fülle von Rollenerwartungen ausgestattet, denen er zu wenig kritisch gegenübersteht. Deshalb werden sie für ihn zu Fußangeln, in denen er hängenbleibt.

Die erste, zugleich wichtigste und unausweichlichste der Begegnungen ist die mit den Eltern. Eine Skizze des Elternpaares wurde schon gezeichnet, viel mehr läßt sich kaum dazu sagen. Die Erwartung, man könne da ein Schema für eine bestimmte Familienkonstellation finden, ist illusionär. Nicht einmal jene stabilen Elemente, die festen Strukturen einer Persönlichkeit sind konstant. Die Mütter der Hysterikerinnen können selbst hysterisch sein. Doch sie können auch zwangsneurotisch, ja psychotisch sein. Man muß hier daran erinnern, daß die psychotische Struktur extrem häufig ist. Die Ärzte, vor allem die Psychiater, haben nur einen verschwindenden Anteil der Psychotiker zu behandeln. Die Psychose, der psychiatrische Wahnsinn, repräsentiert bei weitem nicht alle psychotischen Strukturen in der Bevölkerung. Die Anwendungsmöglichkeiten des Wortes „verrückt“ oder „vernarrt“/*fou* können dafür den Beweis erbringen: welchen Psychiater suchen jene auf, die verrückt vor Schmerzen, vor Leid oder liebestoll sind? Andere Möglichkeiten: ich bin verrückt auf... oder vernarrt in ...: hier ließe sich der Name eines Nahrungsproduktes oder der eines Künstlers, ein Gefühl, ein Ort oder der eigene Körper einsetzen. So hätte man dann die Skala der nicht-medizinischen Verrücktheiten. Was aber nicht heißen soll, daß die Psychiater oder die Gesellschaft immer der Versuchung widerstehen können, diese Verrückten gleichfalls zu behandeln, zumindest aber sie für die Gruppe unschädlich zu machen. In der Tat gelten solche Ideen als verrückt, die das Subjekt von den kollektiven und profitbringenden Ideen abbringen. Diese Verrückten, die man sogleich mit Propheten und Poeten, mit schöpferischen Menschen und Eroberernaturen in einen Topf wirft, haben sicherlich nicht immer eine psychotische Struktur. Vielleicht wird eben deshalb diese Form des „Strukturalismus“ nicht von jedermann akzeptiert: es ist so viel bequemer, jene für verrückt zu halten, deren Verhalten von der Norm abweicht, die einem nahegelegt oder aufgezwungen wird. Alle, die sich der herrschenden Ideologie nicht beugen, sind folglich reif für's Irrenhaus.

Ausgangspunkt für diese offensichtliche Abschweifung vom Thema – in diesem Teil des Buches wird es noch oft dazu kommen, weil sie für die ärztliche Einstellung bessere Ratgeber sind, als systematische Handlungsanweisungen – waren die Überlegungen, wie verschieden die Familien von Hysterischen strukturiert sein können.

Die Familie, d. h. das Elternpaar, kann völlig der Norm entsprechen: der Vater steht im Beruf, die Mutter am Herd, Relikt der drei „K“ zu Zeiten Freuds: „Kinder, Küche, Kirche*.“ Begegnungen boten damals kaum Gelegenheit zu mehr Skandalen, als allgemein toleriert wurde. Jeder Arzt kennt das Frage-Antwort-Ritual: „Wie verstehen Sie sich mit Ihrer Frau (Ihrem Mann)?“ – „Oh, wissen Sie, es gibt natürlich auch Streitereien – wie in allen Ehen.“ Das ist natürlich nicht falsch. Aber warum hört man nie die Antwort: „Es gibt Augenblicke, wo wir uns sehr lieben“. Wahrscheinlich, weil das nicht der Wahrheit entspräche.

Hier trifft man vielleicht auf einen gemeinsamen Punkt zwischen den

* Deutsch im Original.

Ehepaaren, deren Kinder zu leiden haben werden: die Abwesenheit der Liebe. Mit dem Hinweis: die Ehepaare schämen sich eben und verbergen ihre Liebe zueinander vor den Kindern, sollte man sich nicht zu schnell beruhigen. Es geht nicht darum, vor den Augen der Kinder zu kopulieren. Noch weniger darum, vor den Kindern nackt herumzuspazieren oder sie dazu zu bringen, gemeinsam das Badezimmer oder die Toilette zu benutzen, angeblich, damit sie keine Hemmungen bekommen sollen; was dadurch in Wahrheit erreicht wird, ist oft genau das Gegenteil.

Wie jedes begehrende menschliche Wesen ist auch das Kind für jede Äußerung des Begehrens sehr empfänglich: für Aufmerksamkeit und Achtung, für Herausforderung und Aufforderung. Die Liebe des anderen hat mit dem Begehren gemeinsam, daß der andere und sein Platz anerkannt werden. Als wir über die narzißtische Liebe und die Liebe des anderen sprachen, wurde deutlich, daß Liebe und Begehren nicht notwendig ineinander übergehen. Doch ließe sich die zur Überwindung der narzißtischen Liebe erforderliche Anstrengung kaum begreifen, wenn nicht das Begehren dahinterstünde.

Es geht also hier um Eltern, die nur durch soziale und materielle Gegebenheiten aneinander gebunden sind, Eltern, deren jeweiliger Platz durch irgend jemand hätte eingenommen werden können. Sie haben sich nur gewählt, weil sie es so machen wollten wie alle. Sie sind nicht engagiert, und die Konstitution des offiziellen Paares genügt ihnen, ohne daß sich die persönliche Wahl eines „Du bist es, den ich liebe" erneuern müßte.

Soll das heißen, daß solche Eltern verrückt sind? Sicherlich nicht im psychiatrischen Sinn. Aber muß man nicht verrückt sein, wenn man unter solchen Bedingungen weiterlebt und in Gestalt von Rechten und Forderungen weiter praktiziert, was die Liebe an Konsequenzen mit sich bringt? Zum Beispiel die Forderung nach Treue, wenn kein Begehren mehr den einen an den Körper des anderen bindet? Was für ein Versteckspiel, wenn doch kein gegenseitiges Interesse mehr vorhanden ist! Es breitet sich die Lüge aus, die Lüge eines Bundes, der seine Existenzberechtigung verloren hat.

Diese Lüge wird bei der Wahl des Ehepartners als Vorbild dienen. Man erwartet nichts davon, höchstens das Wunder, dadurch in einen Begehrenden verwandelt zu werden. Nun kann zwar der andere das Begehren stützen, ja sogar enthüllen, aber zur Welt bringen kann er es nicht.

So kommt es zu einer Wahl, die sich nur auf äußere, formale oder konformistische Kriterien, auf Bequemlichkeits- oder Prestigegründe stützen kann. Auch ist – sogar noch heutzutage und öfter, als man denkt – die Wahl das Werk der Eltern. Für die hysterische Frau wird daraus die Suche nach einem Bild des Vaters, der in der Vergangenheit nicht anwesend war; für den Mann die Wahl einer Frau, mit der die Mutter einverstanden ist und die ihm ermöglicht, die infantilisierende Bindung an diese Mutter aufrecht zu erhalten, für die er, wie man sagt, der einzige Trost ist.

So ist der Weg für die Kinder ganz und gar vorgezeichnet: sie müssen Trost für die Eltern sein und haben die Bürde, wiedergutzumachen und Entschädigungen zu leisten. Es sind Kinder, denen von Anfang an der Zugang zu einer eigenen Zukunft verwehrt bleibt: die Töchter dem Auftrag ausgesetzt, die Suche der Mutter nachzuahmen und zu erneuern, die Söhne durch eine noch schwerwiegendere Entfremdung bedroht, weil ihnen das väterliche Vorbild entzogen ist. Dieser Entzug kann sie bis in die Psychose treiben, wenn er in der Realität verankert ist. Die nachweislich vorhandene Zunahme der „Randgruppen" ist nicht ohne Zusammenhang mit dem Weiterbestehen künstlicher Paare, die nicht mehr lieben können.

Die Erstarrung der Maske

Nach dieser Skizze des Dekors, auf dem die Entwicklung der Hysterie vonstatten geht, wollen wir uns jetzt fragen, was aus ihrer Persönlichkeit wird.

Bei der Beschreibung der Symptomatologie sahen wir, daß ihre Charakterzüge aus dem imaginären Register männlicher Phantasien herausgelesen werden können. Diese imaginäre Dimension wird letztlich auf die Hysterikerin zurückgewendet, sie dient ihr als Vorbild. Das Theatralische bekommt eine spezifische Prägung. Es erstreckt sich also nicht mehr auf alle Verhaltensweisen der Hysterikerin, es läßt sich also auch keine generalisierte Affektiertheit mehr nachweisen. Eine einzige Person, oft sogar nur ein bestimmter Zug dieser Person wird reproduziert. Besonders leicht läßt sich das bei den Kindern hysterischer Mütter beobachten. Diese Kinder sind buchstäblich dazu dressiert, ihrer Mutter zu ähneln, d. h. sich so zu benehmen wie sie. Bei dem kleinen Mädchen kann man das noch amüsant finden. Schon problematischer ist es bei der Heranwachsenden oder bei der jungen Frau, deren Mann bloß als Statist für die Suche oder die erneute Suche der Mutter auftritt. Die Enttäuschung ist immer schon vorprogrammiert.

Die Psychoanalytiker bekommen den endlosen Liebesroman zwischen solchen Frauen und ihren Müttern meistens in diesem Stadium zu hören. Es ist ein Roman der höfischen Liebe, ein Roman unaufhörlicher Liebesbeweise: niemals ist es möglich, diesen Müttern genügend Freude zu machen oder ihnen in ausreichendem Maße zu gefallen. Das Thema der mütterlichen Leiden, ihrer Kümmernisse und Enttäuschungen, aber auch ihrer Opferbereitschaft und ihres Mutes bei Prüfungen des Lebens kehrt immer wieder. Wenn sich im Verlauf der Kur ein wenig Kritik regt, ändert sich die Art der Bindung. Man will nicht mehr unbedingt ein schmeichelnder Spiegel für die

Mutter sein, sondern möchte jetzt von ihr eine Art Anerkennung. Das kann sich in der Erwartung äußern, die Mutter möge im aktuellen Leben der Tochter ihre eigenen früheren Qualen wiedererkennen. Sie soll dann ihrer Tochter recht geben und sagen: „Nicht wahr, man verzeiht alles und fängt von vorne an." Daran läßt sich erkennen, daß es sich um eine verwandelte Form der Wiederholung handelt. Solange jemand sich auf die Vergangenheit beruft, um in der Gegenwart leben zu dürfen, solange ein Erwachsener bei den Entscheidungen, die er trifft, überlegt, was die Eltern dazu meinen könnten, erklärt er sich selbst zum Neurotiker.

Wenn der Junge nicht selbst ein Spiegel für seine Mutter sein kann, umgeht er dieses Problem, wenn er ihr eine Schwieger-Tochter/*belle-fille* als Bild anbietet. Die Mutter kann sich so eine Generation jünger wiederfinden, und ihre Freude wird sich verdoppeln, wenn sie sich bei ihrem Sohn ständig repräsentiert weiß. Die inzestuöse Befriedigung erreicht hier den Höhepunkt der Seligkeit/*jouissance*, sie bleibt aber unbewußt. In diesem Zusammenhang noch ein kleiner klinischer Hinweis: ein hysterischer oder phobischer Mann wählt häufig eine Frau, die älter ist als er.

Ist die Bindung an die Mutter durch ihre Insistenz beim jungen Erwachsenen schon beunruhigend, so wird sie im höheren Alter beängstigend und grotesk zugleich. Die Einengung der Interessen, die mit dem einhergeht, was man hinter vorgehaltener Hand die Reife nennt, was aber in Wahrheit ein Indiz für das Altwerden ist, eliminiert mit der Zeit alles, was nicht zum Kult der Mutter gehört. Jetzt verstärkt sich auch die Tendenz, die Mutter nachzuahmen. Nachahmen ist hier der richtige Ausdruck, weil ein Großteil dieses Verhaltens bewußt abläuft. Dabei wird eine bestimmte Angewohnheit oft, besonders aber nach dem Tod der Mutter, durch eine Redewendung unterstrichen: „Meine Mutter pflegte das auch zu tun."

Warum diese groteske Anmerkung? Das hat einen ganz bestimmten Grund: das als Vorbild dienende mütterliche Bild ist, wie immer bei der Neurose, ein Bild aus der Vergangenheit. Folglich das Bild einer jungen Mutter. Mit 50 oder darüber eine Frau von 25 nachzuahmen, um sie in all ihrem Glanz wiederauferstehen zu lassen, kann aber nur eine Karikatur ergeben. Hier findet man das ganze Arsenal der hysterischen Symptomatologie wieder: die Kleider, das Make-up, die Frisur und den Schmuck. Jeder kennt die Frauen, die nicht alt werden können.

Ihre Tragik liegt eigentlich darin, daß sie nicht alt werden dürfen, weil sie unter dem Druck stehen, die Mutter weiter repräsentieren zu müssen. Wenn das Eingesperrtsein in der neurotischen Wiederholung nicht durch andere Aktivitäten oder ein bißchen erfrischenden Charme aufgelockert ist, drängt sich einem manchmal der Verdacht einer Wahnbildung auf. Deshalb denken die Ärzte bei so einem klinischen Bild auch selten an die Diagnose Hysterie. 80% aller Hysteriediagnosen werden bei Personen unter 40 Jahren gestellt.

Diese Symptomverstärkung beschränkt sich nicht auf das Theatralische. Wir werden noch sehen, wie auch die echten Konversionssymptome zu Auseinandersetzungen mit dem Arzt führen. Erwartungsgemäß äußert sich die Verstärkung, die Verfestigung des eigentlichen Symptoms auch im sexuellen Bereich. Trotz ihrer unbewußten Bedeutung verkehrt sich die Klage der Frigidität in den Vorwurf der Insuffizienz. Die Hysterikerin wird zum Hausdrachen, sie wird bissig und zänkisch, überhäuft ihren Mann manchmal öffentlich mit Spott und Kritik, weshalb er Zuflucht und Trost anderweitig sucht. Zwangsläufig verstärkt dies den Circulus vitiosus, dessen Opfer die Hysterikerin nun endgültig wird.

Wir können jetzt eine Funktion der Hysterie herausstellen, die bisher übergangen wurde. Wenn es auch generell für Eltern schwer ist, sich von ihren Kindern loszumachen, versteht man doch nicht recht, warum auch Eheleute, deren Zusammenleben zu zweit ein Quell unaufhörlicher Leiden ist, an ihrer gegenseitigen Bindung festhalten. Das geschieht sicher nicht aus moralischen oder religiösen Gründen, denn es gibt keine Ethik, die eine solche gegenseitige Erniedrigung rechtfertigt. Tun sie es in der Hoffnung, aus diesem Kampf als Sieger hervorzugehen und den andern zu überleben? Das ist wenig wahrscheinlich.

Die Bindung an die Hysterikerin muß einen Gewinn mit sich bringen, der hinter dem durch sie hervorgerufenen Verdruß verborgen ist, einen Vorteil, von dem die gesamte Umgebung der Hysterikerin profitiert. Die Hysterikerin hebt sich von der übrigen Gesellschaft dadurch ab, daß sie nicht resigniert. Dadurch ist sie fortwährend im Zentrum von Ereignissen, von denen es heißt: „Das konnte aber auch nur ihr passieren!" Und wirklich – der Hysterikerin passiert immer etwas. Diese Ereignisse dramatisiert sie noch durch ihre Erzählung, so daß man sich mit ihr nicht langweilt.

Die Hysterikerin spricht, sie erreicht aber auch, daß man über sie spricht. Man braucht nicht lange zu überlegen, um zu entdecken, daß in einer Gruppe, die sich untereinander kennt, das Gespräch oft um die gleichen Personen kreist. Diese Personen, die die Klatschspalten füllen und Gerüchte entstehen lassen, die aber trotz allem ein wenig Licht und Phantasie in den grauen Alltag bringen, sind oft Hysterikerinnen. Der Grund für die schon mehrfach erwähnte Komplizenschaft liegt also nicht nur in der Opferbereitschaft, der Wohltätigkeit und in dem Altruismus der betreffenden Person, seien es nun Eltern, Ehepartner oder Kinder. Die Komplizenschaft, die die Symptome verstärkt und die Maske der Neurose zum erstarren bringt, erzeugt nicht nur ein erneutes Interesse an der Umgebung, sondern auch ein Bindung an sie. Was täte man am Ende ohne die Hysterikerin!

Soweit kommt es natürlich nie, gibt es doch Kulturbedingungen, die die alten Hysterikerinnen geradezu am laufenden Band produzieren. Wer hätte nicht schon Gelegenheit gehabt, jene Heerscharen älterer Damen, vor allem Amerikanerinnen, zu beobachten, die als Touristen unterwegs sind. Jumbo-Jets karren sie massenweise in die Länder, wo es etwas zu sehen gibt. Man trifft sie in Paris und in Rom, in Granada und in den Schlössern der Loire, in Florenz und in Jerusalem. Lärmend und selbstbewußt, wie es sich für die Besitzenden gehört, besichtigen sie alles, was ihnen über den Weg läuft. Ihren Ehemann oder ihre Ehemänner haben sie beseitigt, die Witwenschaft erspart ihnen die lästige Sexualität, und so können sie nun ihr Spanferkel vom Spieß, ihren Hecht in Butter gebraten und ihre Nudeln verzehren und das Ganze mit Coca Cola hinunterspülen.

Hysterikerinnen, die über die durch das Sexualleben auferlegten Prüfungen triumphiert haben: Frauen nach den Wechseljahren, Hausfrauen und Witwen; sie müssen nicht mehr darum kämpfen, einen Mann gefangen zu halten und ihre Frigidität durchzusetzen. Schlagartig bilden sich die Symptome zurück, sie verschwinden sogar, die Charakterstruktur bleibt aber natürlich unverändert. Sie dient jetzt dazu, zwischen sich und den anderen die gebührende Distanz herzustellen. Die Defensivwaffe ist zur Offensivwaffe geworden. Man lacht über diese grotesken Gruppen, doch Lachen ist oft ein Zeichen von Angst. Diese unheimlichen Mütter, die amerikanischen *„mums*“, haben nichts Beruhigendes an sich, sie erinnern durchaus nicht an irgendeine gute Mutter, sondern viel eher an Gottesanbeterinnen in der bedrohlichen Fangstellung. Ja, man möchte die Ethologie noch in anderer Hinsicht zum Vergleich heranziehen: gibt es nicht relativ harmlose Tiere, die sich durch optische Schrecksignale vor den Angriffen besser ausgerüsteter Raubtiere schützen? Aber die Hysterie erreicht nicht nur, daß der Feind die Flucht ergreift. Jeder kommt am Ende so weit, sie – wenn es gut ausgeht – im Stich zu lassen.

Es gibt nämlich auch eine andere Möglichkeit: die Hysterikerin ist alt geworden und erfreut sich, nachdem sie ihren Mann ordnungsgemäß auf seine kleinstmögliche Bedeutung reduziert hat, an ihren zur Sklaverei erniedrigten Kindern: die Töchter dadurch gebunden, ein Spiegel für die Mutter sein zu müssen, die Söhne gefangen in der Psychose oder in monströser Infantilisierung. Sie ist stolz auf ihre Nachkommenschaft, die sie exhibiert und denkt nicht mehr daran, daß sie eigentlich nie Frau gewesen ist. Sie verbirgt das und sie verbirgt sich, indem sie die Fahne der Weiblichkeit und der Sexualität schwenkt, ja sogar eine Lehre darüber verkündet, und stellt ihren riesigen Leib einer Königin gleich zur Schau.

Nochmal ein Vergleich mit der Ethologie: man wird an jene Königinnen von Ameisenhaufen, Bienenstöcken und Termitenbauten erinnert, von denen die ganze Kolonie abhängt. Ein einziges Männchen hat für deren Befruchtung genügt; danach endet seine Existenz im allgemeinen Desinteresse. Niemand sagt uns, ob diese „Königinnen" ihre Macht bei den in „Sozialstaaten" lebenden Insekten genießen; wir waren es, die sie Königinnen tauften.

Die Hysterikerin hat dagegen ihre Rolle gewählt und sie selbst ist es, die sich als Bild des Triumphes der Frau sehen will. Nur an einigen Zeichen läßt sich erkennen, daß es sich bei dieser progressiven Form der Neurose um einen Triumph des Todes handelt. Diese allmächtigen Mütter sind in der Tat etwas in Sorge um ihre Kinder, die oft in Bereichen engagiert sind, die für die Mütter schmeichelhaft sind, sie aufwerten und sogar mit dem Nimbus des Heldentums umgeben. Doch ist all das nicht ungefährdet. Wenn die volkstümliche Darstellung den Helden, der auf dem Feld der Ehre stirbt, als jemanden sieht, der als letztes Wort ein „Mama" haucht, kann man aus diesem Appell nicht das höchste, der hysterischen Mutter dargebrachte Opfer heraushören; einer Mutter, die zur Krönung ihres Ruhmes ein von der ganzen Nation geehrtes Kind brauchte, eine Ehrenbezeugung, die oft durch eine posthume Ernennung und Auszeichnung bestätigt wird. Und was könnte es Artigeres geben als einen Toten: er wird nicht wiederkommen, um seine Mutter dafür anzuklagen, daß sie ihm keinen anderen Ausweg ließ.

Um gegen die Unterdrückung zu kämpfen, muß man manchmal zu den Waffen greifen. Es steht zu befürchten, daß diese Notwendigkeit eher noch zunimmt. Aber den Kampf zu suchen, weil die eigene Mutter es nötig hatte, durch ein erhobenes Gewehr repräsentiert zu werden, hat eine ganz andere Bedeutung. Die Hysterie mit mörderischer Wirkung gibt es tatsächlich. Die hysterische Mutter des toten Helden – zur Not tut's auch, Gattin des toten Helden zu sein – ist nur ein Beispiel dafür, wo man die Rolle der Hysterikerin im allgemeinen nicht wahrhaben will: es gehört sich nicht, gewisse Realitäten des Heldenlebens ans Licht zu ziehen. Bald kommt es noch soweit, daß diese Psychoanalytiker beweisen wollen, daß die Jungfrau von Orléans nicht durch ihre Heiligkeit, sondern durch ihre Verrücktheit die Engländer aus Frankreich verjagt hat! Der Hysterikerin stehen andere Schlachtfelder zur Verfügung, auf denen sie die Ihrigen aufstellen kann. Abgesehen von tödlichen Autounfällen, an denen Hysterikerinnen schuld sind, reicht es schon aus, die den Kindern gegebene Erziehung in diesem Sinn zu interpretieren, um mit Hilfe des oben erwähnten Beispiels zu verstehen, daß es sich buchstäblich um mörderische Erziehungsmethoden handelt. Der Grund für die Welle jugendlicher Selbstmörder, die in ihrem Leben keinen Sinn sehen, liegt zum Teil darin, daß sie das Leben, das ihre Eltern führten, unsinnig fanden. Was nicht heißen soll, daß es nun darum geht, einen allgemein gültigen Lebenssinn aufzuzeigen. Das hieße nämlich, die Frage verkehrt herum zu stellen. Die entfremdende Erziehung kann eine solche Einschränkung darstellen, daß der Tod das kleinere Übel zu sein scheint. Oder – schlimmer, er erscheint einem nicht anders als das Leben, für das man konditioniert wurde.

Man denke an „Portnoys Beschwerden" von Philip Roth. In diesem Buch kommt auch die Beschreibung eines Selbstmords vor. Ein überbegabtes Kind – was für ein begabter Musiker, so viel Freude machte er seiner Mutter! – erhängt sich in der Dusche, nicht ohne seiner Mutter eine Nachricht zu hinterlassen, die er an seiner Brust befestigt hat. Darin richtet er ihr aus, Frau Soundso habe angerufen und sie möge nicht vergessen, heute Abend die Spielregel fürs Mah-Jongg mitzubringen. Wie oft trifft man nicht auf solch einen zähneknirschenden Humor, wenn man die Botschaften der Toten zu lesen versteht.

Um diesen Preis kann die Hysterikerin ihren endgültigen Triumph feiern. Sie ist durch einen Keuschheitsgürtel geschützt, sie ist unberührbar geworden. Tote reden nicht, man verlangt auch keine Rechenschaftsberichte mehr von ihnen.

Ich erinnere mich an eine über 70jährige Dame, deren Hausarzt mich zu einer Konsultation hinzuzog. Er hatte mich darüber informiert, daß ihr vor 10 oder 15 Jahren ein großes Leid geschehen war: ihr überaus begabter Sohn war tödlich verunglückt. Seither war es nicht mehr möglich, ihr etwas zu verweigern, auch keine Schlafmittel; tat man es dennoch, so verbrachte sie die ganze Nacht damit, an ihren Sohn zu denken. Man hatte mich auch deshalb zu Rate gezogen, weil die Schlafmitteldosen ein beängstigendes Ausmaß erreicht hatten. Als ich diese Dame sprechen ließ, zeigte sich sogleich, daß die Klagen bezüglich ihres Sohnes einem „er hat mich verlassen" entsprachen.

Ich führte einige wenige Gespräche mit ihr, genug, damit sich eine Art Übertragung herauskristallisierte, in der ich den Platz des toten Sohnes einnahm. In diesem Moment verschob sich die Forderung auf mich: ich kam nicht oft genug, ich blieb nicht lange genug, ich hatte kein Recht wegzugehen. Da der Ehemann schon seit langem entsprechend konditioniert war, nahm er die Vorwürfe seiner Frau für bare Münze. Dadurch konnte dieser erste Ansatz einer Psychotherapie nicht weiter fortgesetzt werden; er endete mit einer stürmischen und tränenreichen Szene, in der der Sohn des böswilligen Verlassens angeklagt wurde: „Er hatte nicht das Recht, mir das anzutun!"

Diese etwas brutale Katharsis hätte vielleicht sogar eine Wirkung haben können, wenn nicht das ganze Umfeld der Patientin daran interessiert gewesen wäre, daß die Patientin sich weiter mit ihrem Toten beschäftigen sollte. Nachweislich war sie nämlich seit diesem traurigen Ereignis viel erträglicher geworden.

Oft gibt man den Neurotikern den Rat, sich von ihrer Familie zu trennen, besonders von ihren Müttern, eine Maßnahme, die sinnlos ist, wenn man dem Subjekt nicht dabei hilft, sich von den Bindungen zu lösen, die schon in ihm selbst vorhanden sind; immerhin wird dadurch deutlich, daß man die von diesen Müttern ausgehende Bedrohung erkannt hat.

Wir können jetzt, nachdem wir die Funktion studiert haben, die die Kinder für die Hysterikerin haben können, unverzüglich daran gehen, eine abschließende Antwort zu diesem Problem zu formulieren: die Hysterikerin stellt für ihre Kinder eine Bedrohung dar, besonders für die Söhne.

Ist sie diesbezüglich zum Ziel gekommen, was glücklicherweise nicht zu häufig vorkommt, aber doch nicht so selten ist, wie man glauben möchte, dann hat die Hysterikerin ihre Maske für immer aufgesetzt und ändert sich nicht mehr. Die Hysterikerin repräsentiert nicht mehr, sie ist zum Standbild, zur Stele geworden.

Auslösende Ursachen

Bevor die Hysterikerin in dieses terminale Stadium kommt (oder auch in andere, von denen noch die Rede sein wird), verläuft ihr Leben nicht kontinuierlich oder linear. Der Charakter, wenn auch Verstärkungen oder Abschwächungen unterworfen, bildet einen konstanten Hintergrund. Dagegen können die Symptome völlig verschwinden und auch wieder auftauchen, so wie vorher oder ganz anders, je nach den Umständen oder Zuschauern. Gewöhnlich sagt man, die hysterischen Anfälle träten synchron mit den verschiedenen Etappen des Sexuallebens auf: Pubertät, periodische Wiederkehr der Menstruation, Heirat, Schwangerschaft, Menopause. Danach könne man nicht mehr von Hysterie sprechen, was durch eine statistische Untersuchung der Symptome anscheinend bestätigt wird. Trotzdem gibt es in dieser Aufzählung mehrere Fallen; zwei davon seien eigens genannt: die erste ist die Annahme, die Hysterie sei eine Komplikation des „genitalen Lebens", also etwas ähnliches wie eine endokrine Störung. So wäre die Hysterie für die Medizin wieder zurückerobert. Die zweite Falle liegt darin, einen genitalen Bereich abzugrenzen, womit genital und sexuell miteinander verwechselt werden, besser gesagt, womit die Sexualität ausgeschlossen wird. Sicherlich sind die oben erwähnten Etappen mit Ausnahme der Heirat durch die Physiologie geprägt. Obwohl die Hysterie bekanntlich mit menstruellen Störungen einhergehen kann, besteht die Gefahr dieser Abgrenzung darin, den Arzt zu der Aussage zu verleiten: Sexualität, davon verstehe ich nichts. Was meistens sogar richtig und trotzdem für diesen Arzt unerträglich ist. Als Folge davon wird sein Unwissenheitsbekenntnis zu einer Erklärung des Nichtvorhandenseins. Das „Sexualität, davon verstehe ich nichts" bringt dann ein: „Sexualität, das gibt es nicht" zum Ausdruck. Abgesehen natürlich von der Genitalität. Man sieht, worauf das hinausläuft: die Neurose soll auf die Physiologie oder die Pathophysiologie reduziert werden, womit ihre Botschaft schlicht und einfach verleugnet oder ignoriert werden kann.

Was ist nun eigentlich Wahres daran, an diesem durch reale Ereignisse bestimmten Rhythmus? Es ist wie bei allem in der Neurose. Wenn ein Geschehen sich als Schutzschirm für ein Phantasma eignet, kann es auch für oder durch eine neurotische Manifestation benutzt werden. So auch die Pubertät. Heutzutage ist es wenig wahrscheinlich, daß das Töchterchen nicht aufgeklärt worden ist. Was es nicht davon abhalten wird, später zu sagen: „Meine Mutter hat mich nicht aufgeklärt." Die Aufklärung wurde nicht registriert, entweder wegen der Art und Weise, in der sie gegeben wurde oder wegen des Inhalts der Mitteilung.

Die Tochter weigert sich dadurch, sich auf eine Sexualität einzulassen, die sie beinahe schon zum Bild der Mutter machen würde. Kommt es dann zu den Regelblutungen, so bleiben diese völlig unbeachtet, ja manchmal verdoppelt das Mädchen seine Aktivitäten, besonders die, von denen man annimmt, die Menstruation schränke sie ein: Sport und körperliche Betätigung, etwas später sogar sexuelle Aktivitäten. Oft bekommt die sonst frigide Hysterikerin gerade dann Lust auf Liebe, wenn sie ihre Regel hat. Weil manche Partner an einem Koitus unter diesen Bedingungen wenig Gefallen finden, sieht sich die Hysterikerin darin bestätigt, abgelehnt, nicht begehrenswert zu sein, wodurch es zu einer Verschärfung der Situation kommt. So kann es zum Zeitpunkt der Periode zu einer Symptomverstärkung kommen, doch wurde der Umweg aufgezeigt, über den die Reaktion erst in Erscheinung tritt.

Manchmal verzögert sich der Beginn der Pubertät. Im allgemeinen studiert man die die Pubertät auslösenden Faktoren nur oberflächlich. Die Ärzte müssen sich nur selten damit befassen, weil sich dieser Zustand schließlich fast immer doch noch einstellt. In der Regel sind es die Mütter, die wegen der – meistens ganz und gar eingebildeten – Verzögerung unruhig werden.

Die ärztliche Aufgabe besteht in diesen Fällen nicht darin, den Forderungen der Mütter nachzugeben und einen artifiziellen Zyklus einzuleiten, sondern vielmehr darin, die Töchter vor ihren Müttern zu schützen, da die eventuell tatsächlich vorhandene Verzögerung der Pubertät einem echten neurotischen Symptom entspricht. Das Auftreten einer leichten Anorexie, einer geringfügigen Abmagerung bestätigt diese Annahme. In anderen Fällen tritt die

Periode erstmals während eines Aufenthaltes ohne die Familie auf, z. B. in der Gemeinschaft anderer junger Menschen, in einer Feriensiedlung, d. h. weit entfernt vom mütterlichen Vorbild.

Man könnte darüber erstaunt sein, daß bisher noch gar nicht von der Defloration die Rede war. Doch abgesehen von gewissen religiösen Haltungen oder Fällen von Vergewaltigung, bei denen die Familie gewöhnlich ein größeres Trauma erleidet als das Opfer, hat die Jungfräulichkeit mehr Bedeutung für den Mann als für die Frau. In „Das Tabu der Virginität" beschäftigt sich Freud mit den Ängsten des Mannes, nicht mit denen der Frau. Jene Sorge des Mannes, seine Frau möge keine anderen Männer kennen, läßt sich leicht erklären. Die Legitimität der Nachkommenschaft dient hier nur als Rationalisierung. Es muß vielmehr vermieden werden, daß eine Frau Vergleiche zieht, die für den Ehemann nachteilig ausfallen könnten. Wieder stößt man hier auf jene charakteristische Befürchtung, ungenügend zu sein. Das Glied sei zu kurz, der Verkehr zu selten oder nicht lange genug, die Technik mangelhaft; so lauten die Klagen und Befürchtungen, mit denen die Ärzte oft konfrontiert werden. Im allgemeinen reicht der gesunde Menschenverstand aus, um den Ratsuchenden zu erleichtern.

Ein Glück, daß es ihn gibt, diesen gesunden Menschenverstand; das nämlich, was die medizinische Fakultät den Arzt lehrte, ist nicht dazu angetan, ihm die richtige Antwort an die Hand zu geben. Zu sagen, daß sei weniger wichtig als das richtige Herzmittel verschreiben zu können, ist eine Flucht vor der Wahrheit. Die großen Ordinarien der Universitätskliniken werden vielleicht seltener mit Fragen zur sexuellen Leistungsfähigkeit konfrontiert, weshalb sie in ihren Vorlesungen auch kaum daran denken. Der Allgemeinarzt aber kann sich solchen Fragen nicht entziehen. Gibt er eine Antwort, die den Patienten in seinen Befürchtungen bestätigt, so riskiert er womöglich, daß sich dessen Neigung zum Suizid oder zur Überkompensation verstärkt. Denn die hier genannten Befürchtungen resultieren aus einer Geringschätzung oder einer Forderungshaltung der Mutter, die darin ihren Wunsch zum Ausdruck bringt, ein prächtigeres Organ als den kleinen kindlichen Penis vorzeigen zu können. So muß dieser Junge dann auf einem anderen Gebiet glänzen.

Es war schon oft genug von der Wahl des Ehepartners die Rede, als daß man hier nochmals darauf zurückkommen müßte. Meistens tut die Hysterikerin alles, um enttäuscht zu werden. Immer führt dann auch eine Desillusionierung, die Erfahrung eines Scheiterns, zu einer erneuten Steigerung der Symptome und einer Verhärtung ihres Charakters.

Was nun die Schwangerschaft betrifft, so kommt es dabei nicht selten zu paradoxen Reaktionen, die sonst bei chemotherapeutischem Vorgehen gegen die Hysterie typisch sind:

Agitiertheit durch Sedativa, Apathie durch Präparate mit amphetaminartiger Wirkung und Schlaflosigkeit durch Barbiturate. Solche Erfahrungen kann machen, wer seine ganze Hoffnung auf den Medikamentenschrank setzt.

Entgegen den Befürchtungen ihrer Angehörigen ist die Schwangerschaft für die Hysterikerin oft ein erholsamer Zeitabschnitt. Die Symptome gehen zurück, der Charakter bessert sich. Manchmal verschwindet sogar die Frigidität, wenn auch natürlich nur vorübergehend. „Nie habe ich mich so wohl gefühlt, wie während meiner Schwangerschaften", sagen viele Hysterikerinnen. Doch nicht nur sie äußern sich in diesem Sinne. Vielleicht ist die Schwangerschaft die Zeit, in der sich die Hysterikerin wie eine „normale" Frau benimmt, d. h. wie eine Frau. Sie neigt jedoch dazu, die Graviditätslordose zu übertreiben; sie will – und zwar so früh wie möglich – etwas vor sich hertragen, nicht ein Äquivalent zu den Genitalorganen des Mannes, sondern ein „Etwas", das der Mann nicht haben kann. Deshalb demonstriert die Hysterikerin – sonst so empfindlich bezüglich ihrer äußeren Erscheinung – sehr bald ihren angeschwollenen Bauch, der dann auch am Ende der Schwangerschaft ein beeindruckendes Volumen erreicht. Nach der Entbindung schiebt sie ebenso stolz einen Kinderwagen vor sich her und erwartet, daß Fußgänger und Autofahrer wegen ihm stehenbleiben.

Das Kind als Exhibitionsobjekt, das kann man hier wörtlich nehmen. Nur selten hat das Kind bei der Hysterikerin den Wert von etwas Schöpferischem, d. h. von etwas Neuem. Der Platz, den das Kind einnimmt, ist für sie im voraus bezeichnet und abgegrenzt. Es tritt an die Stelle, wo etwas fehlte. Es kompensiert, was man hätte bekommen sollen, aber nicht bekommen hat. Es soll nur bestimmten Anforderungen entsprechen; was es an Neuem und Unvorhergesehenem bringen könnte, ist uninteressant. Dieses Kind wird sich in einem im voraus abgesteckten Raum entwickeln und nicht die Möglichkeit haben, seine eigene Welt zu erbauen, zu erfinden. Wenn es aber durch einen günstigen Umstand der vorgefertigten Schablone entrinnt, reagiert seine Mutter mit einem neuen Symptomschub.

Die Menopause wirkt wie jedes Rückbildungsphänomen. Das heißt, sie zeitigt nur dann Folgen, wenn sie als Zeichen des Alterns erlebt wird. In diesem Fall begünstigt sie, was wir die Erstarrung der Maske genannt haben.

Man könnte darüber erstaunt sein, daß in diesem letzten Kapitel immer wieder auf die durch die Hysterikerin verursachten Gefahren hingewiesen wurde, nachdem wir sie doch zuvor als Vorkämpferin für eine sexuelle Befreiung willkommen geheißen haben. Die beiden Einstellungen sind miteinander nicht unvereinbar. Der Kampf der Hysterikerin kann sich nur entfalten, wenn sie einem Verbündeten begegnet. Wenn der Arzt aber auch nichts anderes tut, als beispielsweise in eine mütterliche Einstellung zu verfallen, treibt er sie zu einer Eskalation der Rache mit verheerenden Folgen. Es war angebracht, ihn auf die Bedeutung dieses Moments aufmerksam zu machen, wenn er der Hysterie begegnet.

DER ARZT UND DIE HYSTERIKERIN

Die Medikalisierung oder Kolonisierung der Neurose

Wie kam es dazu, daß die Hysterie zur Domäne der Medizin wurde? Die Frage mag erstaunlich scheinen. Für den Arzt von heute, der vielleicht nicht viel über die Hysterie gehört hat, aber doch meistens soviel weiß, daß die Hysterie eine Neurose ist und damit zur Kategorie der Gemütsleiden gehört, ist es wichtig, diese Fragestellung zu rechtfertigen. Weshalb sollte man also an dieser Pathologie zweifeln, die doch schon Hippokrates erkannt hat? Die Namen von großen Klinikern sind mit der Geschichte der Neurose verbunden: Galen, Paracelsus, Willis, Sydenham, Charcot, Babinski, schließlich Freud. Zweifellos interessierten sich die Ärzte für die Hysterikerinnen, was allerdings nichts daran änderte, daß man sie als Hexen verbrannte, und daß man die hysterischen Symptome als Hexenmale deutete.

Anscheinend konnte die Medizin damals nicht die Rolle übernehmen, Beschützerin der Kranken zu sein. Mit der Religion spielte man eben nicht. Das Mittelalter war durch die Hegemonie eines Katholizismus gekennzeichnet, der alles, was an Liebe verfügbar war, zu Gott hin lenkte. Es kostet heute sicherlich einige Anstrengungen, sich klarzumachen, was religiöse Hingabe in einer Zeit bedeutete, in der das ganze Leben von dieser Liebe zu Gott geprägt war. Und was versprach diese Liebe? Nichts Geringeres als die ewige Seligkeit/*jouissance* im himmlischen Jerusalem.

Wenn wir uns hier daran erinnern, daß die Neurose Trägerin einer zu entziffernden Botschaft ist, so wird klar, daß diese in der Zukunft zu entziffernde Botschaft notwendigerweise eine Hoffnung beinhaltet. Wir wissen darüber genug, um in dieser Hoffnung den Glauben an eine Realisierung der Phantasmen wiedererkennen zu können. Die „Heilung" der Hysterikerin besteht darin, daß sie diese Hoffnung aufgibt. Man brauchte in der Epoche, mit der wir uns hier befassen, nicht zu befürchten, daß jemand diesen Sachverhalt hätte entdecken können. Aber die Übereinstimmung zwischen religiösem Versprechen und neurotischer Hoffnung läßt sich leicht feststellen. Gelingt es, die Leute, die kaum die Wissenschaft der Doktoren bezweifeln können, davon zu überzeugen, daß das Jenseits die Fortsetzung der diesseitigen Welt ist – wenn auch nur für Auserwählte –, dann kommt es nicht mehr so sehr darauf an, ob sich das Phantasma hier unten auf der Erde oder im Jenseits realisiert. Inwieweit der Glaube Variationen der Neurose entstehen läßt, ist eine heikle Frage. Für alle, deren Bedarf da noch nicht gedeckt ist, liefert die Hagiographie Beispiele im Überfluß. Da die Sexualität bei den Heiligen auf das gehörige Maß reduziert war, hatten die Hysterikerinnen im Mittelalter keine großen Probleme. Noch heute äußert sich die Hysterie in den religiösen Gruppierungen, die fest durch den Glauben und die Repräsentanten Gottes aneinander gebunden sind, nur heimlich. Auf ihre Unterstützung bei den Autoritäten kann sie sich verlassen.

Als die Krisen begannen, die das Christentum spalteten, ergab sich eine Situation, die mit der der elterlichen Lüge gewisse Ähnlichkeiten hatte. Daß zwei Gruppen – und in Wirklichkeit gab es noch viel mehr als zwei – auf ihre Fahnen schrieben, allein im Besitz der Wahrheit zu sein, deckte den Schwindel dieser sogenannten Wahrheit auf. Wahrscheinlich kam es so dazu, daß die Hysterikerinnen in Richtung Hexerei und Magie gedrängt wurden. Als die offiziellen Gottheiten keine Beweise mehr lieferten, wandten sich die Neurotiker auf der Suche nach verteidigungswerten Dingen den Dämonen zu, die wahrscheinlich spürbare Beweise für ihre Realität lieferten.

Auf dem Umweg über die Religion wird unsere Anfangsfrage nach der Medikalisierung der Hysterie jetzt etwas greifbarer. Denn an wen hätte man sich in Leidenszeiten wenden sollen, wenn nicht an den Priester oder den Arzt; der Zauberer und seine Helfershelfer sind ja nur deren Bastardformen.

Daß die Hysterikerinnen sich an die Medizin wenden, weil sie sich für krank halten, ist also nicht ganz richtig. Eher deshalb, weil sie nicht wissen, wem sie sonst ihre Nöte anvertrauen sollen. Und nicht einmal das! Zur ersten Konsultation kommt es im allgemeinen nicht auf Wunsch der Hysterikerin, sondern durch einen Hilferuf der Umgebung. Die psychiatrische Funktion als Fachgebiet entsteht in der Geschichte der Medizin erst sehr spät. Sicherlich kann der Psychiater als Spezialist angesehen werden. Er ist praktisch der einzige, der sich ein wenig im Labyrinth des Irrsinns orientieren kann. Doch lange Zeit war dieses Wissen nur theoretisch und ähnelte eher einer vorwissenschaftlichen Science-fiction Produktion als irgendeiner Wissenschaft.

Die Geschichte der Medizin, besonders aber die der Psychiatrie, beginnt als Geschichte der Phantasmen. Doch enthält der an den Psychiater herangetragene Anspruch eine Nuance, die in den Ansprüchen an die übrigen Ärzte nicht oder wenigstens nicht im gleichen Ausmaß enthalten ist: es ist der von der Umgebung formulierte Anspruch, den Kranken loszuwerden. Von daher erklärt sich auch die Entstehung eines psychiatrischen Universums, wo man vielleicht zu behandeln versucht, vor allem aber die Trennung zwischen der Welt der Normalen und der der Verrückten konstituiert. Die Ungenauigkeit der Bezeichnung „verrückt“ begünstigt eine Willkür, die von den Ärzten vielleicht nicht gewollt war, deren Komplizen sie aber geworden sind. Wenn sich heutzutage Ähnliches wiederholt, wie man gelegentlich behauptet, ist die Komplizenschaft sicher keine unwissentliche mehr.

Diese schon etwas überstrapazierte Kritik an den Ärzten sollte nur den Hintergrund skizzieren, vor dem sich die Begegnung zwischen Hysterikerin und Arzt abspielt.

Nur selten ist der erste Arzt, dem die Hysterikerin begegnet, ein Psychiater. Wegen der Verschiedenartigkeit der hysterischen Symptome kann es ein Allgemeinarzt oder sonst irgendein Facharzt sein. Da die Hysterie einen bedeutenden Prozentsatz *jeder* medizinischen Klientel stellt, täte der Arzt gut daran, sich mit ihr zu beschäftigen. Man muß das immer wieder betonen; die offizielle Lehre tut nämlich so, als wüßte sie davon nichts. Aber auch die überzeugtesten „Organiker“, Ärzte, denen nicht die leiseste somatische Manifestation entgeht, wissen, daß mindestens 50% ihrer Kranken weder irgendeine Läsion noch sonst irgendeinen biologischen Defekt haben. Ob man diesen Klienten das Etikett „funktionelle Störung“, „psychovegetatives Syndrom“ oder „vegetative Dystonie“ anhängt, sie als „Kranke-denen-nichts-fehlt“ betrachtet oder ihnen die Bezeichnung gibt, die meist am zutreffendsten wäre, nämlich die der Neurose, ist nicht so wichtig.

Berücksichtigt man, daß einerseits die Hysterie die weitaus häufigste Neurose ist, daß andererseits die Durchschnittshäufigkeit von Neurosen mit 50% viel zu niedrig angesetzt ist, dann sieht man, daß der Arzt für die Behandlung von mehr als der Hälfte seiner Patienten praktisch unvorbereitet ist. Wieviel Zeit hat er denn während seines Studiums auf die Hysterie verwendet? Oder genauer, wieviel Zeit sehen die offiziellen Lehrpläne für die Hysterie vor? Wie lächerlich gering der Zeitaufwand dafür war, das kann jeder Arzt mit seinen eigenen Erinnerungen belegen.

Die Tatsache, daß die Hysterikerin manchmal gegen ihren Willen zum Arzt gebracht wird und auf Fragen oft mit einem „ich weiß nicht“ antwortet, macht die Lage der Ärzte nicht gerade leichter. Von unseren anfänglichen historischen Betrachtungen sind wir damit keineswegs abgekommen; vielmehr sehen wir jetzt, daß der Arzt von heute der Hysterie nicht viel klüger gegenübersteht als sein Kollege von anno dazumal. Zwar verfügt er über einen effizienteren und besser klassifizierten Arzneischatz, er hat auch einige psychoanalytische Bücher lesen können, doch was dabei herauskommt, ist vor allem eines: bei der Behandlung seiner Hysterikerinnen hilft ihm das alles nicht weiter; ihren Launen bleibt er weiter ausgeliefert.

In der Neurologie hörte der Arzt dank Charcot und seinen Schülern, besonders Babinski, noch am meisten über die Hysterie. Durch die Arbeiten dieser Kliniker ist in der Tat eine objektive Symptomatologie ausgearbeitet worden, die eine neurologische Absicherung der Diagnose Hysterie ermöglicht, und sei es auch nur im Ausschlußverfahren. Irrtümer und Unsicherheiten kommen deshalb in der Neurologie am seltensten vor. Wenn sich die Hysterie aber in nicht-„neurologischen" Beschwerden äußert, gerät der Arzt in Zweifel; er fühlt sich verpflichtet, Untersuchungen, ja sogar Probebehandlungen zu veranstalten und wird sich erst dann – und immer noch ungern – berechtigt fühlen, die Diagnose Hysterie zu stellen.

Die Begegnung zwischen der Hysterikerin und dem Arzt ließe sich in allen Bereichen der Medizin studieren: man könnte untersuchen, wie sie sich in den verschiedenen Fachgebieten darstellt, wie sich verschiedene Behandlungsbedingungen auf sie auswirken, z. B. Krankenhausmedizin, Privatambulanz, oder welchen Einfluß verschiedene Liquidationsbedingungen haben: Zahlung gemäß direkter Absprache, Erstattung durch die Krankenkasse oder -versicherung, Zahlung durch einen Dritten. Jede neue Rahmenbedingung würde neue Varianten dieser besonderen Begegnung hervorbringen. Es ist unmöglich, alle denkbaren Situationen aufzulisten. Einige sollen als Beispiel dienen; danach kann jeder die Zusammenstellung gemäß der eigenen Erfahrung ergänzen.

Die etymologischen Zusammenhänge legen es einem nahe, sich zuerst mit dem gynäkologischen Fachgebiet zu beschäftigen. Erstaunlicherweise war es nicht dieses Fach, in dem die Hysterie zuerst erforscht wurde. Vermutlich waren die Theorien des wandernden Uterus und die mit der Enthaltsamkeit zusammenhängenden ätiologischen Hypothesen kaum dazu geeignet, durch eine wissenschaftliche Gynäkologie bewiesen zu werden. Außerdem ist das Spezialgebiet Gynäkologie zumindest teilweise aus der Geburtshilfe entstanden. Wir haben aber gesehen, daß sich die Schwangerschaften der Hysterikerinnen paradoxerweise oft sehr befriedigend und ohne besondere medizinische Maßnahmen entwickeln. Dagegen kann die Entbindung mit mehr oder weniger dramatischen Zwischenfällen einhergehen. Doch waren vor nicht allzulanger Zeit die Entbindungen ganz allgemein gefürchtet.

Es bedurfte erst der Einführung und allgemeinen Anwendung der Psychoprophylaxe, um sie zu entmystifizieren. Davor kam man wie die eigene Mutter nieder, die es sich nicht nehmen ließ, zusammen mit den Klatschbasen in der Nachbarschaft der werdenden jungen Mutter die bevorstehenden Prüfungen detailliert zu schildern. Auch stellte das Wochenbettfieber vor der Einführung der Asepsis eine reale Gefährdung dar. Wie man zu den Schmerzen eingestellt war, hing oft von der Familientradition ab. Zur Zeit der großen Kreißsäle hatten wir einmal Gelegenheit, eine gleichzeitige Niederkunft von Mutter und Tochter zu beobachten. Beide stießen die gleichen Schreie aus, die gleichen Sühnelitaneien; beide wanden sich auf gleiche Weise wie durch ein und dieselbe Choreographie bestimmt.

Noch vor gar nicht so langer Zeit machte die Hebamme zusammen mit einigen Matronen aus der Niederkunft eine richtiggehende Zeremonie des weiblichen Mysteriums, von der Männer strikt ausgeschlossen waren. An der Inszenierung dieser Zeremonie war die Hysterikerin wahrscheinlich lange Zeit beteiligt. Da sich das glücklicherweise geändert hat, konnten nun hysterische Wesenszüge deutlicher in Erscheinung treten. Denken wir daran, daß die Hysterikerinnen manchmal von sich sagen, niemals hätten sie sich so wohl gefühlt wie während ihrer Schwangerschaft. Sie werden es folglich nicht eilig haben, sich von ihrer wertvollen Bürde zu trennen, einer Bürde, die ihnen eine Erfüllung gibt und so alle ihre Lücken und Mängel aufhebt. Auf dieses durch die Schwangerschaften möglich gewordene Gefühl der Vollständigkeit verzichtet man nicht leichten Herzens. Häufig kommt es deshalb sowohl zu einer Verzögerung des Geburtstermins als auch zu einer Verlängerung der Geburtsdauer; beides kann dann medizinisches Eingreifen erforderlich machen. Eine Konsequenz dieses Trennungsproblems ist den Geburtshelfern unter der Bezeichnung „postpartale Depression“ bekannt.

Diese durch tiefe Traurigkeit und Desinteresse am Neugeborenen gekennzeichnete Reaktion ist nur ein Sonderfall einer sehr verbreiteten Reaktion, die immer dann auftritt, wenn jemand eine stark in Anspruch nehmende Aufgabe beendet hat. Man ist mit einer Leere konfrontiert, die während der Zeit des Engagements, sei es für die Ausführung eines Werkes, die Vorbereitung auf ein Examen oder die Ableistung eines Dienstes, verdeckt war. Die Untätigkeit bringt zum Ausdruck, wieviel innere Bereicherung und Steigerung des Lebensgefühls man gefunden hatte, solange man mit der Hervorbringung des Werkes beschäftigt war. Das gilt sogar, wenn diese Tätigkeit als Frondienst empfunden wurde und Gegenstand unaufhörlicher Beschuldigungen war. Karikatur und Paradebeispiel dafür ist der Militärdienst, besonders wenn er unter gefährlichen Bedingungen, beispielsweise unter Einsatzbedingungen abgeleistet wurde. Jeder weiß, wie gern die alten Kämpfer, die Veteranen des Jahrgangs X ihre Erinnerungen erzählen, sich dabei endlos wiederholen, und wie gern sie sich wiedersehen. Die Redewendung „das ist sein Krieg vom Jahre 14“ diente lange Zeit dazu, jene beharrliche Rückkehr zu vergangenen, wichtigen Lebensepisoden zu beschreiben. Das Chanson von Brassens in allen Ehren, aber man hat seither auch besseres zuwege gebracht als diesen Krieg von 1914 bis 1918.

Für die Hysterikerin – obwohl ohnehin nie um dramatische Episoden verlegen – kann die Schwangerschaft sehr gut zu so einem Krieg von 14/18 werden. Gleichzeitig wird deutlich, wie langweilig der Alltag für die meisten

Leute ist. Nicht bloß durch Hysterie kommt es zu so einer Unzufriedenheit; sie wird durch alle Entfremdungen hervorgerufen. Aber vermutlich begünstigt die Neurose die Entfremdung, d. h. einen richtiggehenden Verlust seiner selbst.

Die Sorge, für andere interessant zu sein, die man bei der Hysterikerin von klein auf konstatieren kann, verdeutlicht jenes Bedürfnis nach Bestätigung, nach der Anerkennung durch die Umgebung, daß man wirklich ein lebenswertes Leben führt. Ohne diese Bezeugung wäre man also seiner Sache nicht so sicher. Gerade an diesem Ort des Zeugen steht der Arzt und vor allem der Gynäkologe bei der Hysterie. Kaum genug Lob weiß man dem Gynäkologen zu spenden, der eine schwangere Frau mit der Geste der Bewunderung empfängt. Zu sagen: „Sie sind schwanger, ist das nicht großartig", erfordert offenkundig keine besondere Anstrengung. Dennoch zeigt ein einfacher Satz wie dieser, wie sehr sich der Arzt unbewußt an den Platz gestellt hat, von dem aus er seine Effizienz bezieht. Nicht nur, daß er seine Patientin in ihrer Wichtigkeit bestärkt, sämtliche Auffassungen, alle unbewußten Zweifel, die seine Befriedigung beeinträchtigen könnten, fegt er so vom Tisch. Er berücksichtigt nicht, daß diese Aussage die Patientin einem vielleicht latenten, aber immer präsenten Schuldgefühl ausliefert, einem Schuldgefühl, mit dem die Höllenmaschine der Neurose immer einhergeht.

Infolge der Weiterentwicklung der Gynäkologie begegnet der Arzt der Hysterikerin auch in ganz anderen Situationen als in der Schwangerschaft. Besonders im Zusammenhang mit der ganzen Skala der Regelstörungen: sekundäre Amenorrhoe, Zyklusunregelmäßigkeiten, Schmerzen, prämenstruelles Syndrom, etc. Die bequemste Lösung besteht darin, sich mit der artifiziellen Regulierung des Zyklus zu begnügen. Aber allzu oft heißt das, sich mit dem Zum-Schweigen-bringen des Symptoms begnügt zu haben, das, weil es Träger einer Botschaft ist anderswo wieder auftaucht. Außerdem – und das passiert nicht nur in der Gynäkologie sondern in allen medizinischen Situationen – wird die Hysterikerin, die nicht gehört worden ist, in eine Lage des Unverstandenseins gedrängt. „Er hat mich nicht verstanden" wird die Antwort lauten, die aber zugleich ein „ich konnte mich nicht verständlich machen" beinhaltet. In ihren eigenen Augen entwertet, ja sogar gedemütigt, versucht die Hysterikerin sogleich, die ihr zugefügte Kränkung auszulöschen; einmal, indem sie sich an dem Arzt rächt, zum anderen indem sie versucht, eine Entschädigung zu erhalten.

Die für beide Parteien günstigste Lösung ist der Abbruch der Beziehungen. Wenn die Hysterikerin die Möglichkeit hat, den Arzt zu wechseln, jemanden zu finden, von dem sie sich besser verstanden fühlt, kann alles wieder in Ordnung kommen. Manchmal, besonders wenn die Komponente der Rache vorherrschend ist, wird der zweite Arzt sogar von der Niederlage seines Vorgängers profitieren. Viel häufiger jedoch wird die Niederlage von der Hysterikerin als eine persönliche Niederlage erlebt. Die Lage wird immer komplizierter. Die Konsultationen bei verschiedenen Ärzten häufen sich; der erlittene Schaden soll bezeugt, Entschädigung soll gewährt werden. Es ist alles wie nach einer Liebesenttäuschung: das Wiederfinden des ersten Geliebten, das ist es, was in den nachfolgenden Beziehungen gesucht wird. Welchem Arzt wären nicht schon Aussprüche wie die folgenden zu Ohren gekommen: „Seit mir der Doktor A . . . dieses Medikament (oder jene Spritze) gegeben hat, haben meine Beschwerden nie mehr aufgehört." Wenn nicht sogar die Klage die Form angenommen hat: „Doktor A. . . . hat mir sofort gesagt, daß ich nie mehr ganz gesund werde."

Im allgemeinen aber bleibt die Kranke an ihren ersten Arzt fixiert, sie zwingt ihn dazu, die therapeutischen Versuche zu vervielfachen, und empfindet geradezu Befriedigung dabei, ihm immer wieder seine Niederlagen vor Augen zu führen, ihn als unfähig abzustempeln und bis zum Äußersten zu treiben. In solchen Situationen sucht der Arzt oft Zuflucht in der Verordnung von Kuren aller Art, was er manchmal damit rationalisiert, der Umgebung der Hysterikerin eine Zeitlang ein wenig Ruhe verschaffen zu wollen; meistens aber möchte er sie loswerden.

Kann der Arzt etwas anderes tun? Zugegeben, es war nicht viel, was man ihn darüber gelehrt hat. Vielleicht könnte er aber gerade von diesem Neuland profitieren, das ihm sein Studium übriggelassen hat, und neue Einstellungen entdecken. Der Gynäkologe, der mit einem Ausruf der Bewunderung eine schwangere Frau empfängt, soll als Beispiel dienen. Sich nur für die Symptome zu interessieren, ist eine Reduktion. In Wirklichkeit hatte ja dieses Symptom oft nur den Zweck, mit dem Arzt in Beziehung treten zu können. Es kann in gewisser Weise als Anstrengung aufgefaßt werden, die die Patientin unternahm, um die Sprache des Arztes zu sprechen. Darüber hinaus aber steht die Person selbst auf dem Spiel, was dem Arzt, der sich für die Hysterie interessiert (und das heißt – vergessen wir es nicht – für einen beachtlichen Prozentsatz seiner Kranken), auferlegt, einen Dialog zu akzeptieren. Selbst wenn die Symptome etwas anderes glauben machen wollen, das wesentliche der Neurose betrifft nicht ein Organ, sondern die ganze Person. Oft wird man dann überrascht feststellen, daß sehr schnell vom Symptom nicht mehr die Rede ist, vorausgesetzt, man konnte wenigstens ein bißchen zuhören.

Auch auf die Gefahr hin, etwas zu wiederholen, müssen gleich zwei Einwände aus dem Wege geräumt werden. Der erste ist der, zu wenig Zeit zu haben. Der mit Arbeit überlastete Arzt könne seine Zeit nicht damit vergeuden, mit Leuten zu diskutieren, deren Symptom nicht lebensbedrohlich ist.

Dazu ist zunächst zu sagen, daß der Arzt immer noch allzu oft gar nicht über die Mittel verfügt, ein lebensbedrohliches Symptom zu heilen. Zum anderen beschränkt sich seine Rolle nicht darauf, das Leben zu verlängern; er hat auch darauf zu achten, daß die Lebensqualität seiner Patienten, um ein Modewort zu gebrauchen, so wenig wie möglich vermindert wird.

Die Auffassung schließlich, ein Dialog erfordere viel Zeit, rührt vielleicht daher, daß man die Verhältnisse bei der Psychoanalyse, in der die Sitzungen lange dauern und mit hoher Frequenz stattfinden vorschnell zum Vergleich heranzieht. Die Psychoanalyse kann nicht beispielgebend für psychotherapeutische Grundeinstellungen sein. Sicherlich gibt es dem Patienten ein Gefühl von Wichtigkeit, wenn man ihm Zeit widmet, und es hat auch immer eine günstige Auswirkung. Doch ist das nicht der einzige Wirkmechanismus. Das beim Arzt erweckte Interesse wird vom Patienten nicht nur durch die Menge der Zeit wahrgenommen, die er ihm widmet, sondern vor allem durch das Sprechen und die Erneuerung des Interesses, das der Patient dadurch für sich selbst entwickelt.

Hier erhebt sich dann der zweite Einwand: „Was Sie da beschreiben, ist Psychotherapie. So etwas hat man uns nie gelehrt." Ich habe Generationen von Psychiatern beim Erlernen der Psychotherapie zugesehen, manche unterzogen sich dabei einer sogenannten Lehranalyse, andere nicht. Einige von diesen Psychiatern, keineswegs alle, sind Psychotherapeuten geworden. Ich bin nicht so sicher, daß die reguläre Erlernung einer institutionalisierten Psychotherapie der einzige Weg ist, um Psychotherapeut zu werden. Vielleicht ist es nicht einmal der beste. Die Berufung zum Psychiater geht häufig aus der Entdeckung oder Erkenntnis einer persönlichen Problematik hervor, auf die die Medizin keine Antwort gegeben hat. Wenn es für den künftigen Psychiater darum geht, andere Wege zu finden, um diese Problematik zu erhellen, vielleicht sogar zu lösen, hat er die besten Voraussetzungen für die Forschung mit all den Möglichkeiten, etwas zu erfinden; er ist kritisch und hat Mut, Eigenschaften, die für einen Psychotherapeuten erforderlich sind.

Wenn er dagegen verstecken muß, was er aus neurotischen Gründen für einen Mangel an Wissen hält, wird er in seinen Möglichkeiten, andere zu behandeln, ebenso beschränkt bleiben, wie er es in Bezug auf sich selbst ist. Nicht jeder medizinische Akt ist psychotherapeutisch, aber viele Ärzte können Psychotherapeutisches leisten. Das Projekt ließe sich vielleicht folgendermaßen zusammenfassen: gleichzeitig mit dem zur Konsultation kommenden Subjekt neue Aspekte der eigenen Existenz zu entdecken. Dieses Element, sich selbst hervorzubringen, hat immer eine psychotherapeutische Wirkung, die weit über das hinausgeht, was man bei anderen Behandlungsmethoden der Neurose erreichen kann.

Die zunächst auf den Zusammenhang mit der Gynäkologie beschränkten Überlegungen haben sich auf die ganze Medizin ausgedehnt. Später wird sich noch die Gelegenheit ergeben, Begegnungen der Hysterikerin mit anderen Fachärzten zu beschreiben. Wir müssen auch noch genauer unter die Lupe nehmen, welche Rolle der Psychiater spielen kann.

Bis jetzt haben wir uns vor allem dafür interessiert, was auf seiten der Hysterikerin geschieht. Aber bringt die Begegnung nur diesen einseitigen Effekt hervor? Wie reagiert der Arzt auf diese Begegnung? Steht er der Hysterie gleichgültig gegenüber? Solche Fragen gehen auch alle Ärzte an.

Gegenübertragung

Streng genommen ist die Verwendung dieses Begriffes zur Bezeichnung der Reaktionen und Gefühlseinstellungen des Arztes zu seiner Patientin nicht ganz richtig. Da es sich um einen der Psychoanalyse entlehnten Begriff handelt, dürfte man ihn nur zur Bezeichnung der Wirkungen des Patienten auf den Analytiker anwenden, Wirkungen, die – in seinem Unbewußten – sein Zuhören und seine Deutung beeinflussen. Er bezeichnet das, was der Psychoanalytiker in jeder neuen psychoanalytischen Situation bei sich selbst analysieren muß. Sich vorzustellen, die Analytiker seien dem Charme oder den Angriffen ihrer Klienten gegenüber unempfindlich, ist geradezu lächerlich. Die Wirkung der positiven Reize ist im allgemeinen ohne Bedeutung, da sie bewußt ist. Im Gegensatz dazu sind bestimmte kritische Angriffe recht unangenehm; vor allem können sie die Funktion einer Deutung haben, zu deren Verdauung der Psychoanalytiker ebensoviel Zeit benötigt wie jedermann.

Bleiben wir noch einige Augenblicke bei dieser Gegenübertragung in der Psychoanalyse; es gibt nämlich manchmal hinsichtlich der Anwendung bei den Psychoanalytikern einige Mißverständnisse. Nicht selten „benützen“ die Analytiker diese Gegenübertragung. Sie nehmen an, die bei ihnen durch einen Analysanden hervorgerufene Wirkung sei eine Reaktion, die eben für diesen Analysanden charakteristisch ist. Regelmäßig würde das Subjekt die gleichen Wirkungen auch in seiner Umgebung hervorrufen; folglich seien diese Reaktionen dazu geeignet, das Verhalten des Subjekts zu verstehen. In einem zweiten Schritt sei es dann angebracht, dieses durch die Gegenübertragung entdeckte Verhalten zu deuten, um dem Subjekt Aufmerksamkeit und Bewußtsein für Einstellungen zu vermitteln, durch die es Nachteile haben könnte.

Auch auf die Gefahr hin, viele Analytiker zu schockieren, betone ich aber, daß die Gegenübertragung, ein unbewußtes Phänomen, zwar vielleicht durch die eine oder andere Äußerung des Patienten ausgelöst wird, daß sie aber kein bestimmtes Element seiner Persönlichkeit zum Ausdruck bringt. Die Gegenübertragung gehört zur Person des Psychoanalytikers, um ihn geht es dabei, er reagiert und drückt in dieser Gegenübertragung etwas von sich aus. Sie so zu deuten, als rühre sie vom Analysanden her, ist eine Verschiebung. Sie für eine Deutung zu benützen, ist ein Fehler, der zu all den Vorgehensweisen gehört, die der Psychoanalytiker unbewußt – so sollte man wenigstens hoffen – benützt, um seinen Patienten durch psychoanalytische Ideologie zu entfremden.

Häufig habe ich die Formel gehört, die Gegenübertragung sei ein Beweis für eine nicht-sprachliche Kommunikation, eine Kommunikation von unbewußt zu unbewußt. Das geht soweit, daß die erbittertsten Verfechter einer „wissenschaftlichen" Analyse, die sich letztlich von einer mathematischen Kommunikationstheorie ableite, ihre theoretische Armseligkeit dadurch bloßstellen, daß sie ohne zu zögern ethologische Analogien als Beweis heranziehen und parapsychologische Intuitionen als Äußerungsform einer non-verbalen Semiotik ansehen. Für diese Psychoanalytiker ist es ebenso wichtig, ja wegen ihrer Einstellung sogar noch wichtiger, den Analysanden zu *fühlen* statt zu hören.

Der Verwechslung von Psychoanalyse mit all den Praktiken, die sich auf sie berufen und sich auf Phantasmen von Empathie gründen, ist damit Tür und Tor geöffnet. Sicher ist es kein Zufall, wenn man im Französischen auf ein gelehrtes Wort zurückgreift, um etwas zu übersetzen, was beispielsweise im Deutschen ganz geläufig ist: *Einfühlung* (Deutsch im Original). Daß der Begriff allgemein üblich ist, ändert nichts daran, daß damit eine Wahrheit verschleiert wird. Diese *Einfühlung*, diese angebliche Fähigkeit „im" anderen und stellvertretend für den anderen zu fühlen und zu empfinden, ist ein Phantasma. Gewöhnlich will man darin die Verfügbarkeit und Sorge für den anderen sehen. Doch verstecken diese für den Zusammenhalt der Gruppe so notwendigen Manifestationen von Oblativität nur mangelhaft, wie sehr dieses Eindringen in den anderen einen Einbruch, eine Vergewaltigung und eine Besetzung im militärischen Sinne des Wortes impliziert.

Die Gegenübertragung ist also kein Begriff, den man ohne weiteres von der Psychoanalyse auf andere Begegnungen übertragen kann, wie therapeutisch sie auch sein mögen. Die vom Arzt verwendeten Werkzeuge können noch leichter zu Waffen werden als die Worte des Psychoanalytikers. Gerade jene eben erwähnten Psychoanalytiker, die soviel Eifer an den Tag legen, aus der Psychoanalyse eine schon konstituierte Wissenschaft zu machen, sind – und sie können sich des Beifalls sicher sein – genauso übertrieben streng mit

Verboten, durch die das „Agieren“ in der Psychoanalyse verurteilt wird. Kommunikation – sicher, an die averbale Kommunikation glauben – natürlich, aber nur ja keine Sympathiekundgebung oder keinen Ärger durch einen herzlicheren oder nüchternen Tonfall erkennen lassen, nur ja keinen zu lange dauernden, vielleicht sogar durch ein Kleidungsdetail angezogenen Blick riskieren, sich nicht durch einen herzlicheren oder kürzeren Händedruck verraten. Das wäre Agieren, beim Analysanden ein Fehler, ein Verbrechen aber beim Analytiker.

Der Widerspruch zwischen dieser Prüderie in den manifesten Zeichen und dem fast magischen Glauben an eine averbale Kommunikation ist eklatant. Man spricht von jenen Analytikern, die alles tun, um nicht von ihren Analysanden überrascht zu werden, wenn sie ins Theater gehen wollen, die ängstlich darüber wachen, daß nichts von ihrem Privatleben bekannt wird, sogar wenn (oder weil) es beispielhaft ist, die aber nicht zögern, ihre Analysanden in Arbeits- oder Unterrichtsgruppen oder bei gruppendynamischen Sitzungen um sich zu versammeln.

Der Arzt, zumindest der, der sich nicht durch diese Karikatur von Analyse hat vergiften lassen, muß sich über solche Tabus nicht den Kopf zerbrechen. Er kann intervenieren, wann und wie er es für zweckmäßig hält; er kann auch die Hand auf den Körper seiner Kranken legen. Das heißt nun nicht, daß er für die Attacken seiner Klienten weniger empfindlich wäre als die Psychoanalytiker. Sein Risiko ist nur, daß er bewaffnet, d. h. mit der Spritze oder dem Skalpell darauf reagiert.

Die medizinische Gegenübertragung kommt meistens in ganz und gar bewußten Reaktionen von Antipathie oder Sympathie zum Ausdruck. Es wurde schon gezeigt, wie sich die Intoleranz besonders manchen Hysterikerinnen gegenüber entweder durch eine Eskalation der Spirale Symptom-Behandlung oder durch eine provisorische Verbannung des Patienten in eine Erholungs- oder Kuranstalt manifestiert. Die Sympathie nun, die die Hysterikerin durchaus hervorzurufen in der Lage ist, kann sowohl zu einem herzlichen gegenseitigen Einvernehmen, als auch zu all den anderen Formen menschlicher Zuneigung führen, d. h. zu Kameradschaft, Freundschaft, Liebe.

Gewöhnlich äußert man sich nicht zu der Frage einer Liebesbeziehung zwischen Arzt und Patient. Man begnügt sich damit zu glauben, daß so etwas nicht oder höchstens ausnahmsweise vorkommt. In der Psychoanalyse kann man sich natürlich nur schwer vorstellen, wie da eine Fortsetzung der Kur noch möglich sein soll. Dies gilt aber nicht für die medizinische therapeutische Beziehung. Diese Liebschaften sind nicht nur häufig, sondern ganz und gar alltäglich. Sie gehören zur medizinischen Gegenübertragung, die oft gerade durch die Hysterikerin ausgelöst wird.

Ein Kunstfehler? In den Augen der Standesorganisation sicherlich. Wenn ein Mißbrauch von Macht oder Autorität vorliegt, auch in den Augen der Rechtsprechung. Allerdings muß es dazu erst einen Kläger geben, und das ist durchaus nicht die Regel. Es wäre völlig falsch anzunehmen, daß die Häufigkeit dieser Beziehungen der Zahl der gegen die Ärzte gestellten Strafanträge entspräche. Sie ist weitaus höher. Weshalb lege ich soviel Nachdruck auf diesen Aspekt der Arzt-Patienten-Beziehung? Was zwischen Arbeitgeber und Arbeitnehmer passieren kann und auch oft passiert, ist das etwas anderes? Oder unter Kollegen? Doch das gehört nicht mehr zu dieser Aufzählung.

In den hier interessierenden Fällen ist die Liebesbeziehung durch eine hierarchische Beziehung überlagert; für den Narzißmus der Patienten oder der Patientinnen ist das gewöhnlich schmeichelhaft. Meistens ist die Hysterikerin nur allzu bereit, den Arzt an jenen Platz des Meisters zu stellen, ist es doch für sie manchmal gar nicht so einfach, diesen Platz mit jemand zu besetzen. Die üblicherweise auftretenden Desillusionierungen haben wir schon besprochen. Doch sollte man sich nicht zu sehr zum Anwalt der herrschenden Moral machen und mahnen: solche Sachen nehmen ein böses Ende; Anstand und Berufsehre verurteilen so ein Benehmen. Sicher.

Doch Freud, dem selbst seine Verleumder eine über jeden Verdacht erhabene Sittlichkeit bescheinigten, weist darauf hin, daß die Psychoanalyse keine bei allen Kranken anwendbare Behandlungsweise ist; einige ziehen es vor, auf anderen Wegen gesund zu werden, besonders auf dem der Liebe. Nicht immer nimmt die Liebe ein schlimmes Ende, selbst bei der Hysterikerin nicht. Eine Beziehung, und besonders eine, die außerhalb der durch einen Heiratsvertrag bezeichneten Grenzen existiert, ist nicht zwangsläufig Quelle von Verdruß und Anlaß für Ärgernis oder Reue. Wenn man auch für gewöhnlich die Zuflucht zu einer Therapie durch Liebe nicht empfiehlt, weil nämlich niemand das Recht hat, sie zu empfehlen oder die Erlaubnis dafür zu erteilen, so kann man doch nicht behaupten, daß sie immer katastrophal endet.

Jedenfalls ist bei diesen Beziehungen, in denen sich die Gegenübertragung als Zuneigung manifestiert, auch wenn sie zu stark geworden ist, der Schaden geringer als im gegenteiligen Fall, wenn die Therapie zur Rache wird, und zwar zu einer sadistischen Form der Rache, die mit Schmerzen und Verstümmelungen einhergeht.

Die Rache ist nicht bewußt. Man kann sich hier auf die Undurchlässigkeit des Unbewußten verlassen. Von den Bestrebungen, die manchmal an gewissen Patienten befriedigt werden, kommt, beispielsweise bei den Chirurgen, nichts ins Bewußtsein. Doch wahrscheinlich ist der Chirurg nicht immer in der Lage, sich des Ansturms seiner Klienten zu erwehren, die eine Intervention buchstäblich fordern. Wenn er durch Nachgeben dem ganzen ein Ende bereitet, obwohl er weiß, daß die Intervention medizinisch nicht notwendig ist, wird man die unbewußten Motive in Erwägung ziehen müssen, die seine Entscheidung beeinflußt haben.

Das ist natürlich ein heikles Thema, und man zögert immer ein wenig, als Kritiker von Ärzten aufzutreten, die auf einem anderen Fachgebiet tätig sind. Aber vielleicht sind die Psychiater die einzigen Ärzte, die die Folgen von therapeutischen Maßnahmen bei nicht diagnostizierten Neurosen feststellen können. Da das medizinische Lehrgebäude selbst die Neurose in großem Umfang verkannt hat, wird man nicht einmal von Kunstfehlern sprechen können. Dagegen ließe sich einwenden, diese Neurose falle anscheinend nicht in den Zuständigkeitsbereich der Medizin; deshalb müsse man sie auch nicht unbedingt in den Unterrichtsplan aufnehmen. Das wäre richtig, wenn die Ärzte darauf verzichteten, Neurosen zu behandeln, oder zumindest darauf verzichteten, sie wie organisch Kranke zu behandeln. Geht man aber so an die Sache heran, hat man das Problem falsch gestellt. Der Arzt kann nicht die Leute abweisen, die sich an ihn wenden. Ganz im Gegenteil, er hat auf diesem vernachlässigten Gebiet viel zu lernen und zwar zu seinem größten Nutzen.

Heuristische Funktion

Als das Historische der Hysterie in Erscheinung trat, ließ Freud sich von der Hysterikerin leiten. Durch sie entdeckte er das Unbewußte, durch sie erfand er die Psychoanalyse. Diese priviligierte Beziehung, die sich für jeden Psychoanalytiker neu herstellt, die sogar als notwendige Voraussetzung für den Beginn jedes Analytikerseins betrachtet werden kann, ist noch nicht einmal 100 Jahre alt. Andererseits bestehen die Beziehungen zwischen der Hysterie und der Medizin seit mehr als 2000 Jahren. Lange ließ er auf sich warten, er, der es wagte, den Schleier der Hysterie zu heben. Doch war es kein Fehler, ihn entfernt zu haben. Hatte man doch zur Genüge Ovarien komprimiert, Gebärmütter palpiert und Scheiden erkundet. Mehr als 2000 Jahre lang hatte die Medizin die Hysterie für sich gepachtet. Heute, nach der psychoanalytischen Revolution sollte es eigentlich nicht mehr möglich sein, sich mit der Hysterie zu befassen wie vor Freud.

Doch sind die Dinge für den Arzt vielleicht gerade dadurch noch schwieriger geworden. Natürlich gab es vor Freud die offiziellen Theorien. Das hinderte aber die Ärzte nicht daran, weiter nachzudenken. Auch waren Schriftsteller und Dichter eine wichtige Hilfe für sie. Die Bedeutung der Literatur ist viel größer, als man im allgemeinen zuzugeben bereit ist. Sie eilt den Wissenschaften voraus; dies gilt besonders für die Humanwissenschaften. Auch Freud erkannte das und meinte, der Forscher erreiche nur mühselig und ungeschickt, was dem Dichter sozusagen in die Wiege gelegt ist. *Madame Bovary* erscheint im selben Jahr, in dem Freud geboren wurde! Und um die Gültigkeit von Rilkes Satz „denn das Schöne ist nichts als des Schrecklichen Anfang“ auf der Ebene der Psychoanalyse zu beweisen, sind heute noch theoretische Ausarbeitungen erforderlich, mit denen wahrscheinlich nicht jedermann einverstanden wäre. Was nichts daran ändert, daß diese dichterischen Schöpfungen leichter in das Denken eindringen können als eine Lehre; sie sind gewissermaßen Wegbereiter des Fortschritts.

Vor Freud also hatte der Arzt die Möglichkeit, Zugangswege zu diesen Hysterikerinnen zu entdecken. Als Freud gezeigt hatte, daß die Medizin bei der Hysterie vor ihm nur auf der Stelle getreten war, hatte er die Hysterie jenen entrissen, die bis dahin zu ungeschickt an sie herangetreten waren. Seit Freud also ist die Hysterie von der Medizin abgespalten; sie befindet sich zwar jetzt nicht in einem völlig anderen Bereich, doch ist sie, nicht nur von den anderen Krankheiten, sondern von Krankheiten schlechthin abgetrennt.

Daraus folgert der Arzt allzu schnell, man könne sich nur mit einem speziellen Wissen an die Hysterie heranwagen. Nebenbei bemerkt, es fehlt nicht an Psychoanalytikern, die ihn in dieser Überzeugung bestärken. Hätte die Psychoanalyse dem Arzt ermöglichen können, dieses eroberte Terrain sogleich zu betreten, nachdem sie die um die Hysterie errichteten Barrieren abgetragen hatte, so bewirkt sie oft nichts anderes, als die Hemmung des Arztes gegenüber der Neurose noch zu vergrößern.

Von vornherein verzichtet er auf jeden Versuch, diese Hysterikerinnen zu begreifen; meistens flüchtet er sich zu seinen pharmazeutischen Prospekten und versucht nach einiger Zeit, die durch Niederlagen und Rückfälle charakterisiert ist, dem Psychiater die Angelegenheit zu übergeben – der manchmal nicht besser daran ist als er. Gibt es nicht genug Psychiater, die versichern, eine Hysterie werde niemals gesund? Was einzig und allein folgendes sagen will: daß die unbewußte Botschaft nicht aufhört, sich zu äußern!

Nachdem nun klar ist, daß es nicht darum geht, das Symptom zum Schweigen zu bringen, kann sich der Vorgang umkehren. Zunächst, mehrere Jahrtausende hindurch, waren die Ärzte der Hysterie gegenüber taub und blind. Mit Hilfe der Psychoanalyse enthüllte die Hysterie ihr Geheimnis, wurde aber dann Domäne der Psychoanalytiker. Da weder alle Psychoanalytiker noch alle Psychiater ausreichen, um auch nur einen kleinen Prozentsatz der Hysterischen zu übernehmen, muß sich der Arzt wohl damit abfinden, sich mit denen (männlich oder weiblich) zu beschäftigen, die in seine Sprechstunde kommen.

Er kann es auch, wie eben gesagt wurde, sollte aber etwas zurückhaltend und vorsichtig dabei bleiben, weil er ja nicht vorher weiß, was zu tun ist, und man ihn nicht gelehrt hat, wie man sich einer Hysterie gegenüber zu verhalten hat. Er kann aber sowohl die Erfahrung Freuds als auch die all jener wiederholen, die den Mut hatten, sich über ihren kleinen, gut erschlossenen Wissenshorizont hinauszuwagen. Der Nutzen, den der Arzt aus seinen Erkundungen zieht, kann nicht mit wissenschaftlichen Maßstäben bewertet werden; er besteht in einer nicht quantifizierbaren Vermehrung seines Interesses und seiner Freude im beruflichen aber auch außerberuflichen Bereich.

Die Hysterikerin soll ja in die Lage versetzt werden, das Interesse an ihrer Existenz zu erneuern. So eine Eroberung ereignet sich nur, wenn man sein eigenes Lebensinteresse erneuern kann, wenn man die Fähigkeit wiederentdeckt, sich von einem Schauspiel hinreißen zu lassen, das nur einem blasierten Beobachter als Wiederholung erscheint. Letzterer kann der Hysterikerin keine Hilfe sein; aber auch seinen anderen Kranken wird er nicht viel nützen.

„Depression“

Diese Überschrift hätte man vielleicht eher im Abschnitt Symptomatologie erwartet. Die Rolle des Arztes ist aber hier nicht ohne Bedeutung. Die Depression ist deshalb ein besonderer und sehr häufiger Anlaß für eine therapeutische Begegnung.

„Ich habe eine nervöse Depression“ oder „der Doktor hat mir gesagt, daß ich eine nervöse Depression habe“, sind Sätze, die man täglich und immer öfter hört. Wirklich ist die Depression *die* Krankheit der Gegenwart. Was nicht heißt, daß man alles über sie wüßte, auch nicht, daß dieser so abgedroschene Begriff irgendetwas Präzises bezeichnet. Die Ungenauigkeit ermöglicht dem Patienten und dem Arzt, über ein praktisches Etikett zu verfügen, das für jenen seinen Zustand, für diesen seine Handlung rechtfertigt. Die Depression wird von den Massenmedien propagiert, ihre Häufigkeit nimmt so rasch zu, daß es den Ärzten nicht mehr gelingt, der Nachfrage gerecht zu werden, daß „Therapeuten“ jeglicher Provenienz sicher sein dürfen, sofort ein Klientel zu finden. Und worin auch immer die angebotene Behandlung besteht, die Leute werden zufrieden sein.

Was also ist die nervöse Depression? Die psychiatrischen Lehrbücher und Abhandlungen sind diesbezüglich eher etwas reserviert. Man erinnert in diesem Zusammenhang an die Syndrome, die in der jüngsten Vergangenheit der Psychiatrie in Mode waren. Von Asthenie und Abulie ist da die Rede, und man erinnert an die Psychasthenie von Janet. Man behilft sich mit der Typenlehre und denkt an jene hochgewachsenen, mageren und immer müden Patienten. Außerdem weist man darauf hin, daß die nervöse, neurotische Depression keine Melancholie ist; letztere bietet den Vorteil eines bekannten klinischen Bildes, das in etwa konstant ist, auf das man sich verlassen kann; doch man hat schon Mühe, erstere nicht einfach als eine abgeschwächte Form der Melancholie zu beschreiben.

Bevor wir die verschiedenen Bilder miteinander vergleichen, die unter dieser Diagnose laufen, ist es vielleicht ganz interessant, den Begriff selbst genauer unter die Lupe zu nehmen.

Die Worte „Depression“ und „deprimieren“ erscheinen im 14. Jahrhundert mit der Bedeutung „erniedrigen, herabsetzen“ im eigentlichen und übertragenen Sinn. Erst viel später kommt die Vorstellung der Abschwächung, des Schwächerwerdens zu der Wortbedeutung hinzu.

Der Begriff existiert also lange vor seiner medizinischen Verwendung. Die Medizin entlehnt ihn der Umgangssprache, die ihn schon ausgiebig mit Vorstellungen beladen hat; wir finden hier wieder, was schon beim Hysteriebegriff geschehen war, aber im umgekehrten Sinn: dort war ein medizinischer Term von der Umgangssprache übernommen worden; in beiden Fällen bezeichnet das Wort nicht dieselben Dinge, je nachdem, ob man sich auf die eine oder andere Seite seines Anwendungsbereiches begibt. Wie dem auch sei, die durch das Wort transportierten Bilder sind die der Erschöpfung, der Niedergeschlagenheit, aber auch des Fallens, der Erniedrigung und der Wertminderung.

Vervollständigt wird das Substantiv durch ein Adjektiv, das ihm eigentlich eine Präzisierung bringen müßte. Doch davon kann kaum die Rede sein. Das Adjektiv „nervös“ erscheint im 13. Jahrhundert mit dem lateinischen Sinn „nervig, kraftvoll“. Hier kam es zu einer richtiggehenden Umkehrung des Sinnes. Die Faser, das solide Band des lateinischen *nervus* bezeichnet ebenso auch den Muskel. Dagegen wird das griechische *neuron* zum zumindest zweideutigen Nerv. Der Nerv aller Dinge, das bezeichnet noch eine Stärke, aber wenn „jemand nur noch ein Nervenbündel ist“, das ist schon der Untergang. Die ruhige, männliche Kraft steht der weiblichen Nervosität gegenüber.

Der Begriff des Nervösen beschränkt sich also nicht auf eine anatomische Benennung. Aus seinem morphologischen Kontext genommen, erhält er eine Nuance von Herabsetzung, die etwa zwischen dem Pathologischen und dem Schlechten liegt. Die Verkoppelung der zwei Begriffe zur „nervösen Depression“ mußte ein Mischmasch erzeugen, das kaum dazu angetan war, auf die seriöse Medizin eine besondere Anziehungskraft auszuüben. Darin unterschied sie sich nicht von der Hysterie! Daß man auch noch Geisteskrankheit und nervöse Krankheit miteinander vermengt hatte, vergrößerte die Verwirrung nur noch. Der Begriff wurde dadurch so ungenau, daß man alles mögliche in ihn hineindenken konnte, was dann auch prompt geschah.

Die Behauptung: „Ich habe eine Depression“, bedeutet vermutlich etwas für den, der sie äußert, doch wird das wahrscheinlich nicht für jeden „Depressiven“ das gleiche sein. Die Aussage ist ebenso vage wie jene andere, gleich häufige: „Ich fühle mich nicht wohl in meiner Haut.“ Man beruft sich auf die Depression, um einem Unbehagen Ausdruck zu verleihen, einer manchmal unmotivierten oder auch motivierten Katerstimmung, einem zu wenig an Lust auf irgend etwas. So variabel wie die begleitenden Symptome ist auch die Dauer des Zustandes. Entscheidend aber ist folgendes: die im Verlauf dieser Zustände auftauchenden Beschwerden sind meistens die gleichen wie bei der Hysterie: die verschiedensten Schmerz-, Schwindel-, Schwäche- und Ermüdungszustände.

Sind also diese Depressionszustände Entwicklungsformen der Hysterie? Das zu behaupten, wäre ungenau, weil diese Zustände bei allen Neuroseformen vorkommen und mit den für die jeweilige Neurose charakteristischen Eigenschaften verknüpft sind. Da die Hysterie die weitaus häufigste Neurose ist, trifft man die hysterische Depression auch am häufigsten an. Bei vielen dieser Depressionen hat man nie die Diagnose Hysterie gestellt, ebensowenig wie man außerhalb der depressiven Perioden an diese Diagnose dachte. Während diesen Zuständen trifft man auf Symptome, die bis dahin nicht zutage getreten waren: verschiedene Formen des Sich-nicht-wohl-Fühlens, vor allem aber Beziehungsstörungen mit der Umgebung.

Hier muß man allerdings aufpassen. Angenommen, die Klagen des Subjekts lassen einen ehelichen Konflikt erkennen, wäre es falsch zu glauben, der Konflikt sei die Ursache der Depression. Wir wissen über diese Konflikte schon genug, um sagen zu können, daß die Elemente der Realität meistens nur Äußerlichkeiten, die Motive des Konfliktes aber unbewußt sind. Zu glauben, daß die Depression eine Reaktion auf das Unverständnis oder die Bosheit des ehelichen Partners ist, heißt das Spiel des hysterischen Phantasmas mitzumachen und sich selbst als Tröster, Richter oder Retter anzubieten. Es wird deutlich, wie die Gegenübertragung des Arztes hier ins Spiel kommen kann, eine Gegenübertragung, die nicht nur aus feindlichen Gefühlsregungen besteht.

Auf dem Gebiet der Depression spielt der Arzt eine Rolle, die eine genauere Betrachtung verdient. Denn wenn es einen Punkt gibt, bei dem die Vorwürfe der Medikalisierung gerechtfertigt sind, dann hier. Was ist diese Medikalisierung eigentlich, von der immer mehr geredet wird? Sie ist eine Deutung gewisser Arzt-Patienten-Beziehungen, die meistens auf eine Kritik der Ärzte hinausläuft.

Es gibt Situationen, in denen die Leute leiden und sich an den Arzt wenden, weil sie mit ihrem Elend nicht alleine fertigwerden oder in ihrer Umgebung niemand finden, der teilnehmen und helfen könnte. In der heutigen Gesellschaft, besonders der westlichen, herrscht eine Atmosphäre, die dieser Gruppenfunktion nur wenig Raum läßt, einer Funktion, von der man weiß, wie wichtig sie in den durch Ritualisierungen und einen strengen Sittenkodex gebundenen, dadurch aber auch geschützten Gesellschaften ist.

In den kindlichen oder jugendlichen Banden und in mehr oder weniger randständigen Gemeinschaften entsteht diese schützende und beruhigende Funktion erneut, aber gewissermaßen als Wildwuchs. Die Vielzahl der Clubs, Gesellschaften und Vereine bringt zum Ausdruck, daß die meisten Menschen sich nur sicher fühlen, wenn sie sich als Teil eines Ganzen empfinden können. Meistens sind die nationalen, politischen und religiösen Gruppierungen zu groß, um sich in ihnen heimisch zu fühlen. Diese großen Gruppen bestärken das Individuum nur in dem Gefühl seiner Bedeutungslosigkeit. So erklärt sich die zunehmende Verbreitung von Sekten, Kleingruppen und Cliquen, in denen Riten und Regeln andeutungsweise wieder auftauchen.

Die Mehrzahl der Bevölkerung allerdings bleibt außerhalb dieser Formationen. Das Individuum bleibt isoliert, zumal der familiäre Rahmen nur noch einen Schein von Struktur oder Referenzmöglichkeiten bietet. Fehlt der Vater oder die Mutter, ein Priester, ein Repräsentant einer Autorität, die einen nicht in einer anonymen Gleichmacherei ertränkt, so bleibt dem einzelnen oft nichts anderes übrig, als sich an einen Arzt zu wenden.

Diesem ist es durchaus nicht verboten, seinen Mitmenschen zu verstehen zu geben, daß er für sie da ist. Die Medikalisierung beginnt erst, wenn der Arzt das Leiden des Subjekts als Symptom einer Krankheit deutet. Eben diese Deutung war vorhin gemeint. Der Arzt weiß recht gut, daß jemand leiden kann, weil er sich beruflich, sozial oder privat in schwierigen Umständen befindet. Doch ist er niemals ganz sicher, ob er nicht einen pathologischen Prozeß übersehen hat, der die Widerstandsfähigkeit gegenüber diesen Anforderungen herabsetzen und dadurch eine bis dahin ganz gut erträgliche Situation unerträglich machen würde. Zumindest hätte er aus dem traditionellen Medizinstudium diesen Schluß ziehen können.

Freilich gibt es auch psychische Störungen infolge eines Hirntumors. Sie sind nicht häufig. Noch seltener wird man seine Diagnose oder Verdachtsdiagnose allein darauf stützen. Im Vergleich zu der Unmenge von Beschwerden, die durch ein offensichtlich mit den Lebensumständen zusammenhängendes Unglück entstanden sind, sind solche Fälle, ob durch einen Tumor oder irgendeine Läsion bedingt, unbedeutend. Auf diese enorme Zahl von Klienten ein Verhalten anzuwenden, das in maximal einem von tausend Fällen eine Läsion zutage fördert, führt den Arzt dahin zu verleugnen, daß seine Vorgehensweise in allen anderen Fällen wirkungslos ist.

Warum soll man den Kranken, „die nichts haben“, nicht sagen, daß sie nicht krank sind? Ohne sie deshalb gleich zurückzuweisen, aber indem man sie dahin führt, sich als leidend zu akzeptieren. Alles geschieht auf eine Weise, als ob die Anerkennung durch den Arzt, das Etikett, krank zu sein, ein Leiden, für das man sich sonst schämen müßte, in etwas Ehrenhaftes verwandeln würde. Es kommt in diesen Fällen eigentlich zu einem gemeinsamen Täuschungsmanöver, in dem die beiden beteiligten Parteien wegen der gegenseitigen Vorteile als Komplizen aneinander gebunden sind. Die von der Gesellschaft geschaffene Möglichkeit, jeden im Falle einer Erkrankung behandeln zu können, heißt doch nicht, daß jedes Leiden eine Krankheit ist. Die Transformation in eine Krankheit beraubt das Subjekt seines Leidens.

Aber weshalb die Art und Weise, durch die man jemand heilt, in Frage stellen, wenn man damit Erfolg hat? Solange es sich um einen körperlichen Schmerz handelt, mag das zutreffen. Aber wenn es sich um einen Liebeskummer oder eine Trauer handelt? Hier das Subjekt zu betäuben, damit es diesen Schmerz nicht mehr empfindet, läuft darauf hinaus, das, was es verloren hat, zu entwerten; es soll so weit gebracht werden, jeden beliebigen Ersatz zu akzeptieren, den man ihm zu diesem Zeitpunkt vorschlägt. Nicht zuzulassen, daß der Patient in sich die Quellen findet, um über sein Leiden hinwegzukommen, heißt, ihn dazu zu überreden, alle Verführungen, alle Entfremdungen zu akzeptieren.

Es hat sich eingebürgert, die Leute zu infantilisieren und sie glauben zu lassen, sie seien unfähig, eine schwierige Periode zu überstehen, *weil es sich um eine Krankheit handelt*. Auf das zweifelhafte Privileg krank zu sein, verzichtet aber jeder gerne, wenn das nur nicht seine Zurückweisung zur Folge hat. Die Medikalisierung besteht darin, das Sprechen des Subjekts darauf zu reduzieren, nichts weiter als ein kranker Organismus zu sein. Ärzte und Patienten können nur davon profitieren, wenn sie dem Sprechen und den daraus für beide Gesprächspartner resultierenden Entdeckungen wieder seinen Wert zurückgeben.

Der Vorwurf der Medikalisierung ist hin und wieder gerechtfertigt. Deshalb die Inanspruchnahme des Arztes ganz abzulehnen, ist aber auch nicht immer richtig. Daß der Arzt nur im Krankheitsfalle eingreifen sollte, ist Wunschdenken, da man bei der Frage „normal oder pathologisch?“ nicht mit einem Entweder-oder antworten kann. Wir haben gesehen, wie bei der Neurose das Normale ein beständiges Werden, eine permanente Eroberung des Unbewußten ist, obgleich das Unbewußte deshalb noch nicht das Pathologische ist; es ist das zu erschließende Terrain für das zukünftige Subjekt. Auch wenn dieses Subjekt-werden sich nicht linear vollzieht, sondern abschnittsweise, so ist doch dieser Vorgang nie ein für alle Male abgeschlossen; auf dem

Feld des Unbewußten gibt es für die meisten noch etwas zu erobern. Deshalb muß der Arzt jede Bitte aufnehmen, die an ihn gerichtet wird, allerdings auf der Ebene des Sprechens.

Ein Arzt, der denen, die sich an ihn wenden, nicht zuhören kann, der unfähig ist, ihnen diese Eroberung ihrer selbst durch das Sprechen zu ermöglichen, ist kein vollkommener Arzt. Worauf er selbstverständlich ein Anrecht hat: man kann durchaus die Wahl treffen, einem bestimmten Tätigkeitsbereich den Vorrang einzuräumen. Auch der Psychiater, der auf einen Großteil der modernen biologischen Medizin verzichtet, ist ein unvollkommener Arzt. Nur der Allgemeinpraktiker kann versuchen, eine vollständige Medizin auszuüben. Weil sich die medizinische Praxis hauptsächlich auf ihn stützt, kann man nie genug betonen, daß die Hälfte seiner Kunst in der Dimension des Diskurses begründet ist. Wenn er dem Sprechen seine ganze Bedeutung wiedergibt, vermeidet er die Gefahr der Medikalisierung, die genauso ein Kunstfehler ist, wie das Übersehen irgendeiner somatischen Erkrankung aus Unkenntnis.

Diese Überlegungen zur Medikalisierung waren nötig, um die Rolle des Arztes besonders in den Situationen genauer zu umreißen, in denen der Patient sich selbst seine Diagnose stellt und sich mit den Worten „ich bin depressiv“ präsentiert. Weder geht es dabei darum, aus ihm einen Kranken zu machen, noch darum, ihn wegzuschicken. Vielmehr sollte man ihn entdecken lassen, daß er etwas zu sagen hat, was es wert ist, gehört zu werden.

Für den Patienten ist der Begriff der nervösen Depression teilweise schon medikalisiert. Er faßt alle Zustände von Traurigkeit zusammen, für die eine beruhigende Erklärung gesucht wird. Was verdeckt er auf seiten des Arztes? Zugegeben, meistens hatte man sich bemüht, der Ungenauigkeit zu entgehen. Die Bezeichnung nervöse Depression, die wenig wissenschaftlich, etwas veraltet und sogar ein bißchen nach Operette klingt, wird nicht mehr so häufig verwendet. Der Begriff der neurotischen Depression ersetzt ihn allmählich, allerdings nicht ohne neue Probleme aufzuwerfen.

In der immer schon zum Klassifizieren neigenden Medizin beginnt sich allmählich die Unterscheidung in neurotische und psychotische (d. h. die Melancholien und depressiven Zustände bei anderen Psychosen) Depressionen durchzusetzen. Außerdem kennt man noch die reaktiven Depressionen, die man manchmal auch legitime Depressionen nennt. Diese zwar seltene Bezeichnung läßt auf das Vorkommen von illegitimen, unehelichen Depressionen schließen. Man wird an das erinnert, was schon beim Thema der männlichen Hysterie gesagt wurde: man muß die Symptome mit einer äußeren, „ehrenhaften“ Ursache rechtfertigen, die die Zustimmung aller findet: einem Trauerfall, einem Mißerfolg, einer Kränkung, am besten irgendeinem Trauma. Oft geht es tatsächlich nur darum, einen vernünftigen und überzeugenden Grund zu finden, der dem Arzt verständlich machen kann, warum der Patient deprimiert ist.

Nur – diese banalen und häufig vorkommenden Ursachen bewirken bei niemand Depressionen. Und so sieht man sich wieder vor die Frage eines individuellen Faktors gestellt. Bestimmt werden hier wieder manche Psychiater eine eventuelle Erblichkeit der Neurose ins Spiel bringen. Zu anderen Zeiten sprach man von Degeneration. Schon Freud wies darauf hin, daß wir auch dann nicht davon entbunden wären, auf das Unbewußte zu hören, wenn wir die feinsten chemischen Mechanismen der neurotischen Zustände kennen würden. Sogar in den reaktiven traumatischen Depressionen ist das determinierende Element immer dieses Unbewußte. Mit anderen Worten: jede Depression ist einem unbewußten Determinismus unterworfen, und alle nicht-psychotischen Depressionen sind neurotische Depressionen. Das ist eine ganz offenkundige Binsenweisheit. Sogar die leichtesten Depressionen, solche, die der Patient selbst so nennt, und die dem Arzt oft unbedeutend vorkommen, sind immer ein neurotisches Symptom; der Schweregrad, den ihm ein Dritter beimißt, ist kein geeignetes Beurteilungskriterium.

Diese Zusammenfassung unterschiedlicher klinischer Bilder unter einen gemeinsamen Gesichtspunkt ist nichts Neues. Auch die klassische Hysterie enthält eine Menge verschiedener Aspekte, zugleich aber gemeinsame Persönlichkeitsmerkmale, die von der Psychoanalyse auf eine einzige unbewußte Struktur zurückgeführt wurden. Dasselbe gilt für die Depression, von der wir hier nur die bei weitem am häufigsten vorkommenden hysterischen Formen betrachten. Das klinische Leitsymptom ist die Traurigkeit. Oft ist es sogar das einzige. Warum also die Traurigkeit umtaufen, weshalb sie medikalisieren? Die Traurigkeit ist keine Krankheit. Doch ist es deshalb dem Arzt nicht untersagt, den Leidenden bei der Überwindung dieses Zustandes ein Stück zu begleiten. Meistens verschwindet während dieser unterschiedlich schweren und unterschiedlich lange dauernden Traurigkeit das Begehren. Nichts ist mehr besetzt, nichts hat Wert oder Interesse. Zumindest wenn man davon ausgeht, was der Patient sagt. Es ist nämlich gar nicht so selten, daß in einem bestimmten Augenblick, also z. B. während eines Gesprächs oder einer psychotherapeutischen Sitzung, weder Traurigkeit noch Desinteresse in Erscheinung treten.

Eine Verstärkung ohnehin vorhandener Symptome und das Auftreten von Schlaflosigkeit und Ängsten sind die Regel. In vielen Untersuchungen wurde diese depressive „Erlebnisweise“ beschrieben. Um nicht zu lange bei den Symptomen hängen zu bleiben, und um ihnen nicht eine zu fest umrissene Bedeutung zu verleihen, ist es wichtig, ihre Inkonstanz, die oft sehr rasch eintretenden Änderungen hervorzuheben.

Diese Änderungen stellen sich in angenehmen Augenblicken schlagartig ein; man kann also durchaus in einer neurotischen Depression Momente des Wohlbefindens nachweisen.

Manchmal wird das übliche Desinteresse in eine Forderung verkehrt. Die Klage lautet nicht mehr „ich interessiere mich für nichts mehr“, sondern „nichts und niemand interessiert sich für mich“. Anders gesagt: „Niemand liebt mich“. Das kann sich dann ohne weiteres in ein „niemand hilft mir“ verwandeln. Die erste Formel ist eher eine weibliche, die zweite mehr eine männliche Version.

Aufmerksame Kliniker haben immer wieder auf das eigenartige Verhältnis zur Zeit hingewiesen, das man bei fast allen Depressiven, aber auch im Zustand der Traurigkeit feststellen kann. Die Zeit vergeht nicht mehr, sie wird lang. Es genügt, sich weit von der Gegenwart zu entfernen, damit dieses Phänomen eintritt. Der gleiche Effekt läßt sich in der räumlichen Dimension beobachten: bewegt man sich mit großer Geschwindigkeit entlang einer Wegstrecke, so ziehen die Wegränder ebenso schnell vorüber, während die weiter entfernt liegenden Gegenstände sich nur langsam verschieben. Wenn man sich – auch ohne es zu wissen – auf die Vergangenheit bezieht, verlangsamt sich der Zeitablauf. Ebenso, wenn man die Aufmerksamkeit auf ein zukünftiges Ereignis richtet. Beispielsweise kann man die Gegenwart unterdrücken und nur noch die unangenehme, bedrohliche Zukunft im Auge haben, wenn man ständig an eine lästige Arbeit denkt. Danach wird man sich lange daran erinnern können und sagen, wie unangenehm doch dieser Zeitabschnitt war.

Das Verhältnis zur Zeit wirft etwas Licht auf diese depressiven Zustände. Schon bei den postpartalen Depressionen war davon die Rede; die depressive Stimmung stellte sich am Ende eines Zustandes ein, der wichtige Phantasiebefriedigungen ermöglicht hatte. Diese Befriedigungen hingen mit dem Bild zusammen, das man von sich selbst hatte. Es gab etwas vorzuzeigen. Wie immer, wenn man glaubt, etwas zum Vorzeigen zu besitzen, denkt man dabei in keiner Weise an den realen Zuschauer. Man setzt sich an seine Stelle, weist ihm eine Spiegelfunktion zu und nimmt von der Realität nur das zur Kenntnis, was das Phantasma stützt. Also fast nichts. Wenn sich dann die jeweiligen Umstände ändern, in diesem Fall die der Schwangerschaft, dauert es eine gewisse Zeit, eben die der „Depression“, bis sich das Phantasma wiederherstellen und neue Objekte zu seiner Befriedigung benützen kann.

Das eben geborene Kind, das *in utero* die Befriedigung eines aufsehenerregenden Bauches ermöglichte, eignet sich sehr gut zur „Wiederbesetzung“. Es wird zum äußeren Exhibitionsobjekt. Wir haben schon darauf hingewiesen, als vom Stolz der Mütter die Rede war, die ihren Kinderwagen vor sich her schieben. Die postpartale Depression ist also ein Spezialfall der Depression, der aber gut als Beispiel dienen kann.

Immer wieder kommt es vor, daß eine gewisse Zeit dafür verwendet wird, etwas auszuarbeiten oder zu erschaffen. Danach ist man irgendwie arbeitslos, und aus der Perspektive des Neurotikers heißt das: wertlos. Es wird aber dann möglich, das Produkt selbst zu besetzen.

Zum Problem der Arbeits- und Wertlosigkeit noch ein paar Bemerkungen am Rande. Das permanente Bedürfnis des Neurotikers, sich über sich selbst zu beruhigen, ein Bedürfnis, das sich in der Suche nach Anerkennung, nach Liebe, nach Aufmerksamkeit, vor allem aber nach Bewunderung äußert, hat eine dauernde Aktivität zur Folge, die das Interesse auf ihn lenken soll. Das führt zu einer besonders stark ausgeprägten Unfähigkeit, nichts zu tun: der Neurotiker leidet an seiner Freizeit. Sie muß organisiert und irgendwie sinnvoll sein, Aktivurlaub zum Beispiel, damit er nachher sagen kann: „Ich habe maximal davon profitiert“. So erklärt sich der Erfolg von Unternehmen, die die Freizeit der Leute organisieren und ihnen dazu noch ein Publikum garantieren, das sie zur Bestätigung brauchen, um sicher zu sein, die Zeit richtig genützt zu haben. Das ist ein ganz allgemeiner Charakterzug aller Neurotiker, den man also auch bei der Hysterie vorfindet.

Hierher gehört eine ganze Reihe von Reaktionsweisen, die durch die Ferien bzw. deren subjektive Sichtweise ausgelöst werden. Manche fürchten sich geradezu vor dem Urlaub; andere sind unfähig, länger als ein paar Tage ohne die tägliche Arbeit zu sein oder machen Ferien, denen sie sich wie einem langweiligen Zwangsritual unterwerfen. All das hat manchmal eine richtiggehende Feriendepression zur Folge.

Schon in dieser Bezeichnung – das Wort Vakuum ist darin enthalten (französisch: *dépression des vacances*) – kommt die neurotische Furcht vor der Leere zum Ausdruck. Wenn man für nichts und niemand da ist, nicht in eine Aktivität fliehen kann, stellen sich dem Subjekt Fragen, die es nur schlecht verträgt, weil die dazugehörigen Antworten durch die Kindheitserinnerungen, durch Konditionierung und Dressur mit einer Hypothek belastet sind. Man hat nicht das Recht, nichts zu tun. Man muß produzieren oder konsumieren. „Was soll ich tun“, fragen Kinder oft, wenn sie sich langweilen. Beim Erwachsenen wiederholt sich diese Frage immer gerade dann, wenn er über seine Zeit verfügen könnte. Für ihn ist freie Zeit dasselbe wie leere Zeit.

Das läßt auch die Freiheit in einem neuen Licht erscheinen. Der Neurotiker kann weder seine Freiheit noch seine Freizeit genießen. Die Klage über verlorene Zeit, über die nicht in Anspruch genommene Zeit bildet den

Grundstein für die Einstellung des neurotischen Be-dauerns: immer hätte man die Zeit auch anders verbringen können. Denn, daß man etwas oder nichts getan hat, impliziert immer, daß man etwas anderes nicht getan hat. Oder: was man getan hat, ist immer weniger als das, was man hätte tun können. Die unvermeidliche Wahl, warum ist sie so unangenehm? Es kommt darin zum Ausdruck, daß man keine Hierarchie der Dinge, die man tun will, aufgestellt hat, daß man nicht sicher ist, die wichtigste, die sinnvollste oder die befriedigendste Sache getan zu haben. Wieder stößt man auf die hysterische Sorge um Perfektion und die dazugehörige Unfähigkeit, sich von allen potentiellen Möglichkeiten zu befreien, eine zu wählen und sie zu genießen.

Erst die Unterdrückung der Tatsache, daß die Zeit vergeht, dann die Klage: „Ich habe nicht gelebt.“ Folge davon ist die Angst vor dem Tode. Der Neurotiker wagt nicht, seine Zeit zu verbrauchen. Er ist darin geizig und wacht eifersüchtig über sie. Ist die Neurose überwunden, der unbewußte Persönlichkeitsanteil befreit, so wird man großzügig und zwar vor allem hinsichtlich der Zeit, die – im Gegensatz zu dem, was uns die Fabel sagt – das ist, was dem Menschen am kärglichsten zugemessen ist.

Es gibt kein besseres Mittel, sich zu bemitleiden, als fasziniert auf die vorübergehende Zeit, das Unvermeidliche, das endgültig Verlorene, das Gestern zu starren. Zu Ende, vorbei, zu spät, nie mehr wieder: Worte, die man in all den Trauerzuständen gebraucht, in denen das geliebte und verlorene Objekt nur eine Verschiebung, eine Intermediärform darstellt, durch die man entdecken kann, daß das, was wirklich verlorenging, das ist, was man einen Tag vorher, vor einer Stunde oder gerade eben noch selbst war. Deswegen eignen sich jene Depressionen mit Objektverlust, wie die post partum, auch so gut als Beispiel: hier können wir die eigentliche Natur des verlorenen Objekts entdecken, den allgemeinsten Sinn der Depression begreifen: das Gefühl, sich selbst verloren zu haben; Verlust des Ich könnte man sagen, doch müßte man dann in all die Diskussionen um die Ichpsychologie eintreten; die intuitive Vorstellung über dieses Ich läßt nämlich eine Vielzahl von Mißverständnissen zu.

Näherungsweise kann man folgendes sagen: das Ich ist der bewußte Ort, der für das Subjekt des Unbewußten reserviert ist, und den das Subjekt allmählich und in dem Maße einzunehmen hat, als es dem Unbewußten entrissen werden kann. Bis dahin, d. h. bis zur Ankunft dieses Subjekts, ist das Ich durch die Vorbilder besetzt, die dem Individuum seit seiner Geburt angeboten wurden. Da ein Teil des Subjekts in der Regel von dem Subjekt des Unbewußten abgerungen ist (wobei das Ausmaß von Fall zu Fall verschieden ist), gibt es im Ich immer schon einen Teil des bewußt gewordenen Subjekts. So eine Beschreibung kann nur einen Hinweis liefern: sie ist viel zu grob und konzentriert, um den unbewußten Vorgängen und den Strukturen der Persönlichkeit gerecht zu werden. Sie kann höchstens eine bildhafte Vorstellung über die Fragilität, die Begrenztheit und Ungewißheit dieser Eroberungen des Unbewußten vermitteln. Der desillusionierenden Tatsache ausgesetzt, daß es nur einen kleinen Teil der Wirklichkeit repräsentiert, reagiert das Individuum oft – man muß sogar sagen immer öfter – paradox und zieht den Selbstmord in Betracht.

Der Selbstmordversuch

Am Ende der Betrachtungen über die Depression sind wir schließlich beim Selbstmordversuch angelangt. Ist er das verstehbare und logische Endergebnis einer Depression, die die Grenze des Erträglichen erreicht hat? Nur eine gründliche Untersuchung des Selbstmords und des Selbstmordversuches kann hier eine Antwort oder Ansätze dafür liefern. Derjenige, der den Suizidversuch unternimmt, bringt überhaupt kein Licht in die Angelegenheit, zumindest nicht auf bewußte Weise. Der Untersuchende, der Arzt, neigt deshalb dazu, selbst zu erklären, d. h. die recht schwer erträgliche, durch die Selbstzerstörung eines Menschen entstandene Frage zum Schweigen zu bringen und zur eigenen Beruhigung Interpretationen vorzutragen. Eine differenzierte Betrachtungsweise ist hier am Platz, was sicher nicht leicht und nur in beschränktem Umfang möglich sein wird.

Der Selbstmordversuch kommt bei der Hysterie häufig vor. Er ist oft der Anlaß für die erste Begegnung zwischen Arzt und Hysterikerin; meistens gab es natürlich schon vorher neurotische Symptome. Doch darf man den hysterischen Selbstmordversuch nicht isoliert untersuchen; er muß im Kontext der allgemeinen Auffassung über den Selbstmord gesehen werden.

Ein pseudophilosophisches Problem ist der „normale“ Selbstmord. Eigentlich ist er eher ein Lieblingsthema der Psychiater und Psychologen (man würde sich wünschen, die Psychoanalytiker hätten es gelöst). Gibt es normale Selbstmorde? Läßt man die Einschränkungen bezüglich der Konzepte von Normalität nicht aus den Augen – Normalität ist ja nur eine Extremposition der vom Neurotischen zum Normalen hinlaufenden Skala – so kann man annehmen, daß es normale Selbstmorde, d. h. Selbstmorde mit einer Kenntnis des Motivs gibt, *wobei diese Kenntnis die Anerkennung miteinschließen muß, daß es kein Wissen über den eigenen Tod geben kann.* Mit anderen Worten: der Selbstmord impliziert einen Sprung ins Unbekannte, das in keiner Weise als Bühne für die Realisierung der Phantasmen dienen kann. Man wird von dem durch den eigenen Tod hervorgerufenen Schauspiel nichts genießen: weder Rachewünsche, noch solche nach Ruhm oder Liebe können befriedigt werden.

Normaler Selbstmord also: man mag denken, was man will, es gibt Selbstmorde, die Opferhandlungen sind. Die Einstellung, sich für eine Sache zu opfern, kann man verächtlich machen, man kann sich jeder Wahl entziehen und auch diese als ein neurotisches Symptom betrachten, was zutrifft, wenn diese Wahl die Tat eines isolierten Individuums ist. Diese Einstellung bringt vor allem den Überdruß mancher Intellektueller zum Ausdruck, die sich über ihre Nutzlosigkeit im klaren sind, weil von ihnen niemals etwas gefordert wurde, die auch übersehen, daß das Leben nicht immer nur aus der gleichen eintönigen und störungslosen Langeweile besteht. Es gab und gibt noch Krisenzeiten, die die kleinbürgerliche Ruhe der westlichen Kultur, die sich kaum dessen bewußt ist, wodurch sie bedroht und in Frage gestellt wird, aus dem Gleichgewicht bringen. Es gab die sogenannten Weltkriege. In ihnen, besonders aber im II. Weltkrieg, waren die Entscheidungsmöglichkeiten nicht an irgendeinen persönlichen Enthusiasmus oder irgendeine Ausnahmesituation gebunden, jeder mußte wählen: Widerstand leisten oder kollaborieren.

Ein Selbstmord wie der von festgenommenen Widerstandskämpfern, die sich lieber den Tod gaben, als zu riskieren, der Folter zu erliegen und die Freunde zu verraten, ist gerade der Selbstmordtyp mit einem Wissen über das Motiv. Zwar wußten sie nichts über den Tod, verzichteten aber auf ein Leben, das sie liebten, eben weil sie darum kämpften. Gleiches gilt für jene, die Aufträge übernahmen, wo klar war, daß es keine Rückkehr geben würde: man könnte sie Delegationsselbstmorde nennen, auch wenn nicht das Subjekt selbst der Überbringer des Todes war. Ich möchte hier präzisieren, wobei ich gleichzeitig bedauere, es tun zu müssen: wenn manche den Tod wählen, um anderen die Möglichkeit zum Leben zu geben, so hat das nichts mit den riskanten Unternehmungen von Ganoven und Piraten aller Art zu tun, die nur eigenen Profitwünschen dienen, und jede Anerkennung des anderen verachten.

Zweifellos ist für diese zweite Form des Selbstmords ein gewisser Mut erforderlich. Doch sind wir damit bei einer weiteren Kategorie des Selbstmords, den ich den narzißtischen Selbstmord nennen würde. Auch wenn man selbst nicht für die Sache eintritt, die die unbekannten Krieger aller Zeiten und Länder verteidigt haben, so wird man doch die vorhin besprochene Form des Selbstmords nicht als narzißtisch ansehen dürfen. Dagegen wird man den vom Typ Montherlant, einen Selbstmord, den man wählt, um sich und den anderen den Anblick eines wahrscheinlich unvermeidlichen Verfalls zu ersparen, narzißtisch nennen müssen. Hierher gehören auch die aus der Geschichte bekannten Selbstmorde von Personen, die die Erniedrigung des Objekts, dem sie ihr Leben geweiht hatten, nicht erleben wollten: Selbstmorde von Patrioten beim Einmarsch der Deutschen 1870 in Paris, von Demokraten bei der Machtergreifung durch die Faschisten.

Der Unterschied zwischen dem Selbstmord, den man auf sich genommen hat (da diese Form des Suizids wirklich außergewöhnlich ist, vermeide ich hier das Wort normal, das die Dimension des allgemein Üblichen ins Spiel brächte), und dem narzißtischen Selbstmord hat etwas mit der Dimension des „Dienstes" zu tun. Dem anderen zu dienen – was keineswegs heißt, den Interessen des anderen zu dienen – setzt die Anerkennung des anderen voraus (vgl. S. 127 ff. über die narzißtische Liebe und die Liebe des anderen). Der narzißtische Selbstmord dient nur dem Bild, das man von sich hat, sogar dann, wenn man sich als jemand sieht, der für eine Sache eintritt. Der Selbstmord, den man auf sich genommen hat, kämpft für die Aufrechterhaltung von Lebensbedingungen, unter denen der andere Objekt des Staunens und der Liebe bleiben kann.

Als Grenzfälle zwischen diesen beiden Selbstmordformen könnte man die spektakulären Selbstmorde betrachten, die begangen werden, um die Aufmerksamkeit einer gleichgültigen Welt auf ein Unrecht zu lenken: Hungerstreiks, Selbstverbrennungen.

Eine narzißtische Variante ist der „kollektive" Selbstmord zweier Liebender, die glauben, einen nicht mehr steigerungsfähigen Höhepunkt des Glücks erreicht zu haben, und sich töten, um nicht mit jenem Verfall konfrontiert zu werden, den die Rückkehr zum grauen Alltag mit sich bringen würde.

Dazu noch eine Bemerkung: hat man jenes niedrigste Spannungsniveau erreicht, wie es nach der orgiastischen Entspannung entsteht, so verschwindet jegliche Todesfurcht; die suizidale Handlung ist in diesem Zustand leichter auszuführen als sonst irgendwann. Muß man auch konzedieren, daß es eine Schmerzgrenze gibt, nach deren Überschreiten ein ähnliches Phänomen entsteht? Es ist nicht ganz ausgeschlossen, aber keineswegs sicher. Ein Beispiel dafür wäre das des Krebskranken, der sich den Tod gibt, um seinem Leiden zu entrinnen. Vielleicht ein Beispiel, das man „verstehen" könnte, doch ist es sehr selten.

Manche Schriftsteller glaubten, eine Analogie zwischen der stärksten Äußerung des Schmerzes und dem Höhepunkt der Lust feststellen zu können. Bataille z. B. scheint in seiner Auseinandersetzung mit der Erotik auf so etwas hinzuweisen. Vielleicht wollte sich auch Sade der Frage auf diese Weise nähern. Doch ist noch niemand vom Jenseits des Schmerzes zurückgekehrt, der solche Behauptungen bestätigen könnte, die alles in allem beruhigend für diejenigen sind, die sie aufstellen.

Lacan bestreitet Kants These, daß ein Mann lieber verzichtet, sein leidenschaftliches Liebesverlangen zu stillen, wenn die Befriedigung mit der Bedingung seiner unmittelbar darauf folgenden Hinrichtung verbunden ist. Es sind Augenblicke, in denen der Tod nicht schwer wiegt. Die Geste des Selbstmörders, der das tödliche Gift einnimmt, unterscheidet sich in nichts von der, das gleiche Gift in therapeutischen Dosen einzunehmen, um sicher zu gehen, eine Nacht gut schlafen zu können. Diese Mühelosigkeit der suizidalen Geste, die nicht durch eine Schwierigkeit oder Schmerzhaftigkeit bei ihrer Verwirklichung sondern nur durch den Druck der Phantasmen verhindert werden kann, trägt vielleicht ihr Teil dazu bei, die Zahl der Selbstmorde oder Selbstmordversuche zu erhöhen. Möglicherweise muß man die Suizide, die die Reihen mancher Schriftstellerkreise gelichtet haben – in Italien zum Beispiel vor 20 Jahren oder jetzt in Japan – zu dieser Kategorie der narzißtischen Selbstmorde rechnen. Welche Rechtfertigungen und Rationalisierungen auch angeführt werden, immer kann man daraus eine Enttäuschung des Künstlers über die Welt, in der er lebt, ablesen.

Im Gegensatz zum Selbstmord, den man auf sich genommen hat, der den Glauben an eine Welt impliziert, in der zu leben möglich ist, muß man doch den ästhetischen Suizid in gewisser Hinsicht als Feigheit ansehen. Wenn uns die Welt, in der wir leben, inhuman erscheint, was sollte uns an einem vielleicht auch über das Ziel hinausschießendes Engagement für einen Kampf hindern, sie zu ändern? Um etwas zu tun, braucht man keine Hoffnung zu haben. Wahrscheinlich steht diese Philosophie eines Schweigers öfter am Anfang von Unternehmungen, als man glaubt. Tatsächlich ist die Hoffnung immer mit der Vorstellung einer Vorsehung verknüpft, die dem Menschen bei seinen Unternehmungen zu Hilfe käme. Nicht aber die Hoffnung schafft hier den wirksamsten Antrieb, sondern der Wille. Ohne Zweifel enthält dieser Wille das Begehren, den Wunsch in sich, der sich nur nachträglich lesen läßt, wenn der Vorsatz durch die Tat unter Beweis gestellt worden ist.

Der Selbstmord, der an die Stelle eines Engagements für etwas tritt, wo man sich die Hände schmutzig machen könnte, sieht immer ein wenig nach Resignation und Abdankung, um nicht zu sagen nach Feigheit aus. Wer in einem schwierigen Unternehmen engagiert ist – und eigentlich gibt es kaum andere – der weiß, daß es Augenblicke gibt, in denen die ganze Welt grau, ja sogar schwarz aussieht. Es ist dann schwerer, weiterzuleben als sich zu töten. Und welche Rechtfertigung man auch nachträglich für den Selbstmord eines noch so bewundernswerten Menschen entdecken mag, diejenigen, die den Kampf weiterführen, werden ihn als eine Räumung des Feldes vor dem Feind ansehen.

Jedenfalls kann man nicht sagen, solche Selbstmorde seien pathologisch, auch wenn sie eine weitaus größere unbewußte Komponente enthalten als die, die man auf sich genommen hat. Doch sind sie jenen schon ein paar Schritte näher. Pathologisch ist der Selbstmord, der sich unter unbestreitbar pathologischen Bedingungen ereignet: im Zustand der Melancholie oder einer wahnhaften Psychose. Der in diesen Fällen immer durch wahnhafte Verkennungen motivierte Selbstmord stellt entweder den letzten Ausweg vor den erbarmungslosen Verfolgern dar oder die gerechte Strafe für die Verfehlungen, die sich der Melancholiker in seiner wahnhaften Selbstbeschuldigung zuschreibt.

Zwar hat Freud damit begonnen, diesen Wahn zu deuten, er hat uns auch den Weg gezeigt, den man dazu einschlagen muß, aber es bleibt doch festzuhalten, daß das Subjekt hier den unbewußten Phantasmen völlig ausgeliefert ist, die durch keinerlei Symbolisierung mehr an die richtige Stelle gerückt werden können. Wieviele Entschuldigungen man auch finden mag, in den vorigen Fällen nicht zu intervenieren, – und nochmals muß man hervorheben: es sind nur Entschuldigungen; wenn es nämlich darum ging, einen Menschen seinen Folterern zu entreißen, hat man es immer versucht – so kann das nicht mehr hingenommen werden, wenn es um Menschen geht, die eine Zeitlang von einem gegen die eigene Person gerichteten Wahn beherrscht werden. Wie auch immer die todbringenden Klänge der Sirenen sich anhören mögen, hier wird das Dichterwort zur therapeutischen Order:

„*Et si un homme auprès de nous vient à manquer à son visage de vivant, qu'on lui tienne de force la face dans le vent!*" (Saint-John-Perse: *Vents*, S. 191, Pléjade).*

Es ist ein unverzeihlicher Kunstfehler, den Psychotiker sich selbst zu überlassen, wie auch immer die unverantwortlichen Proklamationen von Intellektuellen lauten mögen, von Denkern, die für die praktisch arbeitenden Ärzte das sind, was die Strategen am grünen Tisch für die Frontkämpfer waren.

Die Selbstmorde von Psychotikern gehören nicht zu unserem Thema. Es ging nur darum, sie einzuordnen. Sie unterscheiden sich deutlich von den hysterischen Selbstmorden, bei denen der Patient nicht von seinen Phantasmen überschwemmt wird, sondern von einer bestimmten Vorstellung seiner selbst fasziniert ist. Unverstanden und ungeliebt erlebt er sich einer gemeinen und grausamen Welt ausgesetzt, die die Realisierung der in ihm vorhandenen Anlagen nicht zuläßt. Es handelt sich hier um eine auf die Umwelt gerichtete Entwertung, nicht aber um eine wahnhafte Verkennung. Die reale Umge-

* A. d. Ü.: Von Friedhelm Kemp in *Dichtungen*, Luchterhand, 1957, 284, übersetzt mit: „Ist aber unter den Unsern einer, der gegen sein Gesicht sich verfehlt, dem halte man mit Gewalt das Antlitz in den Wind!"

bung ist mit dieser Vorstellung von der Welt überklebt, doch gibt es immer Verankerungsstellen, an denen Vorstellung und Realität miteinander koinzidieren. Das kann eine ungeschickte Bemerkung einer Person sein, der man sein Vertrauen geschenkt hat; noch häufiger handelt es sich um eine Reaktion desjenigen, den man liebt, und der dadurch seine Verschiedenheit zu erkennen gab und eine Verschmelzung mit dem idealen Bild unmöglich machte.

Diese offenkundige Zurückweisung bringt die Hysterikerin dazu, auf das Spiel zu verzichten, das sie den Blicken des anderen bot und dazu, aus dem Bild herauszuspringen/*sauter hors de la scène*, wie Lacan es ausgedrückt hat. Infolge des bei der Hysterie immer vorhandenen kritischen Urteilsvermögens bleibt fast immer eine Tür für einen potentiellen Retter offen. Deshalb neigt man dazu, in diesen Fällen öfter von Selbstmordversuch statt von Selbstmord zu sprechen. Das soll allerdings nicht heißen, daß sich die Hysterikerin in ihren Berechnungen nicht auch täuschen kann; dann kommt der Retter zu spät. Viele Hysterikerinnen töten sich wirklich.

Da man die Hysterie oft mit einem Theaterstück gleichsetzt, liegt es nahe, die hysterischen Selbstmorde mit denen mancher berühmter Schauspieler und Schauspielerinnen zu vergleichen. Ich glaube, zur Genüge gezeigt zu haben, daß die Hysterie für mich kein abwertender Begriff ist; deshalb brauche ich mich nicht zu entschuldigen, wenn ich hier als Beispiel für einen berühmten Selbstmord, über dessen Hintergründe ich sowieso überhaupt nichts aussagen kann, den von Marilyn Monroe anführe.* Daß eine junge Frau auf dem Gipfelpunkt ihres Ruhms und im Glanz ihrer Schönheit, wahrscheinlich reich und umgeben von zahlreichen Freunden ihrem Leben ein Ende bereitete, versetzte viele Leute in Bestürzung; so groß ist die Versuchung, einen Selbstmord zu verstehen.

Alle Psychoanalytiker und Psychotherapeuten mußten sich damals ähnliche Bemerkungen ihrer Analysanden anhören: „Ich hätte sie bestimmt davon abhalten können, sich umzubringen; ich hätte ihr das Leben wieder lebenswert gemacht.“ Nicht zu schnell sollte man diese Reaktion unterschreiben, die doch nur Ausdruck der Begehrlichkeit von Männern aber auch Frauen nach jemand war, der damals die Inkarnation all dessen war, was als schön galt. Wer weiß, ob es ihr nicht gerade „bis oben hin stand“, mit ihrem Körper identifiziert zu werden.

Die naive Reaktion des „normalen“ Analysanden bringt vermutlich das zum Ausdruck, was auch viele Ärzte und Psychotherapeuten jeglicher Rich-

* Einige Jahre später sprach man von Mord. Jeder wird ähnliche Beispiele kennen.

tung im gleichen Moment empfunden haben. Die Reaktion auf den Selbstmord von Marilyn ist exemplarisch: sie faßt all das zusammen, was sich ereignet, wenn der Arzt mit dem Selbstmord oder dem Selbstmordversuch konfrontiert wird.

Hierzu gehört in erster Linie die Ansicht, man könne den Selbstmord verstehen und deshalb Mittel und Wege finden, um ihn zu verhindern. Es müßte also Vorzeichen für den Selbstmord geben; wenn man diese rechtzeitig erkennt, ließe er sich mit Hilfe von ein wenig Klugheit und Know-how abwenden. Doch das ist falsch: die meisten hysterischen Selbstmordversuche, zu denen offensichtlich auch die gelungenen Selbstmorde zählen, ereignen sich, ohne daß der Betreffende jemals einen Arzt konsultiert, und ohne daß die Umgebung Symptome bemerkt hätte, die diese Konsultation gerechtfertigt hätten. Wenn man nachträglich die Möglichkeit hat, bei dem Patienten eine psychoanalytische Untersuchung durchzuführen, wird man vielleicht die auslösende Ursache des Suizidversuchs finden können. Man entdeckt dann, daß diese Ursache nichts mit einer feindseligen Äußerung von irgend jemand zu tun hat. Niemand hat der Hysterikerin gesagt: „Es gibt keinen Platz mehr für Dich, so wie Du bist; es gibt nur einen Weg, verschwinde!" Doch in diesem Sinn ist eine Äußerung aufgefaßt worden, und zwar weil es erwartet wurde.

Wir wollen nochmals wiederholen: so eine Entdeckung kann nur nachträglich gemacht werden, weil nämlich die suizidale Handlung im Rückblick wie eine Deutung funktioniert, die ein bestimmtes Verständnis des Geschehenen gestattet. Keinesfalls hätte man die den Selbstmordversuch auslösende Bemerkung oder Verhaltensweise im Augenblick ihrer Äußerung so verstehen können. So eine nachträgliche Deutung ist sehr selten, denn der Selbstmordversuch hatte selbst schon die Funktion einer therapeutisch wirksamen Deutung, nach der der Betreffende sehr zum Ärger des Arztes keine Neigung verspürt, seine Vergangenheit ans Licht zu bringen.

In der Tat ist der Arzt am Selbstmordversuch mitbeteiligt. Die Zahl der Arbeiten und Untersuchungen zur Selbstmordprävention hat geradezu spektakuläre Ausmaße erreicht. Übrigens spricht man auch ganz unverblümt von Suizidprophylaxe. Als ob es dabei um eine gewöhnliche Infektionskrankheit, ja geradezu um eine Geschlechtskrankheit ginge. Jedenfalls um eine Krankheit. So etwas ist eben viel beruhigender, eine Krankheit! Man kann ihr vorbeugen, oft läßt sie sich bekämpfen, manchmal auch heilen. Wenn man sie erst dingfest gemacht hat, kann man im allgemeinen auch sagen, woher das alles kommt.

Wenn der Selbstmord nicht die Folge einer Krankheit ist, gerät alles ins Wanken. Wenn das keine Krankheit ist, kann auch uns das jeden Augenblick überkommen; jeden, sogar den Arzt. Bei den Selbstmorden von Ärzten übt man relativ viel Diskretion; trotzdem sind sie durchaus nicht selten. Aber wenn es Ärzte sind, die sich in psychotherapeutischer oder psychoanalytischer Behandlung befinden! Dann kommt es zu einem lauten Protestgeschrei gegen den Psychoanalytiker, das an die Stelle der sonst üblichen Schamhaftigkeit tritt, die man übrigens besser als Furcht bezeichnen sollte. Ereignet sich ein Selbstmord im Verlauf einer Psychoanalyse, so weidet man sich daran, denn jetzt hat man den Grund. Jetzt weiß man, warum sich der Analysand umgebracht hat: weil ihn der Analytiker nicht verstanden hat, weil er ihm die notwendige Deutung nicht zum geeigneten Zeitpunkt gegeben hat, kurz weil er einen Fehler gemacht und jemand in den Selbstmord getrieben hat, der ohne Analytiker niemals an so etwas gedacht hätte. Hier trifft man wieder auf die Reaktionsweisen wie beim Tod der unglücklichen Marilyn: „Wenn ich dabei gewesen wäre, hätte das nicht so geendet."

Auch auf die Gefahr hin, nicht speziell die Ärzte, aber all jene zu erschrecken, die dem Selbstmord vorbeugen wollen, muß folgendes gesagt werden: der Selbstmord läßt sich zumindest in den meisten Fällen nicht vorhersehen, nur wenige Menschen sind dagegen immer gefeit, auch die Ärzte nicht.

Das soll nicht heißen, daß es bei den Hysterikerinnen keine Vorzeichen gibt, vorweggenommene Äquivalente des Selbstmords. Manche Aussteigerreaktionen, die Zuflucht zur Droge und viele Fälle von Delinquenz sind oft suizidale Ersatzhandlungen. Nun ist es aber keine leichte Aufgabe, jemanden zur Rückkehr in den Schoß der Familie zu bewegen, der sich für ein Leben in der Kommune entschieden hat, einen Drogensüchtigen zu heilen oder eine Prostituierte auf den rechten Weg zurückzubringen. Jeder, der sich einmal daran versucht hat, muß hinsichtlich der Selbstmordprävention eine gewisse Skepsis entwickeln.

Geht man in dieser skeptischen Einstellung noch ein wenig weiter, dann stellen sich ganz und gar unpassende Fragen. Betrachtet man die Expansion der gegen den Selbstmord gerichteten Aktionen: wissenschaftliche Vorträge, Forschungsgruppen, Vergiftungs-Informationszentralen und die ständige telefonische Bereitschaft von Einsatzdiensten wie bei den SOS-Organisationen, so läßt sich der Gedanke nicht von der Hand weisen, daß man damit – vor allem über die Massenmedien – die Idee des Selbstmords erst unter die Leute bringt und dafür Reklame macht. Vielleicht entsteht dadurch auch ein Erfahrungsaustausch über falsche Vorgehensweisen. Das Anwachsen der Suizidrate hat zwangsläufig eine Verstärkung der Gegenmittel zur Folge. Vielleicht kommt es so zu einem Circulus vitiosus. Doch begünstigt nicht die Steigerung der Behandlungseffizienz beim Suizidversuch den Gedanken, diese Zuflucht zu wählen, was ja in vielen Fällen völlig harmlos wird? Nicht zu intervenieren, läßt die medizinische Ethik offiziell nicht zu, und sie ist dabei sehr engagiert. Es ist zu spät, um zum *status quo ante* zurückzukehren. Doch muß man sich trotzdem die Frage stellen: wären die Selbstmordversuche so häufig, wenn die Leute wüßten, daß sie meistens tödlich ausgehen?

Muß man bei dieser Beunruhigung des Arztes, um nicht zu sagen Furcht, nicht an seine generelle Reaktion den Symptomen der Hysterie gegenüber denken, die er so schnell wie möglich heilen, d. h. zum Schweigen bringen will? Wie immer wenn man die Haltung, sogleich zu therapieren, in Frage stellt, kann man sich auf eine Vielzahl von Protestreaktionen gefaßt machen: die ärztliche Aufgabe bestehe eben darin, zu heilen, und zwar so schnell wie möglich. Aber was wäre, wenn der Selbstmordversuch den Rang eines hysterischen Symptoms hätte? Wenn dieser Übergang zur Handlung/*passage à l'acte* gerade daher rührt, daß ein anderes, für das Subjekt weniger gefährliches Symptom schon in seiner Bedeutung verkannt und zu gut behandelt worden ist? Verkannt heißt hier, daß seine Dimension als Botschaft unerhört blieb, daß der Brief in den Papierkorb geworfen wurde. Fast immer bringt der Selbstmordversuch zum Ausdruck, daß es für das Individuum keinen Platz mehr gibt, keine Ohren, die hören könnten, was es zu sagen hat.

Wenn die Suizidprophylaxe über die Beruhigung für den Arzt und die Rechtfertigung für eine Aktion hinaus einen Sinn haben soll, kann diese nur in der Erziehung zum Zuhören liegen; in der Vorbereitung darauf, die hysterische Botschaft zu hören, die Botschaft, die deshalb so schwer vernommen werden kann, weil sie sich oft allen unantastbaren moralischen, sozialen und kulturellen Werten entgegenstellt.

UNHEILVOLLE BEGEGNUNGEN

Nichts oder fast nichts hat man den Arzt über die Hysterie gelehrt. Und wie sehr würde die Komplexität der Symptome, Mechanismen und Bedeutungen einen gründlichen Unterricht rechtfertigen, besonders wenn man ihre Häufigkeit bedenkt. Aber man hat sich nicht nur damit begnügt, den Arzt in fast völliger Unkenntnis der Zusammenhänge zu lassen, man hat auch alle Wege, die ihn zur Hysterie hätten führen können, mit Hindernissen übersät. Sehr oft muß der Arzt seine Lücken erkennen, aber auch die Hysterikerinnen befinden sich in dieser Lage. Daraus entsteht eine Situation, die ein Anwachsen der medizinischen Gegenübertragung außerordentlich begünstigt. Diese Gegenübertragung ist viel schwerwiegender als eine banale, durch theatralisches oder kapriziöses Benehmen provozierte Gereiztheit, weil sie unbewußt ist. Sie bewirkt latente Verhaltensweisen, die hinter einer scheinbaren Bereitwilligkeit, hinter scheinbarem Engagement versteckt bleiben. Diese Gegenübertragung zielt darauf ab, eine schon gehörte, aber zurückgewiesene Botschaft zum Schweigen zu bringen. Wenn zudem das hysterische Symptom geradezu eine Aufforderung an den Arzt wird, etwas auf dem traditionellen Terrain der Medizin zu unternehmen, sind alle Voraussetzungen für die unheilvollen Begegnungen gegeben.

Jeanne

Ein erstes Beispiel soll illustrieren, was sich bei solchen Begegnungen ereignen kann. Hier insistiert der Zufall in einem Maße, das jegliche Dimension des Zufälligen verschwinden läßt: der Zufall wird zum Komplizen.

Ein zwanzigjähriges Mädchen hat einen leichten Verkehrsunfall. Unmittelbar danach treten keinerlei Anzeichen von Krankheit in Erscheinung. Insbesondere ist es zu keinem Bewußtseinsverlust gekommen. Aber die Umgebung bemerkt, daß das Mädchen – wir wollen es Jeanne nennen – überempfindlich geworden ist; es weint häufig und schläft schlecht. Natürlich konsultiert man nach dem Unfall einen Arzt, der eine gründliche Untersuchung durchführt.

Nach drei Wochen bestehen die gering ausgeprägten Persönlichkeitsveränderungen immer noch, und man beschließt, Jeanne eine Luftveränderung vorzuschlagen. Das Mädchen stammt aus besonders begütertem Hause, ist eine begeisterte Skifahrerin, und man schickt es ins Gebirge.

Am zehnten Ferientag klagt Jeanne über Kopfschmerzen und Lichtempfindlichkeit. Die Ursache dafür sucht man in der langedauernden und intensiven Sonnenstrahlung. Ein ortsansässiger Kollege wird vom behandelnden Arzt, der zum Kreis der sogenannten medizinischen Kapazitäten gehört, über den Fall informiert. Er registriert eine geringgradige Nackensteifigkeit, leichten Brechreiz und eine etwas erhöhte Temperatur. Besorgt macht er eine Lumbalpunktion und findet 90/3-Zellen im Liquor. Der Intrakutantest ist stark positiv, und ohne die Ergebnisse der Kultur und des Tierversuchs abzuwarten, leitet der Arzt eine intrathekale Streptomycinbehandlung ein, wie das damals üblich war.

Der behandelnde Arzt – wir wollen ihn Professor A. nennen – rät dann seinem Kollegen auf dem Lande sehr eindringlich, Jeanne in die nahegelegene Universitätsklinik zu seinem Freund, Professor B., einem berühmten Internisten zu überweisen. In dieser Klinik revidiert man die Diagnose einer tuberkulösen Meningitis und führt das meningiale Reizsyndrom auf die intrathekalen Injektionen zurück. Und tatsächlich verschwindet das meningeale Syndrom nach einigen Wochen. Nicht aber die Herabsetzung der Sehleistung, die schon ganz zu Anfang nachzuweisen war. In den jetzt angeordneten Gesichtsfelduntersuchungen ergibt sich eine fortschreitende, konzentrische Gesichtsfeldeinengung. Die Diagnose Arachnoiditis optico-chiasmatica wird in Betracht gezogen. Das Pneumoenzephalogramm (Luftfüllung der Hirnkammern) ist normal bis auf eine vielleicht geringgradig vergrößerte Zisterne. Eine linksseitige Carotisarteriographie führt zu einer Ohnmacht, zeigt aber im übrigen einen normalen Befund. Man verzichtet auf die gleiche Untersuchung rechts; da die Beschwerden weiterbestehen, führt man aber eine operative Revision der Chiasmaregion (Eröffnung von frontal durch das Siebbein) durch. Diese Untersuchung ist ebenfalls negativ, was allerdings die Operationswunde nicht daran hindert, zu eitern. Dies erfordert einen mehrmonatigen Aufenthalt auf der Station von Professor B.

Während dieser ganzen Zeit macht sie dem Personal das Leben schwer, den Putzfrauen und den Laborantinnen, dann aber auch den Krankenschwestern und Assistenzärzten. Geplagt von der Familie und ihren einflußreichen Freunden bombardiert Professor A. seinen Kollegen Professor B. mit Nachfragen und Ratschlägen. Als Folge davon häufen sich Anweisungen und Gegenanweisungen; Jeanne klagt mehr und mehr, man behandele sie nicht richtig, vor allem befolge man nicht die Anordnungen der Professoren. Einige Fürsorgerinnen bedauern das unglückliche, von seinen Eltern getrennte Mädchen, ein Opfer der Antipathie der jungen Ärzte, deren Anordnungen sie sich wahrscheinlich nicht unterwerfen wollte. Während dieser Zeit verschlechtert sich die Sehleistung immer mehr, die objektiven ophthalmologischen Untersuchungen bleiben abgesehen von der Gesichtsfeldeinschränkung normal, doch kann sie trotz stärkster korrigierender Gläser nicht mehr lesen.

Zu diesem Zeitpunkt entwickelt sich ein neues Symptom. Eines Morgens beim Aufwachen entdeckt Jeanne, daß ihr rechter Oberschenkel an den Körper gezogen und ihr Unterschenkel gegen den Oberschenkel gebeugt ist. Sie kann die untere Extremität überhaupt nicht mehr strecken. Alle Beugemuskeln sind kontrahiert, und jeder Versuch, das Bein geradezustellen, hat ein Wehgeschrei zur Folge. Dennoch ist kein pathologischer Reflex und keine Störung der Sensibilität nachweisbar. In Narkose verschwindet die Kontraktur.

Diesen Versuch wiederholt man mehrere Male, bis ein Orthopäde eine Drahtextensionsbehandlung vorschlägt. Diese Therapie ist erfolgreich. Nach einigen Tagen kann Jeanne ihr Bein strecken, aber sobald man die Gewichte entfernt, stellt sich wieder die frühere Flexionskontraktur der unteren Extremität ein. Eine Lösungsmöglichkeit drängt sich auf: man sperrt das widerspenstige Glied in einen Beckenbeingips. Drei Monate später entschließt man sich, den Gips zu entfernen, auch weil seit 14 Tagen wegen einer Harnverhaltung tägliche Katheterisierungen notwendig sind, die durch den Gips natürlich nicht gerade einfacher werden.

Ohne Gips ist das Bein jetzt normal; allerdings ist eine gewisse Muskelatrophie eingetreten, die bewegungstherapeutische und krankengymnastische Sitzungen notwendig macht. Doch jetzt kommt es zu Anfällen, die sogar Professor B. für Charcot'sche Anfälle hält, obwohl Professor A. nicht dieser Meinung ist. Man muß hinzufügen, daß letzterer die Anfälle nie gesehen hat; übrigens hat er die Kranke ohnehin seit mehr als einem Jahr nicht mehr besucht.

Man läßt einen Psychotherapeuten kommen, der nicht viel zu sagen haben wird, um so mehr als Professor B. ihm empfohlen hat, Jeanne nicht durch unangebrachte Erforschungen über ihr Sexualleben zu schockieren, vor allem aber nicht ihre religiösen Überzeugungen zu verletzen.

Nach 18 Monaten verließ das Mädchen die Klinik mit einem atrophischen Bein, einer Brille wie ein Opernglas und einer sehr verunstaltenden Narbe als Folge des operativen Eingriffs. Außerdem mußte sie beachtliche Dosen von Analgetika zu sich nehmen, ohne die sie die anfallsartig auftretenden Kopfschmerzen überhaupt nicht mehr ertragen konnte. Zwei Jahre später kam sie wieder in die Abteilung von Professor B., nachdem sie die Zwischenzeit damit verbracht hatte, sowohl ihre Familie als auch Professor A. zu ermüden. Sie war toxikomanisch. Sie konsumierte enorme Mengen aller möglichen Schlaf- und Schmerzmittel, die sie sich verschreiben ließ.

Erneut kam es zu den Verhaltensweisen, die schon früher auf der Station Zwietracht gesät hatten. Während Professor B. davon überzeugt war, Jeanne geheilt zu haben, entdeckten die Krankenschwestern jede Woche neue Medikamentenverstecke. Aber Professor B. ging sogar so weit, das Personal der Verleumdung gegen seine Kranke zu bezichtigen, deren fortgesetzten Drogenkonsum er sich niemals eingestehen wollte. Es kam wieder zu einer Kontraktur, allerdings diesmal der oberen Extremität, die auf dieselbe Behandlung ansprach, die schon so gut bei der Kontraktur des Beines funktioniert hatte.

Außerdem hatte Jeanne während dieses Aufenthaltes eine Affäre mit dem jungen Chirurgen, der mit der Behandlung ihres Arms betraut war. Danach verließ sie die Station. Wieder in ihre Heimatstadt zurückgekehrt suchte sie Professor A. auf und bat ihn, sie an einen Psychoanalytiker zu überweisen, was er rundweg ablehnte. Allerdings konzedierte er ihr die Konsultation eines Psychiaters, wovon Jeanne keinen Gebrauch mehr machte, da sie es vorzog, mit einem Sprung aus dem Fenster ihr Leben zu beenden.

Kommentar

Fast wäre man versucht, diese Krankengeschichte tabellarisch in zwei Spalten unterteilt darzustellen. Die eine enthielte die eigentlichen anamnestischen Daten, die zweite den Kommentar zu den einzelnen Punkten. Diese Kommentierungen drängen sich einem teilweise schon auf, wenn man die Dokumentation liest, aus der die Krankengeschichte besteht; es existierte aber auch eine Art psychiatrische Kontrapunktierung durch Aufzeichnungen eines psychiatrisch interessierten Assistenzarztes, dessen Betrachtungsweise bei Professor B. natürlich nie Gehör fand.

Alles hatte mit einem Autounfall angefangen. Doch erwähnte die offizielle Krankengeschichte nie die näheren Umstände dieses Unfalls. Jeanne hatte nach einem Streit in einem Nachtlokal gerade mit einem Freund Schluß gemacht; der Unfall ereignete sich nach dem Verlassen des Lokals zusammen mit ihrem Freund, der trotz des Bruchs höflich blieb und sie nach Hause brachte. Er saß am Steuer. Die nach dem Unfall aufgetretenen Beschwerden hatten folglich nichts mit einer Gehirnerschütterung oder sonst irgendeinem Trauma zu tun, sondern waren Ausdruck ihrer Enttäuschung über dieses Scheitern, wovon die Familie auch niemals etwas wissen wollte, weil der junge Mann wegen seiner sozialen Herkunft nicht akzeptiert wurde.

Das führt uns dazu, ein paar Worte über diese Familie zu sagen. Bei einer medizinischen Erkrankung wären diese Überlegungen ohne jegliches Interesse, sie werden aber außerordentlich wichtig, wenn eine Hysterie vorliegt. Diese Diagnose drängt sich einem zumindest teilweise auf. Als Jeanne drei Jahre alt war, trennten sich ihre Eltern. Die Mutter, eine resolute Geschäftsfrau, die pro Tag mehrere Packungen Zigaretten rauchte, hatte das Familienunternehmen vergrößert und war, als die Anamnese begann, Chefin eines bedeutenden Unternehmens, das ihr keine Zeit mehr für ihre Tochter ließ. Natürlich hatte Jeanne alle Kinderkrankheiten gehabt. Am Beginn jeden neuen Schuljahres kam es zu einer Angina. Mit 10 Jahren war sie wegen einer Blinddarmentzündung operiert worden, und mit Eintritt in die Pubertät hatte sie eine „Adoleszentenkyphose“ (Morbus Scheuermann), weshalb sie zwei Jahre lang in einer Gipsliegeschale schlafen mußte. Alle therapeutischen Maßnahmen waren von Professor A. in die Wege geleitet worden, der mit der Familie, genauer gesagt mit der Mutter von Jeanne, gut befreundet war und mit ihr einmal in der Woche zu dinieren pflegte.

Das Kind war von einer Großmutter und einer Großtante erzogen worden, die von ihren Streichen begeistert waren. In der Schule bot sie nur zweitrangige Leistungen, weshalb sie die Aufnahmeprüfung für eine Krankenschwesternschule nicht bestand. Sie besuchte dann hin und wieder eine Handelsschule, verbrachte aber den größten Teil ihrer Zeit in Nacht- und Tanzlokalen, ohne wirkliche Freunde, obwohl sie zahlreiche Flirts hatte.

Vor diesem Hintergrund bekommt die Luftveränderung einen anderen Sinn. Man wollte Jeanne von ihrem Liebeskummer ablenken und sie in eine Umgebung schicken, wo sie andere junge Leute treffen würde.

Die dann auftretenden, rätselhaften Symptome entziehen sich jedem Deutungsversuch, weil Jeanne ja keine Chance erhielt, über sie zu sprechen. Dagegen rührte die neurologische und neurochirurgische Eskalation, die die ersten Symptome mit sich brachten, von Professor B.s Vorliebe für die Neurologie her, die er als junger Arzt ausgeübt hatte.

Auch wenn die Sehbeschwerden keine sichere Interpretation zulassen, so ist doch die Bedeutung des Auges und seiner Funktion in der Hysterie ganz offenkundig. Die Dimension des Schauspiels, des Sich-zur-Schau-Stellens und der Inszenierungen ist ja regelmäßig nachzuweisen.

Die Spannungen, die sich unter dem Stationspersonal entwickelten, sind charakteristisch für die Geschehnisse in der Umgebung der Hysterikerin, der es damit gelingt, die Atmosphäre ihrer Kinder- und Kleinkindzeit zu reproduzieren. Was dann kam, ist nur die logische Konsequenz, wenn man Symptome planmäßig zum Schweigen verurteilt. Durch welch ein Wunder kam sie am Ende ihrer Kräfte auf die Idee, eine Psychoanalyse zu verlangen? Wahrscheinlich hatte es einer der jungen Ärzte auf der Station von Professor B. vorgeschlagen.

Mit seiner Intervention verbot ihr Professor A. nicht nur die Analyse, sondern auch jegliche Zuflucht zu der für die Hysterikerin so wichtigen Hoffnung. Hatte sie wirklich die Möglichkeit, an dem, was ihr Professor A. sagte, zu zweifeln? Nur selten ist einem die Antwort, die verschiedene Personen auf so eine Frage geben, nicht schon im voraus bekannt. Warum wollte sie sich diese letzte Zuflucht verbieten? Gibt es einen Punkt, an dem der bereits durchlaufene Weg zu einer Irreversibilität der Neurose geführt hat? Diese Frage stellt sich in solchen Fällen gar nicht so selten.

Sie sind außerordentlich häufig. Eine neuere Arbeit hat gezeigt, daß 30% aller Personen, die eine in einem Allgemeinkrankenhaus angebotene psychiatrische Sprechstunde aufsuchen, mehr oder minder Opfer dieser falschen Wege der Medizin sind, wenngleich das nicht alle mit ihrem Leben bezahlt haben.*

Vielleicht sind die hier gewählten Fälle außergewöhnlich, insofern sie

---

* Von 1973–1975 wurde in der Psychiatrischen Abteilung III der Medizinischen Fakultät der Universität Straßburg eine Arbeit über die „iatrogene Krankheit" durchgeführt.

besonders ungeheuerliche Dimensionen haben. Doch zeigen diese Extremfälle in starker Vergößerung, was jeden Tag passiert; sie sollen als Beispiel dienen, um das Funktionieren des Räderwerkes besser zu verstehen. Bevor wir es zerlegen wollen, soll ein zweiter Fall andere Faktoren aufzeigen.

Marie

Ein vierzigjähriger Mann wartete eines Morgens vor meinem Sprechzimmer. Seine Tochter Marie war gerade wegen einer Proctocolitis ulcerohämorrhagica in eine Privatklinik eingewiesen worden. Seit zwei Jahren war sie außerdem wegen einer Anorexia nervosa bei einem Psychoanalytiker in Behandlung. Der Vater meinte, dieser Psychoanalytiker, obendrein Psychiater, habe seine Arbeit nicht richtig gemacht, und bat mich, seine Tochter in Behandlung zu nehmen, was ganz offensichtlich nicht vertretbar war. Doch fragte ich den Vater, weshalb er sich an mich gewandt habe: „Ja, aber Sie kennen doch meine Tochter", bekam ich zur Antwort. Es stellte sich dann heraus, daß ich schon einmal vor 12 Jahren Marie „behandelt" hatte. Versetzen wir uns nochmals in diese Zeit zurück.

Marie hatte – damals 6 Jahre alt – ihre Ferien mit den Eltern am Mittelmeer verbracht. Als zuerst nachts, später auch tagsüber, Anfälle auftraten, die einen sofort an eine Temporallappenepilepsie denken ließen, fanden diese Ferien ein vorzeitiges Ende. Die kleine Tochter stand auf und ging mit verstörtem Blick im Zimmer umher, offenbar ohne etwas zu sehen; sie stieß gegen die Möbel, kollidierte mit Personen und sagte dabei: „Er kommt." Nach wenigen Minuten war alles vorbei. Das Kind nahm seine vorherige Beschäftigung wieder auf, wie wenn nichts geschehen wäre.

Kinderärzte und Neurologen machten alle nur möglichen Untersuchungen. Man konnte kein klar definiertes klinisches Symptom feststellen und keinen biologischen Defekt nachweisen. Jedoch stiftete eine Röntgenuntersuchung des Schädels einige Tage lang in der medizinischen, besonders aber in der familiären Umgebung Verwirrung. Ein atypisches Bild des Schädelprofils ließ an einen Bürstenschädel denken. Man flüsterte sich schon die Namen der chronischen hämolytischen Anämien zu. Bis ein Pädiater, der daran dachte, daß das Kind im Meer gebadet hatte, eine Haarwäsche anordnete. Das Meersalz löste sich auf, und das Röntgenbild war wieder normal.

Durch diese „Auflösung" verdichtete sich bei eben diesem Pädiater ein bestimmter Verdacht, den er allerdings nicht zu äußern wagte. Trotz Zeter und Mordio bei seinen Kollegen schlug er vor, einen Psychiater zuzuziehen. Auf diese Weise bekam ich Marie zu sehen und hatte sogar Gelegenheit, Zeuge eines Anfalls zu sein. Nach dem Anfall fragte ich sie: „Wer kommt?" Darauf antwortete mir der Vater: „Es sind die Einbrecher. Marie hat mir gesagt, sie habe Angst, Einbrecher könnten nachts in ihr Zimmer dringen." Nachdem der Vater so sein Bedürfnis, sprechen zu wollen, zu verstehen gegeben hatte, bat ich ihn, über die durch die Krankheit des Kindes unterbrochenen Ferien zu berichten. Er meinte, darüber gäbe es nicht viel zu sagen. Ich fragte, wie sie untergebracht waren. Im Hotel. Hatte Marie ein eigenes Zimmer? Natürlich nicht, das hätte ihr Angst machen können. Sie wohnte im Zimmer der Eltern. „Meinen Sie nicht, daß Marie gewisse Intimitäten zwischen Ihnen und Ihrer Frau mitbekommen konnte?"– „Nein, sie schlief fest, aber auch sonst wäre sie zu klein gewesen, um davon etwas zu verstehen."

Auf Grund dieser Informationen riskierte ich es, die Warnungen der Ärzte außer acht zu lassen, die unbedingt einen Hirntumor ausschließen wollten. Ich nahm Marie für wenige Tage stationär auf, legte sie in ein Einzelzimmer und verbot den Eltern, sie zu besuchen. Während dieses Aufenthalts im Krankenhaus kam es nie zu den Anfällen, sie traten erst wieder in Erscheinung, als Marie vier Tage später wieder nach Hause zurückgekehrt war. Doch unterdessen hatte ich das Gespräch mit dem Vater fortgesetzt. Ich erfuhr ein Detail, das wegen seiner Vertraulichkeit nicht unwesentlich war. Dieser Mann hatte die Angewohnheit, beim Verkehr mit seiner Frau kurz vor dem Orgasmus zu sagen: „Ich komme!". Es dürfte schwer fallen, hierin keine Beziehung zu dem von seiner Tochter während der Anfälle ausgesprochenen „er kommt" zu sehen. Hatte der Vater insgeheim selbst schon diese Beziehung hergestellt? Es wäre denkbar, würde auch seinen Eifer erklären, mir seine Deutung des kindlichen Satzes vorzuschlagen. Nach dieser Episode war mehrere Jahre lang alles in Ordnung.

12 Jahre später also sah ich Maries Vater wieder. Ich erhielt jetzt neue Informationen. Bis zu ihrem 16. Lebensjahr blieb Marie symptomfrei. Sie war eine ausgezeichnete Schülerin und kam mit 17 Jahren in die letzte Klasse. Jetzt verschlechterte sich ihr Befinden in einer Zeit, als die Eltern sich gerade in einer ziemlich banalen Konfliktsituation befanden, da der Vater eine Affäre mit einem jungen Mädchen hatte. Marie aß nicht mehr, sie verlor stark an Gewicht und die Regel blieb aus. Sie begab sich in psychotherapeutische Behandlung. Doch außer der zweifellos vorhandenen Anorexia nervosa kam es noch zu Schüben einer Proctocolitis ulcerohämorrhagica. Diese Krankheit wurde so ernst, daß ein stationärer Aufenthalt zur Transfusionsbehandlung und medikamentösen Einstellung notwendig wurde.

Ein im Umgang mit Psychiatern erfahrener Chirurg untersuchte Marie und kam zu dem Schluß, daß ein chirurgisches Eingreifen bei dem bedrohlich abgemagerten Mädchen nicht angebracht sei. Um eine Gewichtszunahme herbeizuführen, beschloß das Klinikteam eine Trennung von den Eltern, die

die Einhaltung eines Ernährungsplanes erschwerten. Solange Marie ohne Besuch blieb, akzeptierte sie die von den Ärzten verordneten Mahlzeiten und auch den dazugehörigen Stundenplan. Sobald aber die Familie, vor allem die Mutter, erschien, bekam die Tochter Obst und Salate. Beides nahm Marie zwischen den regulären Mahlzeiten zu sich, der anabolische Effekt war natürlich nicht nennenswert. Gleichzeitig lehnte sie die gehaltvolleren Gerichte ab, die ihr die Klinik anbot. Daraus entwickelte sich ein Konflikt zwischen der Familie und dem Klinikteam. Da entschloß sich der Vater, den Arzt zu wechseln. Ich versuchte, ihm die Nachteile aufzuzeigen, die Marie durch einen Wechsel, besonders einen Wechsel des Psychotherapeuten, entstehen würden. Doch ließ er sich offensichtlich nicht von seiner Idee abbringen.

14 Tage später erfuhr ich, daß Marie in einer anderen Klinik auf dem Operationstisch gestorben war. Was war passiert? Nachdem kein Psychiater den Wünschen des Vaters entgegengekommen war – er hatte nämlich noch andere aufgesucht – entschloß er sich, es bei einem anderen Arzt, dem Besitzer einer Privatklinik, zu versuchen. Es handelte sich um einen sehr fähigen Mann, der aber meistens zu schnell zu Zugeständnissen bereit war, um seinen Patienten zu imponieren. Zusammen mit einem Chirurgen untersuchte dieser Arzt Marie in der besagten Klinik. Die beiden erklärten den Eltern, der erste Chirurg habe nicht alles erkannt; es liege eine Darmkrankheit vor, die eine sofortige Operation erforderlich mache.

So entstand eine ziemlich ungewöhnliche Situation; Marie, damals trotz ihrer 18 Jahre noch minderjährig, wurde mit Zustimmung ihres Vaters aus ihrem Zimmer weggebracht und von einem Krankenwagen in eine andere Klinik gefahren. Gleich am nächsten Tag wurde sie operiert; sie starb wenige Stunden nach dem Eingriff. Der Arzt, der die Änderung der Behandlung in die Wege geleitet hatte, begnügte sich mit dem Kommentar: „Es war ein Morbus Crohn“. Auf den Röntgenbildern, die anläßlich des ersten Krankenhausaufenthaltes angefertigt wurden, gab es natürlich keinerlei Hinweise für das Vorliegen dieser Krankheit.

Kommentar

Ein Detail macht diese Krankengeschichte besonders tragisch: Was Marie hätte sagen können, fand nie einen Zuhörer. Nur die Eltern und die Ärzte sprachen. Die Tatsache, daß das Mädchen zum Schweigen verurteilt, und der Psychotherapeut, bei dem sie sprechen durfte, vom Vater ausgeschaltet wurde, fordert eine Deutung heraus. Einen Zugang dazu können wir uns verschaffen, wenn wir uns diese Krankengeschichte nochmals, versehen mit einigen kritischen Kommentierungen, vornehmen.

Erwähnen sollte man noch eine Besonderheit, die die Psychoanalytiker nicht überraschen wird: Marie erinnert sich nicht an die Zeit der Anfälle im Alter von 6 Jahren, zumindest hatte sie ihrem Psychotherapeuten niemals etwas davon erzählt.

Die Person, die hauptsächlich in Erscheinung tritt, die also wahrscheinlich etwas zu verbergen hat, ist der Vater. Er will einen Arztwechsel herbeiführen. Offensichtlich hat er kein Vertrauen mehr in die Ärzte, die sich mit seiner Tochter befassen. Nun erinnert uns Freud aber daran, und zwar gerade im Fall Dora, daß man den Ärzten traut, bei denen man die Entdeckung eines Geheimnisses nicht zu fürchten braucht. Im Falle Doras mußte das Geheimnis der Masturbation bewahrt werden.

Wie es diesem Vater gelang, ein ganzes Ärzteteam zu hintergehen, so daß es einen auch moralisch zweifelhaften Kunstfehler beging, der dem Mädchen das Leben kostete, wird man wahrscheinlich nie ganz lösen. Aber könnte man nicht ohne Umschweife nach dem Wunsch dieses Vaters fragen? Wollte er, daß man seine Tochter definitiv und für ewig zum Schweigen bringt? Bewußt wohl kaum. Aber schon während der ersten hysterischen Episode, als die Anfälle auftraten, mußte Marie ihrer Familie entrissen werden, einerseits damit sie ihre Symptome aufgeben, andererseits der Vater den Schlüssel dazu liefern konnte. Damals schon hatte sich sofort und wie selbstverständlich die Koalition zwischen Eltern und Ärzten gebildet. Von einem Symptom, das einen Sinn trägt, durfte nicht die Rede sein. Es mußte eine regelrechte Krankheit sein. Dennoch war das Geheimnis offenkundig, das der „intimen Beziehungen“, wie es manchmal im Polizeiprotokoll heißt. Dazu kam noch ein erbärmlicheres Geheimnis: nicht zu zeigen, daß es zu teuer gewesen wäre, für das Kind ein eigenes Zimmer zu nehmen.

Niemand hatte den Psychotherapeuten von diesen Ereignissen in Kenntnis gesetzt. Gut bekannt dagegen waren die Begleitumstände, als die Anorexie begann: Marie selbst hatte sie dem Psychiater geschildert. Ihr Vater hatte eine Liaison. Das Wort spiegelt übrigens die Wirklichkeit nur schlecht wieder, weil es sich um ein Dienstbotenverhältnis handelte. Das Mädchen selbst hatte Marie offenbart, der Vater habe mit ihr geschlafen.

Es tritt jetzt ein ganz spezifisches, aus Heimlichkeiten, Heuchelei und Betrug zusammengesetztes Familienbild zutage. Es herrschte eine Atmosphäre der Lüge, in der das Sprechen entwertet und ausgeschlossen war. Die Flucht ins Symptom war einer der noch offenen Wege, wie die Flucht in Randgruppen oder in die Delinquenz bei Oppositionshaltungen eine Auswegsmöglichkeit darstellt. Das in solchen Fällen am häufigsten vorkommende psychosomatische Symptom kann manchmal als so eine Flucht, ein *acting-out* aufgefaßt werden, wenn eine Haltung genereller Verlogenheit jeden für das Sprechen noch möglichen Platz verstellt hat.

Die Sexualität wird versteckt, die legitime wie die illegitime. Die finanziellen Probleme werden verheimlicht; man mißtraut allen Ärzten und sagt jedem nur einen Teil der Wahrheit. Gleichzeitig bekommt Marie Süßigkeiten, selbst wenn das ihre Behandlung gefährden sollte. Ganz zu schweigen davon, daß die Entführung von einer Klinik in die andere nur mit dem Einverständnis der Eltern, ja sogar deren Mittäterschaft, vonstatten gehen konnte. Nun braucht man nur noch einen Schritt weiterzugehen, um herauszuhören, daß Maries Vater sich des Schweigens seiner Tochter versichern wollte, deren Mitwisserschaft bezüglich seines banalen Abenteuers ihm bekannt war.

Diese realen Elemente sind nur Hinweise für eine unbewußte Wahrheit, doch sind sie genügend kohärent und konvergent, um die im Kapitel über die hysterische Sexualität beschriebene fundamentale Lüge zu illustrieren. Man kann diese Lüge als eine der möglichen Wurzeln der Hysterie ansehen. Auch was über das Symptom als eine zu entziffernde Botschaft gesagt wurde, wird durch die Tatsache bestätigt, daß Maries Vater den Sinn gespürt zu haben scheint. Deshalb lag auch vor allem ihm daran, sie zum Schweigen zu bringen.

Ohne es zu wissen, kann also der Arzt zum Werkzeug eines Dritten werden, der entweder bewußt oder unbewußt am Werke ist. Er kann an dessen Stelle für einen Zweck eingesetzt werden, den er nicht übersieht, der aber immer auf folgendes hinausläuft: eine Wahrheit zum Schweigen zu bringen, die ohnehin schon nicht mehr sprechen darf, sondern bei Symptomen Zuflucht sucht. Der Arzt wird dadurch zum privilegierten Gesprächspartner der Neurose.

Die Zahl der unheilvollen Begegnungen, der unbeabsichtigten Fehlbegegnungen, ist Legion. Die gerade beschriebenen beiden Extrembeispiele geben uns die Möglichkeit, diese Fehlschläge der Medizin etwas systematischer unter die Lupe zu nehmen.

Zu Tode behandeln

Der tragische Ausgang der beiden Beispiele führt leicht zu einer Unterschätzung der Häufigkeit dieser Neurosen, die man wegen etwas anderem behandelt. Wenn es nicht öfter zum tödlichen Ausgang kommt, dann einfach deshalb, weil die Kranken (oder die, die man krank gemacht hat) ein zähes Leben haben. Der Mensch kann sich an die schlechtesten Bedingungen anpassen; die schrecklichsten Beispiele dafür findet man außerhalb der Medizin. Die Arbeitswelt, das Leben in den Städten, aber auch die Rituale und Gebräuche der „unschuldigen" Naturvölker sind im allgemeinen schwerer zu ertragen als die herkömmlichen medizinischen und chirurgischen Prozeduren. Es wäre auch falsch, den Neurotiker, dem solche Mißgeschicke zustoßen, als unschuldiges Opfer zu betrachten. So befremdlich es klingen mag, die denkbar schlechtesten medizinischen Begegnungen verschaffen ihm noch ein paar Vorteile, ja sogar einen Genuß/*jouissance*, so beherrschend ist das Grundgefühl der alltäglichen Langeweile.

Meistens unterschätzt man diesen Schlüsselbegriff der Langeweile. Das geregelte und gesittete Leben mit seinem von vornherein gebahnten, unveränderlichen Rhythmus Arbeit–Freizeit ist zu oft von der Wiederholung geprägt, einer Wiederholung, aus der Freud den Todestrieb herauslas. Man hütet sich, auf die dauernde Präsenz dieser Langeweile in der heutigen Welt aufmerksam zu machen, der Langeweile des eintönigen Lebens in Klassen und Kasernen, der festgelegten Arbeitszeit und Freizeit in den Betrieben, der legitimen Liebesgeschichten und der schon vorprogrammierten Ehebrüche. Einer Langeweile, zu deren Unterbrechung man Ereignisse braucht, die die schwachsinnigen Schlagzeilen der Sensationspresse füllen.

Das Kino, wie es A. Huxley prophezeit hat, kommt mit Riesenschritten auf uns zu: schon evoziert der Lärm ein „als ob sie alles selbst erleben würden“. Mit Hilfe von vielleicht sogar für den Organismus schädlichen Niederfrequenzen wird der Eindruck von Erdbeben und anderen Katastrophensituationen hervorgerufen.

Die Ursachen dieser Apathie wären für die Soziologen unschwer aufzudekken, wenn nicht viele von ihnen gerade damit beschäftigt wären, sie noch zu verstärken. Schwerer ist es, etwas über das Fehlen, das Defizit zu sagen, das jeden befällt, und wodurch er erst in besagtes Desinteresse verfällt. Was fehlt den Menschen, um wieder lebendig zu werden? Etwas, das sie wieder dazu brächte, der Gegenwart ihres Lebens so viel Aufmerksamkeit zu widmen, daß sie nicht mehr auf bessere Zeiten warten. Die rosige Zukunft, das ist es ja gerade, was die ganze Werbung immerzu verspricht.

Doch weder die Durchführung eines ökonomischen oder politischen Plans, noch Gewerkschafts- oder Parteiforderungen werden eine gegenwärtig eher als Zeichen von Naivität geltende Begeisterungsfähigkeit wieder zum Leben erwecken. Nur die Dummköpfe, die Naivlinge und Ahnungslosen wagen es noch, sich für etwas zu begeistern. Die anderen, die das Räderwerk und die Tricks kennen, die sich nicht für dumm verkaufen lassen, wissen, daß alles schon vorprogrammiert ist; daß die Begeisterung nicht Zeichen für eine bereits gelungene Überwindung des vereinnahmten Menschen ist, eines Menschen, besessen von einer göttlichen oder von allen Ketten befreiten dämonischen Macht, sondern Effekt berechneter Propaganda auf einen Geprellten.

Charakteristisch für die gegenwärtige Gesellschaft, zumindest die im sogenannten westlichen Einflußbereich, ist das Verschwinden der Leidenschaft, die bestenfalls noch als eine Krankheit, für die man sich schämen sollte, meistens aber als eine Form geistigen Minderbemitteltseins oder – wenn man nachsichtig ist – als Überbleibsel aus einem anderen Zeitalter angesehen wird. Das Subjekt kann die Kraft zur Idealisierung des Objekts seiner Sehnsucht, sei es eine Sache oder eine Frau, nicht mehr in sich selbst finden. Es muß alle möglichen Würzstoffe zu Hilfe nehmen, um diesem Objekt wieder etwas Bezauberndes zu verleihen. Liebe ohne pornographische Anregung ist fad, Speisen müssen ausgefallene Geschmacks- und Geruchsqualitäten aufweisen, und die Kunst soll vor allem zum Staunen bringen: damit der Mensch erwacht, müssen zunächst seine Sinne aufgepeitscht werden, er ist gleichgültig, verdrossen, stumpfsinnig und überdrüssig geworden. Mit einem Wort: schlaff.

Wenn nun die Medizin bei jemand irgendeine schöne, komplizierte Krankheit entdeckt, so ist das für den Betreffenden ein unerwarteter Glücksfall, den er sich nicht entgehen läßt. Das steht nicht im Widerspruch zu dem, was wir bezüglich der neurotischen Botschaft, der Bedeutung des Symptoms abgeleitet haben. (Bedeutung sollte dabei nicht mit Sinn verwechselt werden: ich verwende den Term Bedeutung/*signification*, um die Zugangsmöglichkeit eines Symptoms zum Sinn zu bezeichnen.) Ein Symptom kann sinnvoll werden, aber das Subjekt, der Symptomträger weiß davon nichts. Solange man ihm den Zugang zu diesem Prozeß des Sinnvollwerdens nicht gezeigt hat, kann es unter seinem Symptom nur leiden. Es möchte Erleichterung finden, wendet sich vertrauensvoll an seinen Arzt, und sollte er es auch zu Tode behandeln.

Der Arzt hört es natürlich anders. Er will den Patienten einfach nur behandeln und vom Symptom befreien. Aber, was kann er gegen ein neurotisches Symptom tun, vorausgesetzt, er hat es als solches erkannt, was sicher nicht der Regelfall ist? Sogar die medizinischen Arbeiten, die dem „psychischen Faktor" noch am aufgeschlossensten gegenüberstehen, weisen sogleich auf die Gefahr hin, etwas Organisches zu übersehen. Sie beschreiben Fälle, wo Tumore, Mißbildungen und physiologische Störungen nicht erkannt wurden, wo man jahrelang Zeit mit psychoanalytischen Behandlungen verloren hatte, während doch . . . usw., usf.

Der Schwindel solcher Argumentation liegt darin, glauben zu machen, daß man die Symptome beispielsweise eines Hirntumors für neurotische Symptome gehalten hatte. Dabei ist doch nicht einzusehen, warum einer nicht das Pech haben sollte, gleichzeitig an einer Neurose und an einer organischen Krankheit zu leiden. Professor Barré, ein berühmter Neurologe, pflegte zu sagen: „Man kann den Lauch (also den Landwirtschaftsorden) und das Abzeichen der Ehrenlegion gleichzeitig haben."

Einen Kranken für die eine oder andere Disziplin in Anspruch zu nehmen, kommt einer Streiterei zwischen Geschäftsleuten gleich, die sich um einen Kunden zanken. Während man doch sagen könnte: Neurotiker sind für alle da. Trotz alledem, man muß ihnen ja nicht unbedingt schaden.

Beim Arzt geht man davon aus, daß er Kranke behandeln kann. Doch der Neurotiker ist kein Kranker. Ich möchte nicht den heuchlerischen Euphemismus anbringen: kein Kranker wie die anderen. Ich habe sogar schon die Behauptung gehört, die Hysterie sei keine Neurose wie die anderen. Sie ist die Neurose schlechthin. Wer dafür einen Beweis benötigt, braucht nur irgendeinen Text Freuds wieder einmal zu lesen. Die anderen Neuroseformen spielen in der Praxis vergleichsweise nur eine untergeordnete Rolle. Die Hysterie ist eine Neurose wie alle anderen, aber die Neurose ist keine Krankheit.

Was kann nun der Arzt gegen eine Neurose tun, und zwar dann, wenn er sich *stricto sensu – restricto sensu* sollte man eigentlich sagen – an die Ausübung seines Berufs halten will? Freilich wird diese Beschränkung heutzutage mehr und mehr als überholt angesehen. Auf den verschiedensten Gebieten, überall, wo es um die Gesundheit der Gruppe geht, verlangt man vom Arzt eine Stellungnahme. Städteplanung, Wohnungsbau, Freizeit, Sport und die Regelung von Arbeits- und Unterrichtszeiten sind Bereiche, in denen medizinische Gesichtspunkte nicht bedeutungslos wären, wenn man den Arzt genügend auf diese soziale Funktion vorbereitet hätte, was durchaus nicht die Regel ist.

Aber auch dann sollte man noch der Rolle mißtrauen, die dem Arzt damit eventuell aufgedrängt wird. Die Sozialmedizin in allen ihren Formen hat manchmal gewisse Gemeinsamkeiten mit der Wehrmedizin, bei der es darauf ankommt, die verwundeten Soldaten so schnell wie möglich wieder auf die Beine zu bringen, um sie wieder an die Front schicken zu können. Die Leute für die Arbeitsfront wieder einsatzfähig zu machen, ist etwas ähnliches.

Aber setzen wir einmal, es sei hin und wieder Aufgabe des Arztes, für das Allgemeinwohl zu sorgen. Im Bereich Hygiene und Prophylaxe muß er dann bei sich große Wissenslücken konstatieren. Vielleicht hat man ihn das Molekulargewicht der Immunoglobulinketten gelehrt, aber wenn es um die Frage geht, wie lange man sich der Sonnenbestrahlung aussetzen darf, um Richtlinien für das Bauwesen, um die Dauer von Unterrichtszeiten oder um die Auswirkungen von Überstunden, dann werden die Auskünfte etwas vage.

Man spricht heute häufig von Luftveränderung. Welche wissenschaftliche Information kann einem der Arzt in diesem Bereich geben? Definiert er sich in etwa als jemand, der gegen Krankheiten kämpft, so wird insgesamt gesehen seine Aufgabe, die Gesundheit zu schützen und zu fördern, in seiner Ausbildung zu wenig berücksichtigt. Dennoch darf man hoffen, daß dieser Aspekt seiner Tätigkeit allmählich vorrangig werden wird.

Der von mir hier eingebrachte Gedanke einer Förderung der Gesundheit ist eine Erweiterung dessen, was einen auch die Psychoanalyse entdecken läßt, nämlich daß das Feld des Bewußtseins, also die Freiheit und Kreativität des Subjekts sich in dem Maße entwickelt, in dem es das Unbewußte erobert. Der gleiche oder zumindest ein analoger Vorgang ermöglicht es dann, die – so wie die Dinge liegen – wahrscheinlich eher noch länger werdende freie Zeit zu nutzen. Den sogenannten normalen Menschen von der Zwangsjacke der täglichen Pflichten zu befreien, ihn dazu zu führen, sich seines Körpers bei Sport, Tanz oder Spiel zu erfreuen, und all die in jedem Menschen vorhandenen Anlagen zu künstlerischer und handwerklicher Tätigkeit zu entwickeln, ihn entdecken zu lassen, daß er schöpferischer Mensch ist, ihn von Schuldgefühlen zu befreien, vor allem aber von der im Interesse anderer entstandenen Verpönung, die auf allen Formen der Lust liegt, sind Aufgaben, auf die sich der Arzt selbst gut vorbereiten müßte; sie würden nämlich auch ihn von der langweiligen Routine und dem beengenden Klüngeldasein befreien.

Eine der Bewährungsproben, denen er sich schon nicht mehr entziehen kann, ist die von allen Seiten an ihn herangetragene Forderung nach Sexualaufklärung und -erziehung. Für den Narzißmus des Arztes ist es bestimmt schmeichelhaft, persönlich dieser Aufforderung nachzukommen. Aber schon die mindeste Selbstkritik würde ihn merken lassen, daß seine einzigen eigenen diesbezüglichen Erfahrungen aus seiner Ausbildungszeit stammen, als ihm vielleicht einige Krankenschwestern günstig gewogen waren, daß aber trotz des Dünkels einiger Lehrer, die sich für Playboys hielten, bei seiner medizinischen Ausbildung alles ein bißchen kurz gekommen ist. Abgesehen von einigen wenigen, die außerhalb der medizinischen Fakultät Kenntnisse erworben haben, wird es also wahrscheinlich den meisten Ärzten erst einmal die Sprache verschlagen, wenn ihnen ein Gesunder entsprechende Fragen stellt.

Solche Fragen werden im allgemeinen unzweideutig und bewußt gestellt; schon sie können den Arzt in Verlegenheit bringen. Um wieviel größer wird sie einem Neurotiker gegenüber sein, dessen Fragestellung unbewußt ist und dessen Symptome mehr oder weniger stark an eine organische Erkrankung erinnern, vor allem wenn es sich um eine Hysterie handelt!

Um solche Fälle zu behandeln, bleibt dem Arzt oft nur noch ein einziger Ausweg: er muß den Betreffenden krank machen. Diese durch den Arzt hervorgerufene Krankheit nennt man iatrogene Krankheit. In etymologischer Hinsicht ist dieser Term doppeldeutig. Er kann sowohl die Erzeugung der Krankheit als auch die Erzeugung des Arztes bezeichnen. Drückt man es übrigens so aus, dann ergeben sich die beiden Bedeutungen, je nachdem ob man einen *genitivus objectivus* oder *subjectivus* annimmt. Zunächst geht es darum, die Erzeugung der Krankheit durch den Arzt zu bezeichnen. Doch die Häufigkeit der Neurose in jeder Sprechstunde ist so groß, daß die Iatrogenesis sich ohne weiteres in ihrer Bedeutung umkehren kann. Dann wird der Arzt gerade wegen der Häufigkeit dieser künstlich erzeugten Krankheiten erst notwendig; Krankheiten, die eine andere Entwicklung hätten nehmen müssen, wenn es nicht zu einer ersten unheilvollen Begegnung gekommen wäre.

Unklare Bauchschmerzen, auf die man mit Appendektomien und Cholezystektomien reagiert, Unregelmäßigkeiten der Menstruation, die man mit artifiziellen Zyklen und der zur Genüge bekannten medizinisch-chirurgischen Eskalation bestraft, hysterische Gleichgewichtsstörungen, die in neuro-chirurgischen Untersuchungen enden: jeder kann hier eine Liste eigener Erfahrungen in Sachen Iatrogenesis aufstellen. Das ist gar nicht so schwer, braucht man doch bloß von den Erzählungen der durch andere Kollegen schlecht kurierten Fälle auszugehen. Ein übermäßiger Medikamentenkonsum ist in solchen Fällen immer nachzuweisen, weil man den Patienten keinen anderen Ausweg gezeigt hat.

Eine der Hauptursachen der iatrogenen Krankheit ist die Unwissenheit des Arztes, den man nur sehr mangelhaft gelehrt hat, was er über die Neurose wissen müßte. Sie ist aber nicht die einzige. Alles, was im vorhergehenden Kapitel über die Gegenübertragung des Arztes gesagt wurde, kommt hier zum Tragen. Die Gegenübertragung konstituiert sich einem Patienten gegenüber, durch den der Arzt sich provoziert fühlt. Die Hysterikerin präsentiert ihm Symptome, mit denen er nichts anzufangen weiß, bei denen der klinische oder naturwissenschaftliche Beweis nicht erbracht werden kann. Der Eindruck, geködert worden zu sein, wird durch das Verhalten der Patientin noch verstärkt. Sie legt ein manchmal exzessives Vertrauen an den Tag, in dem ein Anflug von Verführung liegt, und ist gleichzeitig resistent gegen alle Behandlungsmethoden.

Diese Kranke, die schon besser Bescheid weiß als der Arzt und Miene macht, ihn sein Handwerk zu lehren, rührt in einer Wunde herum, weil der Arzt sich über seine Insuffizienz durchaus im klaren ist. Der Kampf beginnt. Unbewußt nimmt der Arzt die hysterische Herausforderung an. Er muß Recht haben, den Beweis erbringen, d. h. er zwingt die Kranke, nach den Vorstellungen der medizinischen Fakultät gesund zu werden. Die Zeiten haben sich kaum geändert seit Molière! Feindseligkeit gegen den Kranken, der Wunsch es besser zu machen als der Vorgänger, manchmal sogar eine gewisse Zuneigung zu dieser Hysterikerin, die, auch wenn sie irritiert, keineswegs ohne Reize ist, all das spornt den *furor sanandi* an, den Wunsch, um jeden Preis zu heilen.

Schon Charcot sprach von der Begegnung zwischen einem von der *mania operativa passiva* befallenen Patientin und dem an der reziproken Krankheitsform leidenden Arzt: *mania operativa activa*. Die beiden am Anfang des

Kapitels dargestellten Beispiele illustrieren diese Tendenzen zur Genüge. Zugleich aber decken sie auch andere Motive auf, verstecktere als jene banale Gegenübertragung, banal, wenn man in ihr nur eine unbewußte Reaktion auf ein bestimmtes Verhalten des anderen sehen will. Nun besteht aber die Gegenübertragung aus viel beunruhigenderen Tendenzen und Motiven. Beunruhigend, weil sie nicht Antwortreaktion auf einen bestimmten Reiz sind, sondern die unbewußte Persönlichkeit des Arztes selbst zum Ausdruck bringen.

Schon in der ersten Krankengeschichte war die Intervention des Dritten zu bemerken, doch die immer größer werdende Zahl der beteiligten Ärzte, die Verzettelung der Verantwortung, wie Balint sagt, ließ es nicht zu, das Zusammenwirken der verschiedenen Einflüsse ohne weiteres zu erfassen. Im Gegensatz dazu spielt im zweiten Fall, dem von Marie, eine Person eine insistierende Rolle. Es ist der Vater des Mädchens, der etwas zu verbergen hat, zumindest benimmt er sich so, als ob er davon überzeugt sei. Eifersüchtig wacht er darüber, daß seine Tochter stumm bleiben möge. Wie erfolgreich er damit war, wurde deutlich, doch konnte er sein Ziel nicht allein erreichen. Er mußte folglich die Ärzte überzeugen und sie dazu bringen, sich seinen Argumenten anzuschließen. Um seine Absichten durchzusetzen, mußte er mehrere Register gleichzeitig ziehen. An erster Stelle das des Rivalisierens. Jedermann ist anfällig gegen die Schmeichelei: „Helfen Sie mir, Sie sind der einzige, der . . ., die anderen haben nicht Ihre Qualitäten.“ Selbst wenn man sich nicht an der Nase herumführen läßt, jeder hat einen Winkel in seiner Seele, wo man sich schnell mit diesem aufpolierten Bild identifiziert.

Das ist nicht das einzige Argument. „Die Psychiater wollen immer den chirurgischen Eingriff soweit wie möglich hinauszögern.“ Etwas wie ein alteingefahrener Reflex wird dadurch in Gang gesetzt. Ärzte sind Männer der Tat, Psychiater dagegen Träumer, die in ihre nebulösen Philosophien versponnen sind. Sie wären imstande, ihre Kranken beim Versuch, einen unklaren biographischen Punkt aufzuklären, sterben zu lassen. „Glauben Sie, daß ich die Zeit habe, mich nach dem Entwöhnungszeitpunkt eines Kindes zu erkundigen, wenn ich es wegen einer Appendizitis sofort operieren muß?“ sagte mir einmal ein Chirurg. Natürlich nicht, wenn klar ist, daß es sich um eine Appendizitis handelt. Die Diagnose Morbus Crohn war aber eine Hypothese und kein Dringlichkeitsfall.

Jemand hatte also das Mißtrauen gegen die Psychiater geschürt, doch wäre es lediglich eine Rationalisierung, dieses Mißtrauen einzig auf die Furcht vor einem Stillstand, auf das psychiatrische Zaudern zurückzuführen. Wenn man um jeden Preis beweisen muß, daß jemand unrecht hat, so ist das ein ganz brauchbarer Beweis dafür, daß man sich selbst ernsthaft bedroht fühlen würde, wenn der Betreffende doch recht hätte. Man trifft hier auf einen von vielen Leuten, besonders Ärzten, heftig abgewehrten Punkt.

Auf keinen Fall darf ein Zweifel an der eigenen geistigen Gesundheit aufkommen. Man muß absolut davon überzeugt sein, die bestmögliche Wahl getroffen zu haben: den richtigen Beruf, den richtigen Ehepartner, die einzig wahre Auffassung über Kindererziehung, die richtige politische und moralische Einstellung etc. Vom Psychiater (eigentlich handelt es sich um den Psychoanalytiker, doch ist der Arzt meistens zu wenig informiert, um die verschiedenen „Psi" zu unterscheiden) geht eine beunruhigende Wirkung aus, weil er einen dazu bringen könnte, an sich selbst zu zweifeln, zu entdecken, daß einige der sichersten eigenen Überzeugungen Illusionen sind. Sich in Frage zu stellen, das ist doch der Wahlspruch, den diese Inquisitoren, diese Spielverderber auf ihre Fahnen geschrieben haben. Als ob es nicht Naturgesetze gäbe, eine natürliche Moral, die uns immer als Richtschnur zur Verfügung steht. Weiß man doch, daß die Psychiater selbst ein etwas gestörtes seelisches Gleichgewicht haben, sonst würden sie ja nicht ihre Zeit damit verbringen, sich und andere zu foltern. Und dann noch dieser dauernde Umgang mit Verrückten, das muß doch schädliche Auswirkungen haben! Deswegen: keine leeren Worte, sondern Taten.

Anderenfalls liefe man Gefahr, etwas zu entdecken: ohne es je ausdrücklich gesagt zu haben, könnte Maries Vater in uns einen empfindlichen Nerv getroffen haben, den des Mißtrauens gegenüber einem Kind. Nicht, daß jeder Vater oder jede Mutter fürchtet, ihr Kind könne dem jeweiligen Partner gleich ein paar Enthüllungen über jämmerliche Ehebrüche liefern. Aber es gibt keine Eltern, die so perfekt sind, daß sie niemals vor einem Kind einen Fehler gemacht haben. Alle haben sich ihren Kindern gegenüber irgendwann in einer kläglichen Lage befunden. Eben dann wird ihr Mut auf die Probe gestellt. Da heißt es, entweder die eigene Schwäche, Verletzbarkeit und Unterlegenheit anerkennen oder die Unzulänglichkeiten um den Preis einer Lüge verstecken.

Den Mut zu haben, die eigene Beschränktheit anzuerkennen, gibt dem Kind die Möglichkeit, Niederlagen in Betracht zu ziehen, ohne daß diese das Ende seines Lebens bedeuten. Eine Schwäche zu verstecken, läuft darauf hinaus, vom Kind einen fortwährenden und erschöpfenden Erfolgszwang zu fordern und ihm zu verbieten, jemals irgendeine Ruhe auszukosten, in Ruhe leben zu können und sich zu freuen. Das Bild eines Vaters, der niemals schlappgemacht hat, zwingt einen dazu, aus dem eigenen Leben einen immerwährenden Kampf zu machen. Auch dazu, sofort zu sterben. In jedem von uns schlummern in dieser Beziehung schreckliche Gespenster. Maries Vater konnte sie bei einigen Ärzten aufwecken, um sich mit ihnen zu verbünden.

Ein bekanntes Beispiel Freuds skizziert die gleiche Situation. Sein Vater erzählte ihm, eines Tages, als er gerade stolz seine neue Pelzmütze spazierentrug, sei ein Christ dahergekommen, der ihm die Mütze mit den Worten zu Boden warf: „Jud', herunter vom Trottoir!" Und als Freud fragte, wie er, sein Vater Jakob Freud, reagiert hätte, antwortete dieser: „Ich bin auf den Fahrweg gegangen und habe die Mütze aufgehoben."*

Heldentum besteht nicht darin, jede Beleidigung mit Blut reinzuwaschen! Nur ein Mythos, Ehrenkodex genannt, könnte von einem fordern, jederzeit auf der Hut zu sein, um sich für eventuelle Beleidigungen zu rächen. Wahrscheinlich hätte Jakob Freud kaum Überlebenschancen gehabt, wenn er sich mit roher Kraft gewehrt hätte. Was sich für einen Edelmann am französischen Hofe ziemte, war für einen Juden in einer Kleinstadt Mitteleuropas nicht zu praktizieren.

Mit dem Wagnis, schwach zu sein, gibt man sich und seinen Kindern die Möglichkeit, etwas zu wünschen. Freud hatte nicht nur den Mut zu begehren, er war ein Mann voller Leidenschaft, auch wenn manche sich darin gefallen, aus ihm das Musterbeispiel eines Kleinbürgers zu machen, weil seine Leidenschaften keinen gesellschaftlichen Skandal entfachten. Trotzdem erregte er bei seinen damaligen Kollegen erheblichen Anstoß, und heute noch ist es nicht anders.

All das erhellt ein wenig, was sich bei den Ärzten zugetragen hatte, die Marie umbrachten. Niemand ist gegen solche Versuchungen gefeit. Die unterste Schicht der Gegenübertragung setzt sich aus den Phantasmen des Arztes zusammen, unbewußten Phantasmen, die aber seinen Genuß/*jouissance* stützen. Es sind sicherlich Phantasmen der Allmacht, aber auch solche des grenzenlosen und unaufhörlichen Genießens der eigenen Person, des befriedigenden Selbstbildes, denen sich nichts entgegenstellt. In diesen Phantasmen sind die Kranken nicht mehr Klienten mit einer bestimmten Dienstleistungsforderung, sondern Sub-jekte, Unterworfene eines Reiches, in dem der Arzt als Meister über die fügsamen und unterwürfigen Kranken regiert. Phantasmen der Herrschaft, die ihn, ohne daß er es weiß, darauf vorbereiten, seine ihm von der Hysterikerin angebotene Rolle im Spiel Herr-Knecht-Henker einzunehmen.

In der Fallskizze Marie wurde ein Dritter auf den Plan gerufen. Bei den iatrogenen Erkrankungen kommt dies häufig vor. Meistens ist das aber nur der Schirm, hinter dem sich die eigentlichen Phantasmen des Arztes abzeichnen; sie warten manchmal nur auf den leisesten Anlaß, um in Aktion treten zu können.

---

* S. Freud: *Die Traumdeutung*. GW II/III, 203.

Die erstarrte Neurose

Die wichtigste Frage ist, ob die Opfer der Iatrogenesis außer den Nachwirkungen unangebrachter medikamentöser oder chirurgischer Behandlungen wie Zeitverlust, Einschränkung der Leistungsfähigkeit oder Amputationen noch andere Konsequenzen zu tragen haben. Die medizinische Deontologie sollte eigentlich verbieten, von unangebrachten Interventionen oder Behandlungen zu sprechen. Sind es doch vor allem die Ärzte selbst, die schon vor Charcot jene *mania operativa activa* und ihre Folgen für die Patienten beschrieben haben. Man spricht von „Narbenbäuchen", Münchhausen-Syndrom und *medical addiction*, was so viel heißt wie Ärztesucht. Die Ärzte wissen das, und doch vermehren sie immer noch die Zahl jener Vieloperierten, jener chronifiziert Kranken, die immer neue Eingriffe fordern und auch nicht davor zurückschrecken, Ärzte, die sie ihnen versagen, zu quälen, ja sogar zu bedrohen. Allerdings handelt es sich in diesen Fällen immer um Ärzte, die einmal, ein erstes Mal nachgegeben haben.

Jeder Psychotherapeut, jeder Psychoanalytiker hat schon erfahren, wie schwer es ist, die eingefahrenen Gleise dieser Kranken zu ändern. Es ist als ob die Möglichkeit zu sprechen für sie nicht mehr existiert. Jeder medizinische Akt ist in ihnen und auf ihnen eingeschrieben, eingravierten und endgültig erstarrten Sätzen gleich. Diese Inschrift ist buchstäblich Inschrift des Todestriebs, eines Triebs, den Freud in der Wiederholung erkannte. Narben und Injektionsstellen sind in die Haut jener Kranken, den Opfern unheilvoller Begegnungen eingraviert. Es ist wie bei einer abgenutzten Schallplatte, die nur noch in der gleichen Rille laufen kann.

Der im Körper eingezeichnete medizinische Akt ist zu einem unveränderbaren Satz geworden. Jenseits dieses regelrechten Epitaphs gibt es nichts Schöpferisches mehr. Ich möchte für das „hier ruht eine Neurose" die Bezeichnung *névrose dépassée*/abgelaufene, erstarrte Neurose vorschlagen. In einem lebendigen Körper ist etwas vom Tod eingefaßt und umschlossen. Das Sprechen ist seines eigentlichen Wesens beraubt. Der Mensch spricht, weil ihm etwas fehlt, weil er ein Verlangen in Worte fassen muß. Bei der Hysterikerin ist das dem Arzt angebotene Symptom Vermittler dieses Verlangens. Wenn die medizinische Antwortreaktion die Methode Alexanders wählt, den Gordischen Knoten des Symptoms durchschlägt und damit den Diskurs abschneidet, bleibt der Hysterikerin kein anderer Weg, als zu schweigen; statt ihres Schreies muß sie ihren geschundenen Körper exhibieren.

Der Mangel, der das Sprechen hervorbringt, ist durch einen realen Mangel ersetzt, über den es nichts mehr zu sagen gibt. Dieser Mangel läßt sich nicht mehr auf irgendein Objekt des Wunsches beziehen. Letzten Endes ist der

Wunsch selbst unwiderruflich verlorengegangen, insofern der Patient mit einer erstarrten Neurose zu einer permanenten Forderung verurteilt ist, die sich an den richtet, der glaubte, eine Bitte ließe sich mit Hilfe eines medizinischen Aktes erfüllen.

Wahrscheinlich will die Welt von heute vom Wunsch, vom Begehren nichts wissen, damit die Folgen seiner Unterdrückung nicht noch dramatischer werden und sich in einen Rachewunsch verwandeln.

Man sollte die Ärzte auf diese erstarrte Neurose aufmerksam machen, auch weil sie allzu oft deren Urheber sind. Solche Krankengeschichten ermöglichen es ihnen, eine bestimmte existentielle Beschränkung, ein Lebensdefizit, einen Mangel an Genußmöglichkeiten richtig einzuschätzen. Die abgelaufene Neurose nämlich ist irreversibel. Wenn die Wiederaufnahme eines Diskurses vorstellbar wäre, so käme es zu einem Diskurs, dessen Anspruch nicht von einem Wunsch getragen würde. Es wäre ein verrückter, stereotyper und leerer Diskurs. Ja im Grunde würde er den allgemeinen Diskurs wiederholen, also ein Diskurs sein, der das Subjekt nicht mehr repräsentiert, sondern davon zeugt, daß es nur noch Relaisstation einer sinnentleerten oder es selbst nicht mehr betreffenden Botschaft ist.

Wahrscheinlich kann man den Ärzten ihre Rolle beim Zustandekommen dieser erstarrten Neurose nur schwer zu Bewußtsein bringen. Noch schwerer ist es vermutlich, sie dazu zu bringen, das Unheil, das durch den Tod eines Diskurses oder durch einen toten Diskurs entstanden ist, überhaupt erst wahrzunehmen. Ich will mich hüten, hier mit beschwichtigenden Erklärungen aufzuwarten; erklären hieße nichts anderes, als die Katastrophe herunterzuspielen und zur Alltäglichkeit werden zu lassen, also sie zu beschönigen. Persönliche Anstrengungen, eigene Erfahrung und Entdeckungen sind unentbehrlich, damit die Wichtigkeit eines nicht entsubjektivierten Diskurses, der *conditio sine qua non* jedes Werkes, jedes schöpferischen Tuns deutlich wird; auch, um zu erkennen, daß es außerhalb dieser Schöpfung kein Leben gibt. Das Gegenteil der Schöpfung ist die Wiederholung. Soviel sollte jetzt klargeworden sein, daß sie Manifestation jenes Triebes ist, der in keinem Organ zu lokalisieren, in keiner physiologischen Funktion zu messen, in keiner chemischen Analyse aufzufinden ist, der aber fortwährend auf der Lauer liegt und jedes Leben bedroht. Manchmal errichtet er Monumente, die erstarrten Neurosen: der Todestrieb.

SICH AN DIE STELLE DES ARZTES SETZEN

Die eben beschriebene erstarrte Neurose ist die gravierendste Folge des Mißverständnisses zwischen Arzt und Hysterikerin. Leider ist sie auch eine der häufigsten Verlaufsformen, eine Verlaufsform, bei der der Arzt einen unverzeihlichen Fehler begangen hat, insofern er die Weichen zur „echten" Krankheit hin gestellt hat.

Wenn man die Diagnose Hysterie nach dem 40. oder 50. Lebensjahr nicht mehr stellt, dann gerade, weil die neurotische Botschaft zu oft zerstört und in eine somatische Forderung transformiert wurde. Man wäre versucht, letzteres für legitim zu halten. Gefordert werden jetzt Behandlungsmaßnahmen, Krankenhauseinweisung und Fürsorge. Man findet die Hysterikerin nicht mehr in der Praxis des Psychiaters, sondern beim Gastro-Enterologen, Gynäkologen, Chirurgen, Neurologen usw. Oft mit einer medizinischen Vergangenheit, einer „Kranken"-Geschichte, in der die Hysterie praktisch nicht mehr wiederzuerkennen ist.

Hin und wieder kommt es vor, daß ein besonders erfahrener und interessierter Arzt in den Ruinen der Kranken den ursprünglichen Plan der Hysterie wiederfindet. Gelingt es ihm, seine Patientin dazu zu überreden, einen Psychiater aufzusuchen, wird dieser nur noch abwinken können: die erstarrte Neurose ist irreversibel und auch der engagierteste Psychiater kann nur dem ausgetretenen Weg seiner Kollegen folgen und die üblichen Medikationen fortsetzen.

Ein Vergleich kommt mir in den Sinn: Bei einem Spaziergang im Zentralmassiv erstieg ich einen Hügel. In einem alten Reiseführer, auf den ich mich verließ, stand, daß man von dort aus die Mäander eines Baches und ein hübsches, sich in eine Windung einschmiegendes Dorf sehen sollte. Oben angelangt, sah ich zu meinen Füßen einen See. Ich glaubte, mich im Weg geirrt zu haben. Ein Gastwirt in der Nähe gab mir dann die Erklärung: man hatte einen Staudamm gebaut, Mäander und Dorf waren überschwemmt worden. Man konnte noch Teilstücke der Straße sehen, die einst zum Flußufer führte. Sie schienen am Rand des künstlichen Sees zu enden, gingen aber unter Wasser weiter und durchzogen eine überschwemmte Phantomlandschaft. So ist es auch bei der Neurose, die von medizinischer Beflissenheit und Sorgfalt überschwemmt wird und dann endgültig untergeht.

Dieser Verlauf der Neurose ist zwar häufig, aber nicht der einzig mögliche. Besonders in *Zur Einführung des Narzißmus* zeigt Freud uns eine weitere Möglichkeit.

Heilung durch Liebe

In diesem Text, in dem von den Bedingungen der Liebe die Rede ist, kommt der Satz vor: „Wer verliebt ist, ist demütig."* Lieben heißt, auf Herrschaft zu verzichten, könnte man mit Hilfe einer halbwegs zutreffenden Umschreibung der sehr komplexen Etymologie von Demut sagen. Im Französischen wird es im allgemeinen als *humilité* übersetzt. Wichtig ist die Bemerkung Freuds, die diesem Aphorismus folgt. „Wer liebt, hat sozusagen ein Stück seines Narzißmus eingebüßt und kann es erst durch das Geliebtwerden ersetzt erhalten." Freud bestätigt, was wir über die Liebe des anderen gesagt haben, nämlich, daß sie sich nur um den Preis eines Risses im Narzißmus realisieren kann. Im selben Moment erkennt man auch, wie sehr der Besitz jenes anderen notwendig wird, wenn das Subjekt unfähig ist, einen Riß im Narzißmus zu akzeptieren. Dennoch ist die Liebe, die als Prothese für einen narzißtischen Defekt dienen muß, die häufigste Erscheinungsform, auch die, die all die Schmerzen, Konflikte und Leiden nach sich zieht. Eben diese Liebesform beschreibt Freud, wenn er von der Heilung durch Liebe spricht.

„Was den dem Ich zum Ideal fehlenden Vorzug besitzt, wird geliebt. Dieser Fall der Aushilfe hat eine besondere Bedeutung für den Neurotiker, der durch seine übermäßigen Objektbesetzungen im Ich verarmt und außerstande ist, sein Ichideal zu erfüllen. Er sucht dann von seiner Libidoverschwendung an die Objekte den Rückweg zum Narzißmus, indem er sich ein Sexualideal nach dem narzißtischen Typus wählt, welches die von ihm nicht zu erreichenden Vorzüge besitzt. Dies ist die Heilung durch Liebe, welche er in der Regel der analytischen vorzieht."

Man sollte den ganzen Text *Zur Einführung des Narzißmus* nochmals lesen, um zu sehen, was Freud alles aus seiner Entdeckung ableitet. Hier soll er uns in dem Maße als Vorlage dienen, als er unsere Aussagen erhellt, die wir schon bei der Untersuchung über die hysterische Partnerwahl gemacht haben. Was für eine bessere Möglichkeit könnte es geben, um die narzißtischen Lücken auszufüllen, als die, einen Meister zu wählen? Gleichzeitig kann es die Liebe des anderen, die zur „Demut" führt, nur geben, wenn man auf die Bemeisterung, die Beherrschung des anderen verzichtet.

Diese Form der Liebe, die aus dem anderen nicht mehr ein Eigentum macht, erschüttert die fest im Phantasma verankerte Denkgewohnheit, man könne sich auf die Natur berufen, um so mehr, als der auf solche Weise Unterworfene andere meistens eine Frau ist.

Die hysterische Objektwahl nach dem Typus der narzißtischen Liebe ist

---

* Deutsch im Original. Freud: GW X, 166.

also etwas, was wir schon kennen. Wenige Worte sollen daran erinnern, wie so eine Heilung vonstatten geht.

Das von Freud angeführte Beispiel für eine Heilung durch Liebe ist den psychoanalytischen Kuren, d. h. der Praxis, entnommen. Der Neurotiker hat keinen anderen Heilungsmechanismus im Sinn, als das Objekt, das ihm fehlt, zu entdecken, wiederzufinden. Er wird es folglich in der Person des Psychoanalytikers suchen. Und Freud fügt hinzu: „Diesem Heilungsplan steht natürlich die Liebesunfähigkeit des Kranken infolge seiner ausgedehnten Verdrängungen im Wege. Hat man dieser durch die Behandlung bis zu einem gewissen Grade abgeholfen, so erlebt man häufig den unbeabsichtigten Erfolg, daß der Kranke sich nun der weiteren Behandlung entzieht, um eine Liebeswahl zu treffen und die weitere Herstellung dem Zusammenleben mit der geliebten Person zu überlassen. Man könnte mit diesem Ausgang zufrieden sein, wenn er nicht alle Gefahren der drückenden Abhängigkeit von diesem Nothelfer mit sich brächte."

Die Prägnanz dieser Zeilen faßt wirklich alles zusammen, was über die „therapeutischen" Liebesgeschichten zu sagen ist. Man muß sie therapeutisch nennen, auch wenn niemand dazu geraten hat, und das Subjekt glaubt, ein Liebesobjekt gewählt zu haben, obwohl es in Wahrheit nur eine Prothese gewählt hat.

Wie steht es mit der Häufigkeit dieser Liebesform? Darf man überhaupt von Häufigkeit sprechen, wenn sie doch eher die Regel ist? Denn der ganze Mythos rund um die Liebe: Treue, Einmaligkeit, der chronische Verlauf hat vor aller Ausbeutung durch die Gruppe den Sinn, den Neurotiker zu beruhigen, der den Verlust des einzigen Objekts fürchtet, das ihm zu überleben ermöglicht. In diesen Fällen ist die Liebe buchstäblich Fessel, Gebundenheit. Freud selbst war davon überzeugt, daß es eine andere Liebe gibt, die nicht mehr narzißtische Kompensation, sondern Liebe des anderen ist; seine Texte lassen daran keinen Zweifel.

Die Hysterie – wir haben es immer wieder gesagt – ist ein Kampf für diese andere Liebe, für eine andere Sexualität. Doch zuvor muß die hysterische Botschaft entziffert werden. Anderenfalls ist die hysterische Liebe nur narzißtisch, d. h. eine Prozedur, die dem Neurotiker eine illusionistische Vollständigkeit vorspiegelt, wenn er sein Ergänzungsteil gefunden und erobert hat. Diese Liebe ist ein Phantasma, das sich aber – wie jedes Phantasma – realisieren kann. Da die von der verliebten Hysterikerin angebotene Rolle für den Mann schmeichelhaft ist, akzeptiert er sie häufig. Meistens verkennt er dabei, daß alles ein Spiel ist, und er sich nur für den Meister hält.

Jetzt kann man miterleben, wie die Hysterikerin ihren Meister zur Schau stellt. Sie wählt seine Kleidung, putzt ihn heraus, bringt ihn unter die Leute und sagt ihm, wie er sich zu benehmen hat. Es gelingt ihr manchmal, ihn zur Annahme und Realisierung einer gewissen Meisterschaft zu bringen. Ein amüsanter Film von Jean Renoir „Elena und die Männer" kann als Illustration für diese Einstellung dienen. Eine junge Frau hat es sich zur Aufgabe gemacht, Männern dabei zu helfen, über sich selbst hinauszuwachsen. Wenn ihnen das gelungen ist, verläßt sie sie.

Bei den hysterischen Liebesgeschichten endet das gewöhnlich anders. Die Bindung löst sich nicht. Auch hier findet man die Irreversibilität der erstarrten Neurose wieder. Die beiden Partner sind in den Rollen der vollkommenen, ewigen Liebe festgefahren. Wechselseitig machen sie sich zu Statuen. Ihr ganzes Benehmen wird stereotyp und gleicht der bereits erwähnten abgenutzten Schallplatte, die immer in der gleichen Rille läuft. Diese Paare wirken leicht lächerlich. Die andächtige Bewunderung einer Frau für einen Mann, der sich in nichts von anderen besonders abhebt, hat eine komische Wirkung, die durch die Aufzählung seiner Triumphe und die ungebremste Zustimmung des Gatten nur noch verstärkt wird.

Diese Exhibition des Ehemanns durch die Hysterikerin ist aber nicht nur lächerlich. Insofern sie den narzißtischen Anteil der Liebe widerspiegelt, von dem niemand frei ist, wirkt sie auch beängstigend. Diese therapeutischen Liebesbeziehungen sind erschreckend, weil sie eine Verzerrung der Liebe darstellen. Sie erniedrigen sie und sind deshalb für die menschliche Existenz in höchstem Maße bedrohlich. Wenn die Liebe nichts anderes sein darf als diese Karikatur, kann man sich kaum vorstellen, was an ihre Stelle treten soll. Besser gesagt, man ahnt, eine Drainage der durch sie entfesselten Ströme könnte zur Metamorphose des Menschen in ein soziales Insekt führen. Freud bedauerte, daß einige seiner Analysen durch solche Paarbildungen unterbrochen worden waren, deren therapeutische Funktion er erkannte. Man kann seine Befürchtungen nur teilen. Die einfältige Befriedigung, die manche Therapeuten an den Tag legen, wenn sie ihre Klienten dazu gebracht haben zu heiraten, bezeugt eine mehr als beunruhigende Systemhörigkeit.

Den Arzt übertreffen

Fast unvermeidlich führen die Wege der Hysterikerinnen zur Person des Arztes. Die Mehrzahl der Begegnungsformen haben wir Revue passieren lassen, auch einige der Konsequenzen. Die Hingezogenheit zum Arzt erklärt sich aus der Suche nach Hilfe und Behandlung, aber auch aus dem Interesse für die Person des Arztes, der oft die Inkarnation des hysterischen Ideals darstellt. Aber es gibt noch ein anderes Motiv, das bisher nicht ausreichend gewürdigt wurde: die Hingezogenheit zur Medizin. Wir werden uns weiter unten noch etwas mehr mit der Berufswahl, die als Berufung empfunden wird, beschäftigen.

Vorher wollen wir uns noch mit einer Verlaufsform der Hysterie befassen, die, obwohl nicht die häufigste, nichtsdestoweniger sehr typisch ist. Sie hat Tradition und betrifft die historischen Hysterischen. Freud hat als erster so einen Fall gründlich studiert, obwohl es sich um eine Patientin von Breuer handelte, Anna O. Priorität aber hat eigentlich ihre „ältere Schwester", Mary Baker, die in sich alles vereint, was man über die Hysterie sagen kann, und ein Beispiel dafür ist, was man vielleicht eine gelungene Hysterie nennen könnte.

Wir wollen also etwas detaillierter auf diese beiden Frauenbiographien eingehen. Der sich daraus ergebende Kommentar ist keinesfalls erschöpfend, denn in diesen bewegten Biographien liegen für jeden Interessierten immer wieder neue Entdeckungen bereit. Zugleich eröffnen sie Reflexionswege, die noch lange nicht ganz ausgeforscht sind. Seit den Anfängen war die Hysterie in der Psychoanalyse präsent. Wenn sich auch den Psychoanalytikern und Psychiatern heute neue und brennende Probleme stellen, so ist sie doch immer noch ein fruchtbarer Boden für die Forschung. Janet war der erste, der mit seinen *Médications psychologiques* Reflexionen über Mary Baker anstellte.

Mary Baker

Mary wird 1821 als letztes Kind einer armen, wenig gebildeten, aber sehr religiösen Bauernfamilie geboren. Der Vater wird als energischer, schroffer, dominierender und engstirniger Mann beschrieben. Man muß bei der Gelegenheit hervorheben, daß uns der Biograph – wie Freud im Falle Doras – über die Mutter des Mädchens nur wenige Hinweise gibt. Von Mary dagegen weiß man, daß sie schön, anmutig, schlechte Schülerin, launenhaft, vor allem aber verführerisch und streitsüchtig war.

Von Kindheit an ist Mary krank, sie leidet besonders an häufigen Krampfanfällen, Fallsucht, unkoordinierter Getriebenheit, allgemeiner Verkrampfung und Ohnmachtszuständen. Der Hausarzt läßt sich dennoch davon nicht sonderlich beeindrucken, da er die Symptome der Hysterie sofort erkannt hat, und beruhigt die Eltern.

Mit 22 Jahren heiratet Mary den Freund eines ihrer Brüder. Dieser Ehemann stirbt sehr bald an Gelbfieber und hinterläßt seine Frau mit einem Kind im Elend. Als der Vater nach dem Tode von Marys Mutter wieder heiratet, sucht sie bei einer ihrer Schwestern Zuflucht.

Die hysterischen Symptome werden noch heftiger: es kommt zu großen Anfällen, Dämmerzuständen, Schlafwandeln und Zuständen von krankhaftem Reisedrang. Darüber hinaus leidet sie auch an Gangstörungen. Um sich fortbewegen zu können, läßt sich Mary eine Art große Wiege konstruieren, in der man sie transportiert. Trotzdem hat sie zahlreiche anhängliche Verehrer, unter denen sie auch ihren zweiten Ehemann wählt. Es handelt sich um einen der damals umherziehenden Wunderdoktoren.

Aber die Sache geht schief, Marys Charakter bessert sich nicht, und sie läßt sich scheiden. Danach irrt sie mehrere Jahre lang von einem Beschützer zum anderen, ohne daß sich jedoch ihre Symptome bessern. Ganz im Gegenteil, es kommen Verdauungsstörungen und danach noch eine richtige Paraplegie hinzu. Ihr Zustand hat sich so verschlechtert, daß einige Ärzte nicht mehr an eine Hysterie glauben und statt dessen von einer unheilbaren Rückenmarkserkrankung sprechen.

Sie ist bettlägerig und gegen jegliche Behandlung resistent, als sie 1861 mit 40 Jahren dem Mann begegnet, der ihr Leben wenden, und sie zu sich selbst kommen lassen wird. Dieser Mann namens Phineas Pankhurst Quimby ist ebenfalls ein Wunderheiler mit bewegter Vergangenheit, der ohne seine Frau längst in Vergessenheit geraten wäre. Natürlich begegnet ihm Mary als Patientin. Vom ersten Moment an sind die beiden ineinander vernarrt. Mary erhält eine kostenlose Behandlung und Quimby, schon vorher für spektakuläre Heilerfolge bekannt, entdeckt in seiner zukünftigen Frau eine große Neurotikerin und ein prächtiges Studienobjekt.

Es ist die Liebe auf den ersten Blick. Trotz ihrer Leiden hat Mary ihren ganzen Charme behalten, wie das bei den Hysterikerinnen häufig der Fall ist. Außerdem erweckt sie das leidenschaftliche Interesse einer Person, die nur allzu bereitwillig den Platz des Meisters einnimmt. Sie heiratet ihn. Als Gegenleistung für eine Stellung als Sekretärin an seiner Seite macht Mary ihrem Quimby ein Geschenk: sie läßt sich von ihm von ihrer Paraplegie heilen.

Einige Jahre lang hat es den Anschein, als ob die Eheleute die vollkommene Liebe realisiert hätten, aber es ist zu schön, um von Dauer zu sein. 1866 stirbt Quimby an einem Bauchtumor. Mary, voller Energie, läßt sich nicht kleinkriegen; von nun an hat ihr Leben einen Sinn: es geht ihr darum, die Theorien ihres Herrn und Meisters allgemein bekannt zu machen und in die Praxis umzusetzen.

Sie hält eine Art medizinischen Unterricht für junge Männer ab, die gegen Barzahlung ihre Mitarbeiter werden. Die Zusammenarbeit dauert allerdings im allgemeinen nicht lange, da sich Marys Charakter immer noch nicht gebessert hat. Doch allmählich wird die Witwe Quimby berühmt und 1875 erscheint die erste Auflage ihres Buches *Science and Health*. In Wahrheit handelt es sich um Quimbys Aufzeichnungen, die aber von Mary so sehr umgearbeitet worden sind, daß sie im Buch den Namen des eigentlichen Autors vernachlässigen kann.

Im Jahre 1877 heiratet sie zum vierten Mal, diesmal ihren damaligen Mitarbeiter, einen gewissen H. Spofford. Diese neue Liebe ist recht ungestüm, weil Mary gegen ihren Gatten einen Prozeß wegen Hexerei anstrengt und sogar einen Versuch unternimmt, ihn durch einen gedungenen Mörder umzubringen. Als alle diese Manöver scheitern, kommt Mary die Vorsehung zu Hilfe. Mit 61 wird sie nochmals Witwe und all ihre Energie steht ihr wieder für die endgültige Ausarbeitung der *Christian Science* zur Verfügung. Sie läßt sich in Boston nieder und veröffentlicht dort neue Bücher.

Trotz kleinerer Zwischenfälle, wie z. B. eines Prozesses wegen illegaler Ausübung der Medizin und einem Rehabilitationsversuch ihres zweiten Ehemannes, wird sie immer berühmter und angesehener. In Chicago kann sie 1888 ihre Getreuen um sich versammeln. Tausende von Menschen drängen sich dort, um sie berühren zu dürfen; viele Kranke werden bei ihrem Anblick gesund. In allen Teilen der USA entstehen Kirchen. Anläßlich der Eröffnung oder besser gesagt der Weihe der Mutterkirche, der *„mother church of Boston"* findet dann die Vergöttlichung statt. Im Herzen dieses Heiligtums aus Marmor und Granit befindet sich ein mit unvorstellbarem Luxus eingerichteter Mutterraum, ein *„mother room"*. Die Mutter Mary kann sich also in ihre Gemächer zurückziehen. Sie stirbt 1910 im Alter von 91 Jahren. Für ihre Anhänger stirbt sie natürlich nicht, sie hat nur das Fleischliche hinter sich gelassen: *„passed out of the flesh"*.

Zu diesem Zeitpunkt gibt es 688 über das gesamte Territorium der USA verstreute Kirchen der Christian Science. Zehntausende von Anhängern in Amerika, aber auch in Europa, Kanada, Indien, China, Afrika, Australien, vor allem aber in England, bekennen sich zu den Ideen Marys. Darunter auch die folgende: „Die Vorstellung der Frauen über Gott ist wesentlich erhabener als die der Männer."

Das Buch *Science and Health* ist ein Dokument, das es wert wäre, eingehender studiert zu werden. Besonders die angelsächsischen Linguisten haben darauf hingewiesen, daß das immer wieder vorkommende Wort Mutter eigentlich wie „Gott" verstanden werden muß. Das Buch selbst besteht aus drei Teilen: einem philosophischen, einem theologischen, dem Schlüssel zum Verständnis des Buches, und einem Werbeteil, in dem die aufsehenerregendsten Heilungen gesammelt sind.

Marys Philosophie hält sich an vier Grundsätze: „Gott ist Alles-in-Allem", „Gott ist gut, das Gute ist Geist", „Gottes Geist ist überall, nichts ist Materie", und schließlich noch: „Das Leben, der allmächtige Gott und das Gute widerlegen den Tod, das Böse, die Sünde und die Krankheit." Diese

Grundsätze bestimmen die therapeutische Doktrin der Christian Science. Die Herrschaft des Geistes über die Materie ist das Fundament, wobei letztlich sogar die Existenz der Materie bestritten wird. Offenkundig soll also der Geist über die Leiden der Materie, über die Krankheit, siegen können. Einige von Mary Bakers Formulierungen zeugen durchaus von Kühnheit; sie sind ein phantastischer Prolog für Theorien, die man später psychosomatisch nennen wird.

Wir haben diese Elemente von Mary Bakers Biographie der Promotionsarbeit von H. Brunner* entnommen, die sich mit dem Altern der Hysterikerin befaßt hat. Der Autor weist darauf hin, daß Mary Baker etwa um die Zeit ihrer vierten Heirat den größten Teil ihrer Zeit damit verbrachte, ihre Schüler gerichtlich zu verfolgen. Sie reklamierte verspätete Zahlungen, warf ihnen vor, ihre Geheimnisse auszuplaudern, und bezichtigte sie des „böswilligen Magnetismus". Gleiches warf sie auch ihrem vierten Mann vor. Letztendlich kann man sich die Frage stellen, ob nicht ein Beeinträchtigungswahn vorgelegen hat.

Nach einer kurzen Begegnung mit dem Meister setzte sich Mary an seine Stelle. Insofern ist der Fall beispielhaft, denn diese Wende kommt bei Hysterischen viel öfter vor, als man meint.

Die Christian Science brachte vielen Kranken Heilung. Richtiger wäre es zu sagen: vielen Neurotikern. Eine spezifische Prägung aber erhielt Mary Bakers Leben durch die Charakterstörungen, deren Opfer ihre Mitarbeiter und Ehegatten wurden.

Auch eine andere Hysterikerin, Anna O., weihte ihr Leben der Aufgabe, ins Elend geratene Personen, besonders moralisch gefährdete Kinder und Mädchen zu beschützen. Zuvor hatte sie Freud in seinen Studien über Hysterie als Beispiel gedient. Ihr erster Lebensabschnitt ist relativ gut bekannt, ihr zweiter dagegen kaum.

Von Anna O. zu Bertha Pappenheim

Anna O. wurde am 27. Februar 1859 in Wien als drittes Kind geboren, zwei Töchter hatten die Eltern schon. Sehr bald folgte ein viertes Kind, das endlich ein Junge wurde. Obwohl Anna aus einem Hause mit jüdischer Tradition kam, besuchte sie eine katholische Schule. Der Vater stammte aus dem Ghetto von Preßburg. Der Vater dieses Vaters, also Annas Großvater, hatte ein bedeutendes Vermögen geerbt, das er für die Förderung strenger religiöser

---

* *Über das Altern der Hysterikerin.* Promotion in Straßburg, 1973.

Traditionen zur Verfügung gestellt hatte. Annas Mutter stammte aus Frankfurt am Main. Über die Kindheit und Jugend von Anna O. weiß man praktisch nichts, außer daß sie erzogen wurde, wie es für Mädchen aus gutem Hause damals üblich war. Sie lernte Stickerei und Spitzenklöpplerei. Trotzdem gab es auch gewisse moderne Erziehungseinflüsse, durfte sie doch mit ihren Vettern zum Reiten gehen.

Breuer schildert Annas Charakter; es ist allerdings fraglich, ob er dabei sehr objektiv war. Er beschreibt seine Klientin als gütig und mitleidend, ihre ganze Fürsorge habe sie den Armen und Kranken geschenkt. In der Familie waren einige Psychosen vorgekommen; die Eltern werden als „nervös gesund" charakterisiert. Anna selbst litt an plötzlichen Stimmungsschwankungen, und Breuer betont, daß das sexuelle Element bei ihr erstaunlich unentwickelt war. Dagegen widmete sie sich eifrig ihren Wachträumen, die sie ihr „Privattheater" nannte.

Im Juli 1880 erkrankte Annas Vater, wahrscheinlich an einem Lungenabszeß. Anna pflegte ihn mit Hingabe, doch hörte sie gleichzeitig auf, Nahrung zu sich zu nehmen. Sie magerte so sehr ab, daß man es für notwendig hielt, ihr die Pflege ihres Vaters zu verbieten. Das Symptom, das dieses Verbot, gleichzeitig aber auch die erste Inanspruchnahme Breuers nach sich zog, waren Hustenanfälle. Breuer diagnostizierte einen nervösen Husten, den wir heutzutage sofort als hysterisches Konversionssymptom bezeichnen würden. Dieser Husten war nicht ohne Bezug zu der Lungenkrankheit des Vaters.

Von nun an entwickelte sich eine außerordentlich vielfältige hysterische Symptomatik, wobei vor allem die Augen betroffen waren. Es kam zu einem Strabismus convergens und Doppelbildern. Auch bestanden eine Lähmung des Halses, Kopfschmerzen, eine Anästhesie des rechten Armes sowie eine Kontraktur der rechten Körperhälfte. Alle Symptome erstreckten sich zum Schluß auf den gesamten Körper.

Außer anderen Konversionssymptomen hebt Breuer auch noch Sprachstörungen, eine hysterische Stummheit und vor allem ein vollständiges Vergessen der Muttersprache hervor. Schließlich existierten noch psychische Störungen, von denen man zu häufig vergißt, daß sie zur Hysterie gehören können, z. B. angstbesetzte Halluzinationen, in denen sie Schlangen sah. All das wurde noch durch zerstörerische Reizbarkeit gewürzt, es traten Tobsuchtsanfälle auf, in denen die Kranke Kleidungsstücke zerriß und Gegenstände zerbrach. In ihren klaren Momenten hatte Anna zu ihren Symptomen, besonders auch zu den Halluzinationen kritischen Abstand.

Am 5. April 1881 stirbt Annas Vater. Nach zwei Tagen tiefer Niedergeschlagenheit treten erneut Sehstörungen auf, verbunden mit einer Einengung des Gesichtsfeldes, Personenverkennungen und Negativ-Halluzinationen (die

Kranke sieht bestimmte Personen nicht, die sich vor ihr befinden). Darüber hinaus kommt es zu einer beträchtlichen Verstärkung der anorektischen Verhaltensweisen. Breuer sieht jetzt seine Kranke mehrmals am Tag! Er füttert sie eigenhändig, Anna nimmt auch nur noch von ihm Nahrung an. Zu diesem Zeitpunkt „erfindet" Breuer das, was Anna *„talking cure"* nennt. Nachdem er seine Patientin in Hypnose versetzt hat, läßt er sie von ihren Zuständen der Bewußtseinstrübung sprechen, und sie erzählt ihre Phantasien. Im Juni 1881 bringt man Anna wegen Selbstmordimpulsen aufs Land. Breuer sieht sie weiterhin mehrmals in der Woche.

Das weitere wird hauptsächlich von Jones* berichtet. Breuer läßt eine Beziehung entstehen, in deren Verlauf er die sogenannte kathartische Methode erfindet. In einem Zustand spontaner oder hervorgerufener Hypnose erzählt die Kranke vom Beginn ihrer Symptome und ist danach schlagartig davon befreit.

Daß Anna ihr Symptom Breuer jedes Mal schenkte, scheint von ihm nicht bemerkt worden zu sein. Es bedurfte des weiblichen Scharfblicks von Frau Breuer, um den offensichtlichen Sinn des Bandes zwischen Anna und Breuer aufzudecken. Konfrontiert mit der Eifersuchtsreaktion seiner Frau kündigt Breuer Anna das Ende der therapeutischen Beziehung an. Er wird aber nach der letzten Sitzung nachts noch einmal gerufen, um ihr bei etwas zu helfen, was er selbst eine hysterische Geburt nennt. Angesichts dieser Enthüllung von etwas, was er bis dahin in keiner Weise wahrgenommen hatte, flieht Breuer nach Venedig, um eine zweite Hochzeitsreise anzutreten. Auf dieser Reise zeugt er ein kleines Fräulein Breuer, das, wie Jones schreibt, 60 Jahre später Selbstmord begehen sollte, um sich der Deportierung durch die Nazis zu entziehen.

Das Ende der Behandlung findet im Juni 1882 statt. Jones spielt auf Briefe Freuds an seine Verlobte Martha an. Martha, so Jones, habe sich sofort mit Breuers Frau identifiziert und der Hoffnung Ausdruck gegeben, es möge ihr und ihrem Mann nie etwas ähnliches passieren. In seiner Antwort hält Freud ihr Eitelkeit vor: wie sie sich nur einbilden könne, andere Frauen würden sich in *ihren* Mann verlieben. Leider sind die von Jones genannten Briefe nicht veröffentlicht.

Nach dem Behandlungsabbruch erklärt Breuer Anna für geheilt. Das ist nicht ganz richtig, denn sie wird 1883 noch ins Sanatorium von Groß-Enzersdorff stationär eingewiesen. Im Verlauf dieses Krankenhausaufenthaltes soll sie den Arzt verführt haben; von ihrer als sehr autoritär beschriebenen

---

* E. Jones: *Das Leben und Werk Sigmund Freunds. Band I.* Hans Huber Verlag, Bern.

Mutter sei sie aber wieder abgeholt worden. Man weiß nicht genau, wie lange der Krankenhausaufenthalt in Groß-Enzersdorff gedauert hat, sicher ist aber, daß ab 1887 eine Besserung eintrat, die sich etwa um 1890 konsolidierte, dem Zeitpunkt, als Anna O. nach Frankfurt am Main übersiedelte und ins mütterliche Milieu zurückkehrte.

Genaugenommen hört Annas Krankengeschichte hier auf. Ihr folgt die Biographie von Bertha Pappenheim, die jetzt ins öffentliche Leben eintritt. Bertha Pappenheim, „Helfer der Menschheit".* Mit diesem Beinamen versehen, ist sie 1954 auf einer Briefmarke der Bundesrepublik Deutschland zu sehen. Es handelt sich um einen den Philanthropen gewidmeten Satz, der außer ihr noch Käthe Kollwitz, Werthmann und Oberlin abbildet. Es gibt nur wenige Quellen, die für die weitere Biographie Anhaltspunkte geben können. Zwar hat Bertha selbst viel geschrieben, doch ist durch den Zweiten Weltkrieg praktisch alles verlorengegangen.

Gleich nach ihrer Ankunft in Frankfurt engagiert sie sich im sozialen Bereich, besonders in der Fürsorge. 1895 übernimmt sie die Leitung eines Waisenhauses. 1902 gründet sie eine Frauenvereinigung zum Schutz ins Elend geratener Mädchen. 1905 verliert sie ihre Mutter. 1907 gründet sie das Heim Neu-Isenburg in der Nähe von Frankfurt am Main: es handelt sich um ein Heim für sozial oder moralisch gefährdete Mädchen und ledige Mütter. Sie residiert bis zu ihrem Tod im Jahre 1936 in diesem Heim.

Es wird ihr Hauptquartier, von wo aus sie viele Reisen, besonders nach Osteuropa und in den Mittleren Orient, unternimmt. In diesem Heim bereitet sie ihre Interventionen für viele Kongresse vor, auf denen sie wegen ihres kriegerischen und bissigen Charakters bekannt ist. Ihr Lieblingsthema ist der Kampf gegen den Mädchenhandel. In den noch erhaltenen Briefen von Bertha findet man Hinweise dafür, daß sie an allen möglichen Beschwerden, meist irgendwelchen Schmerzen, litt, die sie aber nicht davon abhielten, bis zu ihrem 77. Lebensjahr ein aktives Leben zu führen. Es scheint, als wären keine eigentlichen längerdauernden neurotischen Symptome mehr aufgetreten.

Ein besonders auffallendes Element ist die Hingabe. Bertha ergreift Partei für die Schwachen und Unterdrückten. Sie ist Ritter, Gerichtsherr und Weltverbesserer. Absichtlich verwende ich für diese Begriffe die männliche Form, denn es gibt bei ihr ganz sicher eine Rivalität mit dem Mann, die sich auch anderweitig manifestiert. Was sie bekämpft, ist die Ausbeutung der Frau durch den Mann.

Drei Themen bestimmen vor allem ihren Kampf.

---

* Deutsch im Original.

Erstens geht es um den Kampf gegen den Mädchenhandel und um die Rehabilitation lediger Mütter. Es gibt reale Fakten zur Rechtfertigung dieses Kampfes. Vielen Juden in den osteuropäischen Ländern hatte man die Ausweispapiere abgenommen. Wohltätigkeitsorganisationen boten diesen Juden, besonders aber jüdischen Mädchen, falsche Papiere an. Manche dieser Organisationen mündeten tatsächlich in die Netze des Mädchenhandels, der auf diese Weise besonders die Bordelle Südamerikas füllte. Auf vielen Kongressen schreitet Bertha dagegen ein, erreicht aber wegen ihrer Aggressivität oft genau das Gegenteil dessen, was sie wollte. Am Schluß einer dieser Tagungen sagt sie, einzig die Mädchenhändler seien zu ihrer Genugtuung gekommen.

Ein zweites Kampfthema ist die Forderung nach Bildung und Emanzipation der Frau im allgemeinen und der jüdischen Frau im besonderen. Frauen seien doch nichts als Arbeitstiere für die Männer.

Das dritte Kampfthema schließlich betrifft einen spezifisch jüdischen Brauch. Im Hebräischen gibt es dafür den Ausdruck *Agouna*. Die *Agouna* ist eine Frau, deren Mann verschwunden ist, ohne daß es dafür Zeugen gibt, oder eine, die ohne Scheidungsverfahren verstoßen wurde. Nach dem jüdischen Gesetz darf sich diese Frau nicht wieder verheiraten.

Durch diese ritterliche Einstellung wird Bertha zum Ritter oder genauer gesagt zur „Mutter" ihrer Mädchen. Eine weitere Konsequenz dieser Haltung ist ein suffragettenhaftes Benehmen. All das hat fraglos einen Hauch von Modernität.

Unter diesen Umständen ist es auch verständlich, daß eines von Berthas Opfern der Neurologe P. J. Möbius ist, nicht der des Möbiusbandes, sondern der Arzt, der das Pech hatte, einen Text mit dem Titel: *Über den physiologischen Schwachsinn des Weibes** zu schreiben! Klar, daß er in den Augen Berthas keine Gnade fand.

Auch sie beruft sich auf die Bibel und meint: „Die ungerechte Stellung, die die Bibel der Frau zuweist, deutet darauf hin, daß sie von einem zwar genialen, aber männlichen Wesen abgefaßt wurde."

Mit dem Alter verlor Berthas Charakter etwas an Schärfe. Trotzdem beging sie folgenschwere Irrtümer. Als der Nationalsozialismus in Deutschland um sich griff, wollte sie die Gefahr nicht erkennen. Sie vertraute weiter der deutschen Kultur. So kam es, daß sie sich der Evakuierung ihrer Kinderheime widersetzte, und eine beträchtliche Zahl der Kinder als Opfer des Hitlerregimes umkamen.

---

* Deutsch im Original.

Man sollte interessehalber auch auf Berthas Einstellung zur Psychoanalyse hinweisen. Sie schrieb: „Die Psychoanalyse ist in den Händen der Ärzte das, was die Beichte in den Händen eines katholischen Priesters ist. Ob sie ein gutes Instrument oder ein zweischneidiges Schwert ist, hängt davon ab, wer sie gebraucht und wie sie gebraucht wird." Bertha wehrte sich auch immer dagegen, eine ihrer „Töchter" psychoanalytisch behandeln zu lassen.

Es gibt noch andere berühmte Hysterikerinnen, die zunächst nur wegen ihrer hysterischen Symptomatologie bekannt waren und danach als im Sozialbereich aktive Frauen erneut in Erscheinung traten. Sicher sind es viel mehr, als man meint.

Sei es nun Mary Baker, Anna O. oder eine von den anderen (besonders Janet hat sie beschrieben), an der Wurzel aller dieser „Berufungen" trifft man immer auf dasselbe Phantasma, das einer allumfassenden Liebe. Zwar zeigen so detaillierte Biographien wie die von Anna O. recht deutlich, daß diese universale Liebe in einem bestimmten Moment nicht auf das Universum sondern auf eine ganz bestimmte Person gerichtet war, die in ihrer Eigenschaft als Meister gewählt wurde, wie das bei der Hysterie zu sein pflegt. Doch dieser Meister wird schwach; im Falle Breuers ist das besonders grotesk.

Dieser Meister – er war immer entweder Arzt oder Therapeut – wird für seine hysterischen Klienten zum Identifikationsobjekt. Wenn er versagt, bieten sich für sie zwei Lösungswege an: entweder sie glauben, die Schwäche des Meisters sei eine Prüfung des Schicksals; sogleich heften sie sich an die Fersen anderer Ärzte, um von ihnen die Wahrheit zu erfahren, die sie in deren Besitz wähnen. So entsteht die erstarrte, abgelaufene Neurose. Oder aber sie kommen dazu, selbst den Meister zu verkörpern. Sie ersetzen dann der Menschheit, was er selbst hätte sein sollen, wenn sie merken, daß er ihren Erwartungen nicht entspricht. Die Hysterikerin kann so zu einem „Helfer der Menschheit" werden, wie die Deutsche Bundespost solche Personen getauft hat.

In diesen Fällen möchte man manchmal von gelungenen Hysterien sprechen. In Wahrheit handelt es sich um eine andere Spielart der abgelaufenen Neurose, die für die Hysterikerin selbst vielleicht nicht mehr bedrohlich ist. Sowohl ihre sozialen Anpassungsmöglichkeiten als auch ihre Aktivität werden durch diese Form kaum beeinträchtigt. Trotzdem wird der Hysterikerin dadurch eine erstarrte, stereotype Rolle aufgezwungen, der sie nicht mehr entrinnen kann. Sicher existiert auch eine Art Kreativität, hat doch die Hysterikerin die ideale Repräsentation der Funktion des Meisters realisiert. In dieser Funktion kann sie sogar Außerordentliches leisten.

Aber die Freiheit, etwas anderes, eine andere Lebensform hervorzubringen, ist verlorengegangen. Sie muß diejenigen lieben, zu deren Verteidigung sie sich entschlossen hat. Dieses Engagement hat manchmal eine gewisse Kritiklosigkeit und Kurzsichtigkeit zur Folge. Mary Baker beispielsweise hatte bis an ihr Lebensende einen Charakter, der eigentlich nicht mehr hysterisch war, sondern einer erstarrten hysterischen Form entsprach. Alles in ihm war auf den Kampf hin ausgerichtet, sich, das eigene Bild, durchzusetzen. Auch bei Bertha Pappenheim konnte man das feststellen; trotz einer gewiß vorhandenen Hingabe, durch die sie auch manches erreichte, ließ sie sich zu kritiklosen Einstellungen verleiten, deren Folgen für einige ihrer Schützlinge verhängnisvoll waren.

Allgemeine Schlußfolgerungen

Wie oft kommt so etwas vor, wenn man einmal von den wenigen Fällen absieht, die allgemeine Berühmtheit erlangt haben? Sicherlich sind die Mary Bakers und Anna Os keine Ausnahmefälle. Im Gegenteil, diese Verlaufsform ist einer der potentiellen Entwicklungswege der Hysterie. Man kann sich denken, wie häufig die Hysterie enttäuschende Begegnungen erlebt; manchmal wiederholen sie sich für dieselbe Person immer wieder. Entrinnt sie der Iatrogenesis, so verkörpert sie schließlich selbst das Ideal, dem sie vergeblich nachgejagt hat.

Der dreimalige Witwenstand von Mary Baker wird jeden bestimmt stutzig machen. Ich werde mich hüten, eine Kausalbeziehung für das vorzeitige Ableben der Männer von Hysterikerinnen zu konstruieren. Doch so, wie es Frauen gibt, die sich während der Schwangerschaft am wohlsten fühlen, gibt es andere, die geradezu berufen sind, Witwe zu sein. Diese Frauen machen einen richtigen Kult um ihren zu früh verblichenen Ehemann, auch wenn der Haussegen zu dessen Lebzeiten eher schief hing. Sie ersetzen ihn in allen Funktionen – man muß sogar sagen: besser, als er selbst es je hätte tun können. Eben diese Situation war auch bei unserer allerersten Krankengeschichte in der Reihe der unheilvollen Begegnungen eingetreten: Jeannes Mutter war nach dem vorzeitigen Ableben ihres Mannes erfolgreiche Geschäftsfrau geworden.

Wahrscheinlich verstärken solche Situationen die Bindung zwischen Mutter und Tochter, auf deren Bedeutung wir schon hingewiesen haben. Deswegen muß man aber nicht gleich alle Frauen für hysterisch halten, die das Pech hatten, ihren Mann zu früh zu verlieren! Doch ereignet sich so etwas bei einer Hysterikerin – und bekanntlich ist diese Persönlichkeitsstruktur sehr häufig – so ergibt sich daraus eine Lösungsmöglichkeit, durch die sich die Hysterikerin sowohl von einer Reihe von durch die Gesellschaft auferlegten Pflichten als auch von Symptomen und den damit verbundenen medizinischen Konsultationen losreißen kann. Sie schafft sich nun eine neue Lebensform. Allerdings eine neurotische, durch die sie eingeschlossen wird, denn das Verschwinden der Symptome ist keine Heilung; jedenfalls nicht in dem Sinn, wie wir diesen Begriff aufzufassen gelernt haben.

Die Hysterikerin, die sich umständehalber nicht mehr auf einen Ehemann oder Beschützer beziehen kann, sondern allein für sich die Verantwortung übernehmen muß, spielt dann eine Rolle, der sie sich nicht mehr entziehen kann. Gemessen an den gesellschaftlichen Erfolgskriterien wird sie sie auch sehr gut spielen. Doch es verschwindet die Distanz zwischen dieser Rolle, d. h. der Inkarnation des Phantasmas, und dem Subjekt des Unbewußten, das hätte befreit werden können. Ob es sich um die Rolle der chronisch Kranken oder die Rolle der Erfolgsfrau handelt, die Inkarnation bleibt die gleiche. Deshalb kann man auch bei diesen Konstellationen von einer erstarrten Neurose sprechen.

Das Phantasma, das man in solchen Fällen häufig antrifft, hatten wir schon bei unseren berühmten Hysterikerinnen hervorgehoben: die Hingabe an eine Sache. Menschen heilen, Frauen vor den Übergriffen der Männer schützen, Kinder retten, ein Erbe hüten oder den verstorbenen Gatten glorifizieren, alle diese Vorsätze laufen darauf hinaus, dem eigenen Leben einen Sinn zu verleihen.

Ist das nicht legitim? Gerade da muß man unseren Mythologien gegenüber mißtrauisch sein. In der Tat stellen diese es als Selbstverständlichkeit hin, daß man in seinem Leben einen Sinn finden muß, und daß dieser Sinn darin besteht, etwas – und sei es auch nur etwas Selbsterdachtes – zu verteidigen und zu idealisieren. Die Suche nach einem Lebenssinn impliziert aber immer – und hier müssen wir uns auf das beziehen, was wir beim Studium der neurotischen Depression erläutert haben – daß das Alltägliche, das Aktuelle, das Heute gerechtfertigt werden muß. In einer Sinnsuche, die die Zukunft in Anspruch nimmt, aus dieser aber eine Hypothek der Vergangenheit macht, kommt, wie wir gesehen haben, die Suche nach einem Versprechen zum Ausdruck. „Die rosige Zukunft", „morgen wird alles besser sein", aus solchen Einstellungen läßt sich jener Grundton des Selbstmitleids heraushören, das man Depression nennt: die immer wieder neu entstehende Enttäuschung, daß das Heute die Phantasmen nicht befriedigt.

Daß jeder seinem Leben einen Sinn gibt, ist seine Sache. Mit dieser Suche möchte man immer der darin verborgenen Überzeugung ausweichen, daß die Gegenwart nicht der phantasmatischen Erwartung entspricht. Unter dem Vorwand, einen Sinn zu schaffen oder besser gesagt, einen Sinn im eigenen Leben zu finden, begnügt man sich daher auch meistens damit, diesem Leben eine Bedeutung zu verleihen. Politiker oder Wissenschaftler, Chef eines

Unternehmens oder Familienoberhaupt: eine Vielzahl von Möglichkeiten, deren Ernsthaftigkeit man heutzutage nicht bestreiten darf. Man sucht also in der Regel Zuflucht bei der Anerkennung durch die Umwelt, wenn man den Sinn seines Lebens sucht. Da man ihn kaum aus sich heraus finden kann, entsteht er meistens aus einem Bezug auf die etablierten, gesicherten Werte.

Melden sich aber eben hinsichtlich dieser Bezugnahme die ersten Zweifel, so gerät man plötzlich in die sogenannte depressive Situation. Ein Beispiel dafür ist die Managerkrankheit, die Krankheit der Geschäftsleute, die den Höhepunkt ihrer Macht erreicht haben und über keinen vor ihnen liegenden Bezugspunkt mehr verfügen. Umgekehrt gilt auch: solange dieser Lebenssinn den Hauptantrieb und die sicherste Rechtfertigung für das Weiterleben darstellt, funktioniert er ganz genauso wie das materialisierte Ideal der Hysterikerin. Er schließt das Subjekt in einem Leben ein, das nur noch der Realisierung, der Erfüllung dieses Sinnes geweiht ist. So ist die Welt voll von Leuten, die von der Notwendigkeit überzeugt sind, ihre Bedeutung rechtfertigen zu müssen und ihr Leben in Ernsthaftigkeit und Langeweile, ohne Humor und Liebe verbringen. Ängstlich vermeiden sie jede Konfrontation mit der für sie unerträglichen Wahrheit, daß, wenn es überhaupt einen Lebenssinn gibt, sie diesen selbst hervorbringen müßten, und daß er, um nicht Flucht nach vorn zu sein, vor allem der Gegenwart zu dienen hätte.

Man sollte sich eigentlich ausführlicher mit diesen allgemeinen Problemen befassen, sie sind jedoch nicht spezifisch für die Hysterie. Eben um die Fragen rund um die Hysterie geht es uns aber.

Erinnern wir uns nochmals daran, daß der unbewußte, in der Regel in den Symptomen verborgene Kampf der Hysterikerin ein Kampf für eine andere Sexualität, für eine andere Form der Liebe, für die Liebe des anderen ist. Es gibt nun viele Situationen und Berufe, in denen – einmal mehr, einmal weniger – diese Liebe des anderen zustandekommt; der andere ist darin durch eine Vorstellung vertreten.

Jeder kennt den Reiz, den die medizinischen oder paramedizinischen Berufe auf die Hysterikerin ausüben. Wie oft bekommt man in der Sprechstunde von Hysterikern den Satz zu hören: „Herr Doktor, Sie haben den schönsten aller Berufe. Medizin wollte ich immer studieren."

Das soll nicht heißen, daß es in der Medizin mehr Hysterische gibt als in anderen Berufen. Anders ist es bei den paramedizinischen Berufen. Sie sind etwas leichter zugänglich, haben durch gewisse literarische Darstellungen eine besondere Note erhalten und eignen sich ausgezeichnet, um die Phantasmen der Hingabe zu stützen. Viele Hysterikerinnen wählen deshalb den Beruf der Krankenschwester. Natürlich können sie diese anfängliche Berufung später auch wieder aufgeben, wenn sie merken, daß die Realität nicht ihren Wunschträumen entspricht. Solange sich aber alles noch im Planungsstadium befindet, sind Berufe wie Krankenschwester, Sozialarbeiterin oder ähnliche Tätigkeiten von Hysterikerinnen sehr begehrt.

Sicherlich bieten diese Berufe der Hysterikerin im allgemeinen einen befriedigenderen Ausweg als den der erstarrten Neurose. Sind es doch tatsächlich Berufe, die vielerlei Begegnungsmöglichkeiten mit sich bringen, und manchmal jene Ereignisse, jene Umstände herbeiführen können, die wie eine psychoanalytische Deutung wirken und dem Subjekt eine unerwartete Entdeckung bei sich ermöglichen, durch die es über einen Teil seines Unbewußten verfügen kann. Oft gibt das auch den letzten Anstoß, der genügt, um auf die Notwendigkeit verzichten zu können, sich durch Symptome auszudrücken.

In Wahrheit ist das der entscheidende Punkt. Es geht nicht darum festzustellen, welche Berufe die Domäne der Hysterikerinnen sind. Das wäre falsch. Es geht darum hervorzuheben, daß gewisse Tätigkeiten, manche Berufswahlen und Begegnungen auf die Hysterikerin eine therapeutische Wirkung haben. Eine Neurose heilt nicht ohne die Vermittlung eines anderen. Dieser andere aber muß durchaus kein Arzt sein. Die Annahme, einzig die Medizin sei in der Lage, Neurosen zu heilen, ist grotesk. Um das zu konstatieren, genügt schon ein Blick darauf, was die Medizin Jahrtausende lang aus ihren Neurosen gemacht hat. Die eine Neurose verursachenden Bedingungen sind oft ganz banal. Ein sehr hoher Prozentsatz der Bevölkerung hat folglich am Beginn einer Krankheit hysterische Symptome. Die Ärzte nehmen sich nur eines kleinen Teils davon an. Ein noch geringerer Anteil wird auf diesem Weg gesund.

Was geschieht mit all den anderen? Eine beträchtliche Anzahl erstarrt in der Art und Weise, wie wir es aufgezeigt haben. Deshalb braucht man aber all diejenigen nicht zu vergessen, die dem Arzt nie über den Weg laufen, deren Zahl und Heilungsmöglichkeiten er auch nicht abschätzen kann. Es gibt aber ganz sicher solche Heilungen. Gewisse Umstände setzen bei vielen Neurotikern plötzlich Fähigkeiten frei, von denen sie nichts wußten. Das heißt, diese Umstände übernehmen eine psychotherapeutische Funktion und bringen die Neurotiker in den Besitz eines Teils ihrer unbewußten Wahrheit. Gelingt es, sie schöpferisch zu nützen, so hat diese Wahrheit denselben Heilungseffekt wie bei den verschiedenen Formen der Psychotherapie.

DIE HYSTERIE BEHANDELN

Eine doppelsinnige Überschrift! Die Hysterie therapeutisch oder thematisch behandeln – ist es nicht das, was wir in den vorangegangenen Kapiteln immer wieder dargelegt haben? Die Hysterie als Thema* zu behandeln, ist das nicht trotz allem eine medizinische Einstellung, die sich einmal mehr in unsere Absichten eingeschlichen hat? Eine Krankheit kann der Gegenstand einer medizinischen Untersuchung sein. Wer sonst aber ist das darin verwickelte Subjekt, wenn nicht der Arzt, der studiert, untersucht und forscht? Und der Kranke? Er ist das dazugehörige Objekt. Im Schatten des Objekts Krankheit verschwindet sein eigenes Subjekt. Will er etwas von seiner Subjektivität wiederfinden, so hat er nur dann eine Chance, wenn er sich dem Arzt unterwirft.

Im Grunde kann man hier eigentlich nichts und niemand kritisieren. Es wäre nicht richtig zu sagen, jeder spielt hier seine Rolle, es ist vielmehr so, daß jeder einen Platz innehat, mit dem er sich verwechseln kann. Daß der Arzt zu seinem Kranken eine gute therapeutische Beziehung herstellt, ist vielleicht nicht so wichtig, wie manche Übertreibungen einer „medizinischen Psychologie" uns weismachen wollen. Was man von ihm verlangt, von diesem Arzt, ist seine Kompetenz. Ob der Röntgenologe, der Bakteriologe, selbst der Allgemeinpraktiker das Resultat seiner Untersuchungen in einem freundlichen oder nüchternen Ton formuliert, ist nicht so entscheidend, wenn nur der Kranke selbst tatsächlich und ausschließlich seinen Platz beibehält. Alle heutzutage so beliebten psychometaphysischen Ideen ändern nichts daran, daß viele, keineswegs betagte Ärzte therapeutische Fortschritte miterlebt haben, die es ihnen verbieten, sich demagogischen Argumentationen anzuschließen, die das Problem der „Medikalisierung" zum Gegenstand haben. Die Heilung einer tuberkulösen Meningitis oder einer Endocarditis lenta gesehen zu haben, wo man doch gelehrt hatte, es seien absolut tödliche Erkrankungen, war für diese Generation ein Beweis für die Realität medizinischen Fortschritts, an dem es nichts zu deuteln gab.

Eine tuberkulöse Meningitis ist keine Neurose. Deshalb ist es ein großer Fehler, aus der Neurose eine Krankheit wie jede andere zu machen. Ist die Neurose überhaupt eine Krankheit? Diese Frage bleibt ebenso unbeantwortet wie ihr Gegenstück: ist Liebeskummer eine Krankheit? Das Volkslied jedenfalls behauptet, daß der Arzt diese Krankheit nicht heilen kann.**

---

* A. d. Ü.: Im Französischen heißt *sujet* sowohl Subjekt als auch Thema, Gegenstand.
** Französisches Volkslied: „*L'amour est une maladie, le médicin ne peut pas la guérir.*"

Dennoch ist es nicht verkehrt, sich daran zu versuchen, sie zu heilen, diese Hysterie. Schon die Geschichte der Hysterie stellte sich als ausgezeichneter Schutzschirm männlicher Phantasmen dar; ihre Behandlungsmethoden aber erweitern das Projektionsfeld für die Phantasmagorien der Therapeuten beinahe bis ins Unendliche.

Hätte der Siegeszug der Wissenschaft die Mythen zum Verschwinden gebracht, so müßte man im Zeitalter der wissenschaftlichen Medizin nicht eigens auf diese Phantasmen zurückkommen. Diese anscheinend logische und berechtigte Hoffnung erwies sich aber als Täuschung. Die Wissenschaft ersetzt den Mythos nicht, so wenig wie sie die Kunst oder die Durchbrüche magischen Denkens unterdrückt. Mehr noch, allen Anstrengungen der Ausbildungsgremien zum Trotz ist der Arzt kein Wissenschaftler in Reinkultur. Und wer die Auseinandersetzung mit der Klientel wagt, wird den mit mythologischen Elementen nicht gerade sparsam ausgestatteten Vorstellungen seiner Patienten nicht mehr gleichgültig gegenüberstehen können.

Da der Arzt gegen die Produktion seines Unbewußten nicht geschützt ist, ergibt sich eine innige Verbindung dieser Produktionen mit seiner beruflichen Tätigkeit. Die von der Wissenschaft geforderte strikte Trennung von Subjektivität und Objektivität ist beim praktizierenden Arzt in keiner Weise realisierbar. Und wenn auch seine Praxis nicht mehr ein mit Zeichen beladener Empirismus ist, wie es in der vorwissenschaftlichen Ära der Fall war, so bleibt sie doch davon durchdrungen. Man denke nur daran, wie viele begeisterte Anhänger die meisten nicht offiziell anerkannten Formen der Medizin heute haben. Diese Forschungsrichtungen könnten fruchtbar sein, wenn sie sich auf ihren eigenen poetischen Weg beschränkten. Sie werden oft erst dadurch zu einer Karikatur der Wissenschaft, daß sie versuchen, die wissenschaftliche Strenge sogar in den Bereich des Imaginären einzuführen.

Niemand kann die Effizienz einer objektiven wissenschaftlichen Einstellung leugnen. Trotzdem hat sie zweifellos den Hang zum Wunderbaren nicht beseitigen können. Es gibt sicherlich sehr ernsthafte Forscher, die sich bei der Lektüre von Science-fiction Romanen, phantastischer Literatur, Krimis oder Comics erholen. Ganz zu schweigen von denen, deren Ausbildung weniger wissenschaftlich war, wie bei den Ärzten, oder von denen, die – wie die meisten Kranken – von Wissenschaft gar keine Ahnung haben. Interessant ist in diesem Zusammenhang der Hinweis, daß die wissenschaftliche Verwirklichung irgendeines alten Menschheitstraums immer mit einer Steigerung der wunderbaren, phantastischen Dimension dieses Traums einhergeht, des Traums, der durch seine Realisierung eigentlich hätte verschwinden sollen. Die Entdeckung der Antibiotika änderte nichts an der phantasmatischen Verwendung homöopathischer Dosen, die Mondraketen ließen die UFOs nicht verschwinden, ganz im Gegenteil, und auch die Psychoanalyse hat die Liebe nicht verdrängt.

Bei näherer Betrachtung stellt sich heraus, daß die beiden Komplexe Klinik und Therapie nicht immer so sauber voneinander getrennt waren wie in der Medizin der Gegenwart. Die Kenntnis der Krankheiten und die Möglichkeit, in ihren Verlauf einzugreifen, waren einst ein und dieselbe Sache. Auch heute noch wirbelt die Diskussion zwischen Befürwortern der Position, nicht in den Lauf der Natur einzugreifen, und denen, die sich ihm entgegenstellen, bei den Ärzten viel Staub auf. Die Anhänger natürlicher Verläufe, die die Krankheit als Reifungsprozeß ansahen, vertraten selbstverständlich nicht die Auffassung, keine therapeutische Rolle spielen zu müssen. Sie wollten nur die Einflüsse eliminieren, die den Spontanverlauf hätten stören können.

Dieser innige Zusammenhang zwischen Klinik und Behandlung hatte den gleichen unbewußten Ursprung wie viele der früheren medizinischen Anschauungen. Krankheitskenntnis und therapeutisches Können gleichzusetzen, ja miteinander zu verwechseln, vergrößert noch das Gefühl eines Könnens, einer ärztlichen Allmacht, ein Gefühl, das durch die Bewunderung und das Vertrauen der Kranken genügend bezeugt wird und keinen Beweis mehr aus der Realität benötigt. Eine objektive Berechtigung kann aber keines dieser Gefühle für sich beanspruchen. Als unbewußte Quelle der Befriedigung ist dieser Zusammenhang in den heutigen ärztlichen Vorstellungen immer noch existent.

Dieser Hinweis war dazu gedacht, einer irrigen, aber häufig vertretenen Auffassung über die Medizin vergangener Zeiten entgegenzutreten. Gewöhnlich glaubt man, unsere Vorfahren hätten kaum über irgendwelche therapeutischen Mittel verfügt. Für das Zustandekommen dieser Auffassung ist die Bedeutung der gegenwärtigen pharmazeutischen Industrie teilweise mitverantwortlich, denn früher gab es nichts ihr Vergleichbares. Der Arzt mußte selbst, manchmal auch mit Unterstützung seines Apothekers, die Arzneien für seine Kranken zusammenstellen. Über die meisten dieser Arzneien können wir heute nur noch lachen. Aber wer könnte ernsthaft behaupten, daß es uns bei den meisten Produkten, die in den heutigen pharmazeutischen Spezialitätenlexika aufgeführt werden, nicht genauso ergeht? Und auch das Grundbuch der galenischen Apotheke, der *Codex*, nicht sehr geschätzt, aber trotz allem weiter in Gebrauch, erhält Rezepte, über deren ehrwürdiges Alter man nur staunen kann.

Diese Einleitung sollte darauf aufmerksam machen, daß die nun folgende historische Untersuchung keineswegs an Aktualität verloren hat.

Frühere Behandlungsmethoden

Prophylaxe

Das enzyklopädische Lexikon der medizinischen Wissenschaft soll wieder unser Führer sein. Es entsprach früher dem, was heute all die enzyklopädischen Veröffentlichungen sind, die bei den exakten Wissenschaften oft Avantgardecharakter haben. In der Medizin hinken sie etwas hinterher. Woher rührt diese kleine Verspätung, diese merkliche Phasenverschiebung zwischen den reinen und den angewandten Wissenschaften? Wahrscheinlich gibt es Schwierigkeiten, die jedem dieser Bereiche eigen sind. Es ist aber nicht verboten, jenseits des eigentlichen Gegenstandes der Wissenschaft einen indiskreten Blick auf die zu werfen, die sie machen.

Ein erster Unterschied fällt einem sofort ins Auge: der wissenschaftliche Forscher gehört einer im allgemeinen weniger begüterten Schicht an als der Arzt; zumindest war es vor nicht allzu langer Zeit so. Ich will nicht so weit gehen zu sagen, er sei weniger bestechlich, weniger vom Geld verdorben oder ehrgeiziger. Das hieße, dem gleichen unreflektierten Argumentationsstil zu verfallen, durch den die Anschauungen unserer Vorgänger so pittoresk wirken. Eben deren Gedankengänge wollen wir aber aufdecken.

Der vorhin genannte Unterschied bedingt vor allem, daß der Arzt weniger fest an sein Aktionsfeld gebunden wäre, wenn das finanzielle Interesse wegfiele. Die Konfrontation mit der Therapie zwingt ihn ja dazu, seine Grenzen zu erkennen. Diese Prüfung bleibt zumindest in der üblichen Praxis den anderen Wissenschaftlern erspart. Wenn eine Theorie fehlgeht oder in eine Sackgasse führt, braucht man sie nur wieder neu umzuarbeiten. Wenn eine Behandlung fehlschlägt, stirbt der Kranke. Man kann nicht nochmals von vorne beginnen. Genauso wenig, wie sich eine Gravur wieder rückgängig machen läßt. Vielleicht zieht jetzt die Ära der Barfußärzte herauf. Ihre therapeutische Effizienz wird sich beträchtlich steigern, was durch eine Umstrukturierung der Interessen und des Sozialgefüges noch verstärkt wird; da ihnen der soziale Heroismus genügt, brauchen sie auch keine finanzielle Entschädigung.

Wie dem auch sei, am Ende des 19. Jahrhunderts gab es das nicht, und gerade Texte aus jener noch nicht durch die Freudschen Entdeckungen geprägten Zeit sollen uns als Vergleichsvorlagen dienen.

Eines sollte man vorweg sagen: so wie man heutzutage die Neurose auffaßt, kommen prophylaktische Überlegungen auf diesem Gebiet kaum zum Zuge. Freud selbst hoffte in manchen euphorischen Momenten, die Verbreitung seiner Entdeckungen könnte irgendwann einmal die ätiologischen Faktoren der Neurose beseitigen. Meistens allerdings war er sich klar darüber, was so ein Wunsch an Unmöglichem mit sich brächte. Vielleicht könnte man sogar sagen, an nicht Wünschenswertem.

Den Menschen von allem Imaginären zu befreien, hieße wahrscheinlich, ihn auf das Niveau der Unsterblichkeit sozialer Insekten zu bringen. Es geht hier natürlich um die Unsterblichkeit der Gattung. Es muß einen eigentlich beunruhigen, daß das Schicksal der Gattung manche Psychoanalytiker nicht völlig gleichgültig läßt. Ist es wirklich ihre Aufgabe, sich um das Überleben – das der Art natürlich – zu sorgen? Hat sie die Natur mit den Schlüsseln ihres Gartens betraut? Man kann sich nur wundern, gerade in einem Buch mit dem Titel *Die Psychologie der Frau* aus der Feder von Helene Deutsch zu lesen, daß die Frau „Dienerin der Gattung" sei. Welcher alte Moloch kommt hier wieder zum Vorschein, um das Überleben zu fordern, aufzuerlegen?

Nicht zu schnell sollte man diese Fragestellung als Skandal bezeichnen. Ich sage nur, es sei nicht Aufgabe der Analytiker, sich zu sehr um den Fortbestand der Art zu sorgen. Sie haben genug damit zu tun, einige Analysanden am Leben zu erhalten. Die Prophylaxe ist nicht ihr Terrain, andere sind damit betraut.* Nichtsdestoweniger ist es recht interessant, die prophylaktischen Überlegungen unserer nächsten Vorfahren ein wenig unter die Lupe zu nehmen.

Zum Beispiel: was ist zu tun, wenn eine Hysterikerin schwanger ist?

„In diesen Fällen muß man schon während der Schwangerschaft jegliche emotionale Belastung, alle aufregenden Situationen vermeiden. Im allgemeinen wird man der Mutter das Stillen nicht erlauben und sucht dafür eine robuste Bauersfrau."

Schon die ersten Sätze überfluten uns geradezu mit mythologischen Vorstellungen. Weit gefehlt, wenn man glaubt, diese Überschwemmung sei inzwischen trockengelegt. Wieviel Schwierigkeiten des Kindes werden heute noch von Eltern als Folge emotionaler Belastungen während der mütterlichen Schwangerschaft gedeutet! Und es fehlt auch nicht an Ärzten, die daran glauben. Gleichzeitig kommt der kaum auszutreibende Mythos vom gesunden Bauernstand zum Vorschein. Der Mythos von Städtern, die ihr Schäfchen im Trockenen haben! Er ist falsch, insofern ja gerade die ländlichen Lebensbedingungen eine enorm hohe Kindersterblichkeit mit sich bringen. Aber für die Minderheit der besitzenden Klasse bleiben immer genügend gesunde Ammen übrig! Und was hat die Milch als Überträger mütterlicher Qualitäten nicht alles an Varianten ritueller Anthropophagie hervorgebracht! Eine Kommu-

---

* Freilich gibt es heute genügend Psychoanalytiker, die um die Prophylaxe besorgt sind. Man kann sich so eine Aktion zur Not in bezug auf einen Patienten vorstellen, doch wenn sie sich auf eine Gruppe ausdehnt, verläßt man das Gebiet der Psychoanalyse.

nion mit dem erlegten und bewunderten Feind. Eine Einverleibung des Objekts, das geliebt und vernichtet wird.

Aber das ist erst der Anfang, die Prophylaxe beschränkt sich nicht auf die Ernährung des Säuglings. Die Erziehung wird zum zentralen Anliegen des Prophylaktikers und, da es den Hébertismus* noch nicht gibt, beruft man sich auf das *mens sana*, übrigens ohne diesen Bezug ausdrücklich zu erwähnen. Vielleicht ist das nicht ganz zufällig. Es ist nämlich nicht irgendeine beliebige Gesundheit, die man diesem schon mit einem Hysterierisiko behafteten Kind zugedacht hat.

„Rechtzeitig soll in der Erziehung mit der körperlichen Ertüchtigung begonnen werden. Eine vorzeitige intellektuelle, vor allem aber das Gefühlsleben betreffende Entwicklung ist zu vermeiden. Empfehlenswert sind das Leben auf dem Lande, eine etwas strenge Lebensweise, kalte Bäder und Waschungen, Spaziergänge, körperliche Bewegung und laute und wilde Spiele. Zu vermeiden sind dagegen zuviel Zuwendung, vor allem aber zuviel Sentimentalität in den Beziehungen zu den Eltern. Verboten werden sollten Internate, schulische Überanstrengung, voreiliges Streben nach unnützen Zeugnissen, später dann Bälle, Abendgesellschaften, Kleidungskult, die Lektüre von erschreckenden Geschichten und Romanen. Tissot hatte recht, als er sagte: ‚Wenn Ihre Tochter mit 15 Jahren Romane liest, wird sie auch mit fünfzehn ihre ‚Zustände' kriegen.' Was die Musik betrifft, so sollte man romantische Stücke und gefühlsbetonte Musik verbieten; das gilt aber nicht für das Klavierspiel, da es vor aller Anregung der Phantasietätigkeit eine mühevolle, mechanische und gymnastische Betätigung ist. Briquet sagte es so: ‚Wenn Sie ein Mädchen sehen, das im Wolkenkuckucksheim lebt, setzen Sie es ans Klavier, und die Luftschlösser werden schnell in sich zusammenfallen.' Insgesamt gesehen, muß man vor allem den Körper und die Muskeln stärken und die Intelligenz mehr zur praktischen Seite hin lenken, ich würde sagen auf den Boden der Tatsachen. Auch muß man starke Ideen fördern, die bei den ja unvermeidlichen Schicksalsschlägen Halt und Trost bieten können. In Fällen, wo dies möglich ist, würde ich auch ohne zu zögern kluge und bedachtsam angebotene religiöse Prinzipien befürworten, die für die harmonische Entwicklung eines von einer Neuropathin stammenden Kindes sehr nützlich sein können. Die daraus resultierenden Anweisungen muß man der Familie detailliert darlegen wie absolut notwendige Regeln und nicht etwa wie banale Ratschläge."

Wäre Grasset nicht der bekannt kluge und besonnene Arzt gewesen, man

* Physische Erziehungsmethode, die sich auf die Natur beruft, nach dem Erzieher G. Hébert (1875–1957)

würde so einen Text vermutlich ohne den geringsten Kommentar vom Tisch fegen. Doch die Tatsache, daß im Jahre 1889 eine medizinische Kapazität für diese Zeilen bürgte, verbietet es uns, so einen Text für bedeutungslos zu halten. Daß das *mens sana* hier nicht erscheint, ist bestimmt kein Zufall. Die vom Autor gerühmte Idee über Gesinnung, Geist oder Seele, wie man es auch nennt, wirft nämlich einige Fragen auf. „Eine vorzeitige intellektuelle, vor allem aber das Gefühlsleben betreffende Entwicklung ist zu vermeiden". Man wird an die Idee des guten Wilden oder des prächtigen Tiers erinnert. Etwa noch vorhandene Zweifel daran, welche Verwendung man diesen Kreaturen des Arztes zugedacht hat, werden durch eine spätere Passage vollends beseitigt.

Doch zuvor sollte man darauf aufmerksam machen, daß Grasset die Möglichkeit, die intellektuelle und affektive Entwicklung zu hemmen und zu lenken, gar nicht in Zweifel zieht. Man fabriziert Menschen in Maßarbeit, die weder von Luftschlössern noch von irdischeren Konstruktionen in Versuchung geführt werden.

„. . .voreiliges Streben nach unnützen Zeugnissen." Nicht erst am Ende des 20. Jahrhunderts entsteht das Phantasma einer malthusianistischen Selektion, die das Wachstum und den Fortschritt anpreist, aber nur den Kindern der Reichen den Zugang zu dieser Welt reserviert. Die anderen verweist man dann in die Halbwelt oder in die Dritte Welt.

Den Pianisten überlasse ich es, die verblüffenden Behauptungen von jemand zu kommentieren, der gleichwohl für Kultur nicht ganz unempfänglich gewesen sein dürfte. Die „Gymnopedien" freilich werden erst 1890 komponiert!*

„. . . vor allem den Körper und die Muskeln stärken"; um so zu guten Arbeitskräften und höheren Erträgen zu kommen. Als Adjuvans gibt man die ewigen Tröstungen der Religion hinzu, die wie zufällig bei den ja „unvermeidlichen Schicksalsschlägen" als Stütze zur Verfügung steht und in erster Linie dazu führt, daß jeder an seinem Platz bleibt, weil Gott es ohnehin so gewollt hat. In den Untersuchungen von Guillemin** über das Ende des 19. Jahrhunderts kann man nachlesen, daß die Kräfte des repressiven Staatsapparats immer dann eingreifen, wenn das Individuum nicht an seinem Platz bleibt.

Im Vergleich zu diesem Irrweg, diesem Mißbrauch der Religion, ist die Provokation des Talmud bemerkenswert. Vielleicht hat die ihm entgegengebrachte Ablehnung und Verleumdung etwas mit seiner revolutionären Dimension zu tun. Hinter dem kasuistischen Wirrwarr von Regeln und

* A. d. Ü.: *Les Gymnopédies*, Klavierstück von Erik Satie.

** H. Guillemin: *Genèse d'un paradis (De Thermidor à Louis-Philippe)*. Temps Modernes, juillet 1966, 242, 129–169.

Verboten erscheinen derbe Bemerkungen einer Welt, die vielleicht nicht durch den Primat des Geldes erstarrt ist. Man liest im Talmud, das *„am haaretz“* sei etwas Erbärmliches. *„Am haaretz“*: Landvolk, Landleute. Dreckärsche, um es ganz genau zu sagen. Mitfühlende und weichherzige Gemüter werden sich sogleich über so eine Ungeheuerlichkeit entrüsten. Wie gut man doch daran getan hat, die Lehre solcher Abscheulichkeiten zu verbieten: die allereinfachsten Leute mit Verachtung niederzuschlagen, den Ärmsten und Schwächsten niederzuschmettern, wo bleibt denn da die Nächstenliebe?

Frau Jahouvey, eine Missionarin, predigte in diesem Stil bei den Negern in Französisch Guayana die Liebe, um diese degenerierte Rasse wieder zu regenerieren.

„Bei Leuten, die ein bestimmtes Alter erreicht haben, sollte man sich also mit einer ausschließlich moralischen Erziehung begnügen, die simpel und ganz an ihre Bedürfnisse angepaßt ist. Man lehre sie, die Arbeit lieben und den Müßiggang meiden; man bringe sie dazu, sich gegenseitig zu lieben und zu helfen; man gewöhne sie an Gehorsam und Untertänigkeit, nicht an jenen schmerzhaften, nur durch brutale Gewalt erreichbaren Gehorsam, sondern an jene sanfte und kindliche, durch Güte und Überzeugung hervorgerufene Gefügigkeit, die allen von der Gesellschaft auferlegten Aufgaben dient. Man sage ihnen, sie seien frei; sie sollten deshalb wie freie Menschen handeln und ihre Probleme selbständig, friedlich und geordnet lösen. Dann braucht man nicht die gewalttätigen Mittel anzuwenden, von denen sie einst beherrscht waren, und die sowohl meinem Innersten als auch meinem System widerstreben.“*

Wir haben bereits gezeigt, daß die manchen sogenannten Analytikern so liebgewordenen Haltungen wie Mitgefühl und Fürsorge nichts anderes als Spielarten der Verachtung oder – noch schlimmer – des Mitleids sind. Man wirft dem Analytiker seine Strenge vor. Und doch zeigt gerade sie dem Analysanden, daß er ihn für fähig hält, auf Anforderungen zu antworten. Es wäre unrecht, ihm das vorzuenthalten. Gerade so muß man das Denken der Talmudisten interpretieren. Es geht nicht darum, den Unterlegenen mit Verachtung zu strafen, sondern den, der keine Anstrengung unternimmt, darüber hinwegzukommen, den, der seine Unterdrückung akzeptiert.

Sollte jemand an dieser Deutung des prophylaktischen Vorgehens immer noch zweifeln, die folgende Textpassage von Grasset müßte eigentlich diese Zweifel beseitigen.

„In der heutigen Zeit muß die Prophylaxe vor allem einen Gesichtspunkt im

---

* Der Promotionsarbeit von A. Zaloszyc entnommen: *Eléments d'une histoire de la théorie des dégénérescences dans la psychiatrie française.* Strasbourg, 1975.

Auge behalten: wir sollten uns hüten, Deklassierte zu produzieren. Erziehen wir die Kinder dazu, nach unten zu schauen, damit sie Mitleid haben und helfen, und nicht nach oben, sonst werden sie begehrlich und neidisch! Erinnern wir sie mehr an ihre Pflichten als an ihre Rechte; all das wird uns helfen, die Zahl der Hysterischen zu vermindern und der wachsenden Invasion der Neurose Einhalt zu gebieten."

Nur wer niemals auch nur eine Zeile eines historischen psychiatrischen Textes gelesen hat, kann den Anarchisten, den Linken und anderen Antipsychiatern die Urheberschaft für die Soziogenese des Wahnsinns zuschreiben. Grasset sagt es: „Die Neurotischen sind Deklassierte, die Anspruchsvollen sind Neider, die Hysterikerinnen kennen ihre Rechte besser als ihre Pflichten." Ausgerechnet dieser besonnene, kluge und angepaßte Arzt des ausgehenden 19. Jahrhunderts verleiht der Hysterikerin die Anerkennung, revolutionär zu sein.

Ein letztes, zur Prophylaxe gehörendes Problem mag nach diesen Überlegungen zweitrangig erscheinen, das der Heirat. „Soll man im geeigneten Alter zur Ehe raten, sei es um der Hysterie vorzubeugen oder sie zu heilen? Das ist eine ernste Frage."

Ob sich die Ärzte auch heute noch erlauben, jemanden die Ehe anzuraten, ist nicht sicher. Wirkungen solcher Ratschläge sieht man alle Tage, doch vielleicht sind das keine Effekte der Hysterie. Es wird sich wohl eher um solche der Ehe schlechthin handeln.

„Hippokrates empfiehlt die Ehe sowohl als Vorbeugungs- als auch als Heilmittel. Ist ein Mädchen gefährdet, hysterisch zu werden, so rät er: *nubat illa et morbum effugiet*. Ist es schon hysterisch, so gilt: *ego impero virgines his morbis affectas quam citissime cum viro jungi*. Bis in unsere Tage galten diese Formulierungen fast unwidersprochen.

Briquet hat diese Auffassungen durch Tatsachen widerlegt. Die nützliche Wirkung der Ehe beweise gar nichts. Natürlich könne eine glückliche und ersehnte Heirat von Nutzen sein, wie jedes Glück, jede Gemütsruhe, aber eine unglückliche Heirat könne genauso auch Ursache für das Entstehen oder die Verschlimmerung der Hysterie sein. Auch sollte man sich daran erinnern, was Frank sagt: ‚... man darf auch nicht die Erblichkeit übersehen, die die Kinder bedroht.' Letztendlich wird man die Ehe keinesfalls mehr als vorbeugendes oder heilendes Mittel betrachten. Man kann sie je nach den Umständen erlauben, doch hat man nicht das Recht, sie vorzuschreiben."

Dieser historische Ausflug in die Prophylaxe soll zeigen, daß der Arzt seine Macht und seine Befugnisse nicht in Frage stellt. Die Prophylaxe ist das ideale Terrain, auf dem sich die Phantasmen der medizinischen Allmacht austoben können. Hat sich in dem einen oder anderen Fall noch kein Symptom manifestiert, so kann man sich immer sagen, daß eben die Präventivbehandlung das verhindert habe. Die Prophylaxe vermengt sich mit einer antizipierten Heilung. Dieses Vorgehen ist zwar nicht wissenschaftlich, hat aber auf der Ebene des Phantasmas dennoch Gültigkeit.

Kurative Behandlung

Auch wenn sich gegen die Prophylaxe viele Einwände erheben lassen, so erweckt sie doch einen kohärenteren Eindruck als die Therapiemöglichkeiten, die man vorgeschlagen hat. Wie bereits erwähnt, erlaubt der Kampf gegen ein noch nicht existierendes Symptom die Konzeption einer homogeneren Strategie als der Kampf gegen einen Gegner, der von einem anderen Ort herkommt als die Vorstellung des Therapeuten es erwartet, ist es doch sowieso der Arzt, der die beiden sich gegenüberstehenden Parteien strukturiert.

Die Konfrontation mit der Realität des Symptoms begrenzte bei den vorfreudianischen Autoren das Wuchern des Imaginären und ließ sie zu besser durchdachten Beurteilungen zurückkehren. „Gegen die Hysterie wurde alles angewendet und angepriesen, vom Wurmpulver bis zum getrockneten Penis", sagt Grasset nicht ohne Humor. Bei der letztgenannten Arznei verzichtet er übrigens auf eine genauere Angabe von Verpackung, Maximaldosis und Applikationsweise.

Weiter unten greift er ein Problem auf, das nichts von seiner Aktualität verloren hat: „Man hat gegen die symptomatische Therapie gewettert und mit Recht gesagt, sie sei antiklinisch. Auch wenn wir uns mit dieser einzigen Indikation nicht zufriedengeben sollten, sie ist nicht ganz bedeutungslos. Die Symptome sind manchmal störend genug, um die Anwendung eines therapeutischen Mittels zu rechtfertigen, das sie unterdrückt."

Die hier von Grasset aufgeworfene Frage der symptomatischen Therapie ist sehr wichtig. Bei der Hysterie ist die Versuchung groß, nur die Symptome anzugehen. Sie entsteht an jenem Scheideweg, wo es zu den von uns unheilvoll genannten Begegnungen kommt. Die Hysterikerin, für den Arzt ebenso proteisch und mysteriös wie die Frau für den Mann, hat die Fähigkeit, auf jedem Fachgebiet ein Symptom entstehen zu lassen. Wir stellen deshalb auch keine vollständige Liste aller bisherigen therapeutischen Verfahren für dieses Terrain auf, wollen jedoch ausdrücklich hervorheben, was an sich jeder weiß, was hier aber besonders ins Auge springt: eine übertriebene fachliche Spezialisierung begünstigt die Faszination durch das Symptom, das eigentlich Bild vor einem Hintergrund ist; das Subjekt, nehmen wir an, es sei der Hintergrund, wird vergessen.

Der Kampf gegen ein Symptom scheint eine gewisse Objektivität zu fördern. Will man aber eine Ursache behandeln, die nur im „Denken" des Arztes existiert, so kommt die Phantasietätigkeit wieder zum Zug. Nehmen wir das Beispiel des wandernden Uterus.

„Ausgehend von dieser schon mehrfach erwähnten, altehrwürdigen Idee empfiehlt Arétée, den Uterus wieder zur Rückkehr an seinen Platz zu bewegen, und ihn dort festzuhalten; darum drängte man die Gebärmutter ins Becken zurück und komprimierte kräftig. Durch eine absurde Theorie kam man so zu einer richtigen und nützlichen therapeutischen Maßnahme, der Kompression des Bauches. In Wirklichkeit war also die Reihenfolge der Ideen gerade umgekehrt, als man gewöhnlich meint: die Alten haben ihre Theorie nicht *a priori* aufgestellt, um daraus ihre Praxis abzuleiten; sie haben zuerst die Fakten gut beobachtet und dann ihre Theorie daraus aufgebaut. Letztere hat sich geändert, die Fakten aber sind geblieben. Die Praxis wurde fortgesetzt. Im 16. Jahrhundert legte Monardès einen gewaltigen Stein auf den Bauch der Kranken; im 17. Jahrhundert empfahl Willis die Kompression des Abdomens um das Aufsteigen der Konvulsionen zum Hals und zum Kopf zu verhindern; im 19. Jahrhundert waren zur Behandlung von Kranken mit Zuckungen folgende Volksheilmittel im Gebrauch: man übte mit Hilfe eines schweren Feuerbocks oder einer Handramme Druck auf den Bauch aus; man fixierte den Bauch mit langen, rechts und links festgezurrten Gurten, oder drei, vier, oder sogar fünf Personen bestiegen den Körper des Kranken."

Die Behauptung, die Kompression des Bauches sei eine sinnvolle Maßnahme, hat die Stärke eines unerschütterlichen Glaubensbekenntnisses. Grasset zitiert eine Reihe von Fällen aus seiner Zeit, bei denen solche Vorgehensweisen empfohlen wurden. Er weist außerdem darauf hin, daß man das Ovar an die Stelle des Uterus gesetzt habe, und fügt hinzu, daß diese Maßnahmen „in gleicher Weise auf alle hysterogenen Zonen, die dann zugleich auch hysteriehemmend sind, generalisiert werden können." Grasset bezieht sich hier auf seine mit Rousse veröffentlichten Arbeiten. Darin beschreiben die beiden Kollegen, wie sie Anfälle bei einer Hysterikerin zum Stillstand bringen, indem sie die Handgelenke oder die Knöchel zusammenschnüren oder indem sie Druck auf die untere Hälfte der Brüste oder den Schulterblattwinkel ausüben. Ein schlichtes Gemüt könnte sich sagen, dasselbe Resultat hätte man vielleicht auch erzielen können, wenn man die Hysterikerin in die Arme geschlossen hätte. Doch das sind zu oberflächliche Phantasmen. Hinter diesen groben Deutungen tauchen beunruhigendere Bilder auf. Das Zusammenschnüren der Handgelenke oder Knöchel evoziert die Ketten der Inquisition. Die Anspielung auf Spanien wird dann noch deutlicher, als auf einmal der Gebrauch der Garotte genannt wird. „Ein in etwa analoges Vorgehen zur Vereitelung des Anfalls ist die von Guéneau de Mussy vorgeschlagene Konstriktion des Kehlkopfes: es ist eine Art Strangulation. Man muß damit noch Erfahrungen sammeln, da die Wirksamkeit noch nicht für alle Fälle nachgewiesen ist."

Am Ende des 19. Jahrhunderts war die Anwendung des elektrischen Stroms noch nicht so fester Bestandteil medizinischer Gebräuche wie heutzutage; unser Autor beschränkt sich hier auf eine diskrete Andeutung. Trotzdem hat man auch diesen Weg eingeschlagen. Heute noch gehört die Faradisation zum Arsenal einer Psychotherapie, die man gelegentlich armierte Psychotherapie/*psychothérapie armée* nennt. Das Stichwort Armee läßt einen daran denken, wie sehr solche Methoden, aus deren Wirksamkeit Grasset nebenbei bemerkt keinen Hehl macht, auch anderen Zwecken dienen.

„Bei den Anästhesien hat man mit der faradischen Elektrisierung der Haut (mit trockenen Watteaufsätzen) sehr gute Erfolge. Sie wirkt mehr oder weniger schnell und bringt die Symptome fast immer wenigstens eine Zeitlang zum Verschwinden. Der hervorgerufene Schmerz ist darüber hinaus in manchen Fällen ein wirksames Mittel zur Steigerung der Beunruhigung; die Furcht vor einer neuen Sitzung kann schon die Heilung herstellen. Das ist uns bei einer Kranken gelungen, deren Lähmung durch die schmerzhafte Elektrisierung geheilt wurde. Auch Briquet empfiehlt sie als Schocktherapie bei allen hartnäckigen Krampfzuständen, besonders beim hysterischen Husten und bei Dauerspasmen. Die psychische Wirkung muß hierbei eine große Rolle spielen. Auch gegen Lähmungen verwendet man die unterbrochenen Stromstöße mit Erfolg (mit feuchten Watteaufsätzen)."

Was sich hier abzeichnet, ist nichts anderes als die Anwendung der Folter, um mit der Hysterikerin fertigzuwerden, die wie der Feind angesehen wird. Diese unvermutete Wendung, der Kampf des Mannes gegen die Frau, läßt eine Konstante des Sexismus zutage treten.

Die schmerzhaften Methoden scheinen weniger umstritten gewesen zu sein als die einer anderen Kategorie. „Die alten Ärzte erfanden immer wieder neue Interventionsmittel gegen die Anfälle. Sie hielten sie für sehr gefährlich und wollten sie abkürzen. Alles hatte man ausprobiert vom Ausreißen der Nägel oder eines Schamhaares bis zu sehr komplex zusammengesetzten Pillen, die als Bestandteil auch getrocknete Plazenta enthielten. Ich will nicht von den Praktiken sprechen, die Forestus und eine Reihe anderer Autoren anpriesen. Sie basierten auf der mehr oder weniger richtigen Beobachtung, daß am Ende eines Anfalls Vaginalschleim abgesondert wurde. Es sind Vorgehensweisen, die der Moral und den elementarsten Anstandsregeln absolut zuwiderlaufen." Aufgepaßt! Ihr dürft eure Hysterikerinnen nicht vögeln. Die Standesorganisation billigt das heute ebensowenig wie die elementarsten Anstandsregeln des 19. Jahrhunderts.

Grasset hält sich nicht lange mit der Aufzählung von Symptomen auf. Er zieht es vor, sich mit den allgemeinen Anweisungen auseinanderzusetzen. So kommt er dann zu dem Problem der krampflösenden Mittel.

„Die alten Theorien gingen davon aus, der Uterus fürchte schlechte Gerüche und entziehe sich ihnen durch Flucht. Dagegen schätze und suche er Wohlgerüche. Daraus entwickelte sich ein ganzer Therapieplan: man ließ die Kranke üble Gerüche einatmen, um den Uterus zur Flucht aus den oberen Partien des Körpers zu veranlassen, und versprühte Parfum am äußeren Genitale, um ihn wieder zu seinem natürlichen Ort hinunterzulocken. Sehr verschiedenartige schlechte Geruchsstoffe waren im Gebrauch: Castoreum (Bibergeil) war einer der ersten. Man empfahl aber auch Hirschhorn, Elchfuß, Bocksfuß, altes Leder, abgebrannte Kerzen und die Dämpfe einer halberloschenen Lampe. Man verbrannte auch Menschen- und Tierhaare, sowie die Warzen von Pferdefüßen unter der Nase der Kranken. Das sind natürlich ziemlich fremdartige Ideen und Praktiken. Die Kollegen damals haben aber in Übereinstimmung mit Fonssagrives bekanntlich keine andere Gemeinsamkeit in der Gruppe der Spasmolytika gefunden als deren Flüchtigkeit und Geruchsqualität." Nach einigen Erörterungen räumt der Autor ein, diese Spasmolytika seien manchmal von Nutzen.

Im allgemeinen geht es dabei um den Äther, d. h. um Anästhetika, und er fügt hinzu: „Als Anhang zur antispasmodischen Medikation wollen wir noch an rhythmische Übungen der befallenen Muskeln erinnern, die bei muskulären Beschwerden nützlich sein können. So sind zum Beispiel im Falle von hysterischem Bellen oder anderen zu dieser Kategorie gehörenden Krämpfen regelmäßige Sprechübungen sinnvoll. Man läßt Verse aufsagen, die Worte langsam und deutlich aussprechen, laut lesen und singen, wobei man den Takt betont. Bei den unteren Extremitäten verfährt man ebenso. Bernutz erwähnt eine Dame, die man spazieren gehen ließ, wobei ihr ein zum Angriff trommelnder Tambour vorausging oder folgte."

Betäubungsmittel wurden reichlich verwendet, so wie zu anderen Zeiten Sedativa und Hypnotika. Schließlich sollte man noch die Metallotherapie erwähnen. Durch eine auf eine anästhetische Zone aufgelegte Metallplatte wurden eine Rückkehr der Sensibilität, eine Steigerung der Muskelkraft und ein Anstieg der Temperatur hervorgerufen. Es wurden sehr gescheite Arbeiten darüber geschrieben, wie durch die Einwirkung der Metallplatte Gefühlsempfindungen entstehen und verschwinden oder aber verschoben werden können. Die Methode ist spurlos verschwunden, doch alle Varianten des Magnetismus haben etwas mit ihr zu tun.

Auf die Hypnose geht Grasset in seinem Artikel nicht näher ein, weil im selben Band Paul Richet und Gilles de la Tourette diesem Thema einen 65 Seiten langen Artikel widmen.

Es würde uns zu weit wegführen, hier die Geschichte der Hypnose – damals Hypnotismus genannt – darzustellen. Auf die Hysterie bezogen, liegt ihr wichtigster Verdienst darin, einer der Ausgangspunkte für Freuds Arbeiten gewesen zu sein. Man könnte darüber erstaunt sein, daß die Psychotherapie in diesem historischen Überblick nicht genannt wird. War vor Freud von ihr nie die Rede? Doch, aber nicht in Frankreich, wo dieser Begriff im Larousse erst 1907 auftaucht, während er in Deutschland schon etwas früher aufkam. Freud gab ja 1895 in seinen zusammen mit Breuer veröffentlichten „Studien über Hysterie" einem Kapitel die Überschrift „Zur Psychotherapie der Hysterie".

Im Artikel von Grasset hat ein Abschnitt den Titel: Hypnotismus und seelische Behandlung. Hypnotismus wird darin bei lokalisierten Symptomen empfohlen. Mit seinen Indikationen der Hypnose ist Grasset außerordentlich vorsichtig. Er fügt hinzu: „In der gleichen Kategorie von Maßnahmen rangiert, was man seelische Behandlung genannt hat. Die Beziehungen des Arztes zu den Hysterikerinnen sollten in gewisser Weise eine besondere Note haben. Niemand kann eine Kranke behandeln, wenn er nicht ihr absolutes Vertrauen besitzt. Er sollte seine Autorität einsetzen und wird keine Diskussion über die Verordnungen zulassen, darf aber andererseits nie gewalttätig oder brutal sein. Die Hysterikerin ist immer sehr leicht beeindruckbar. Man muß auf diese Eigentümlichkeit ihres Temperaments große Rücksicht nehmen. Man braucht nicht alles zu glauben, was die Kranke erzählt, und nicht immer zuzustimmen, wenn sie sich beklagt; im Gegenteil, man muß dem entgegenwirken und sie auch in diesem Sinne beeinflussen. Vor allem aber sollte man sich hüten, ihre Leiden aufzufassen, als seien sie eingebildet, was übrigens auch nicht zutrifft und die Kranke in höchstem Maße irritiert.

Eine möglichst vollständige Kenntnis der seelischen Ursachen, die bei jedem Fall in spezieller Weise den Ausbruch der Neurose hervorgerufen haben oder zumindest deren Entwicklung weiter aufrechterhalten, ist für den Arzt unentbehrlich. Hat man diese Ursachen erkannt, muß man allmählich und behutsam soweit kommen, durch Setzen eines Gegengewichts die Wirksamkeit dieser Ursachen auszugleichen. Wie oft kann doch der Arzt mit einem einfühlsamen und suggestiven Gespräch einer Hysterikerin mehr helfen als mit allen Arzneien der Pharmakopöe! Das ist Hypnose im Wachzustand, gewissermaßen eine Art Dauerhypnose.

In der Praxis ist dieser Teil der Behandlung von grundlegender Bedeutung. In einem allgemeinen Artikel wie diesem hier läßt er sich kaum ausreichend darstellen. Es war nötig, darauf hinzuweisen. Ein taktvoller Arzt wird für jeden besonderen Fall den richtigen Ton finden."

Eine noch weitergehende Ausarbeitung ist vor der Ära der Psychoanalyse kaum vorstellbar. Ist das nun eine praktische Anwendung gesunden Menschenverstands oder menschlicher Güte? Eines ist zumindest sicher, zu guter Letzt verweist man den Arzt auf sein Taktgefühl. Wenn er es hat, wird er auch „den richtigen Ton für sein Vorgehen finden".

Befinden wir uns nicht alle in der gleichen Ausgangslage, wenn es darum geht, Psychotherapie zu „lehren"? Läßt sich diese Aufgabe verwirklichen?

Erst wenn wir versucht haben, die Lehren nicht nur aus diesem historischen Überblick, sondern auch aus all den verschiedenartigen Beziehungsmodalitäten zwischen Arzt und Hysterikerin zu ziehen, können wir diese Frage beantworten. Fassen wir nämlich unsere bisherigen Ergebnisse zusammen, dann ist es durchaus nicht mehr selbstverständlich, daß die Hysterie behandelt werden muß.

Was die Hysterikerin verlangt

Alle diese Betrachtungen über die Hysterie und ihre Behandlung gehören der Geschichte an. Genauso wie jene mißglückten Begegnungen zwischen Hysterikerinnen und Ärzten. Es waren mißglückte Begegnungen, vielleicht weil eine Begegnung nie so ohne weiteres glückt. Wenn sich die auch von Freud hin und wieder gehegte Hoffnung erfüllen würde, der Mensch werde sich soweit entwickeln, daß eine Begegnung, eine Beziehung von Wahrheit möglich wird, könnten auch die mißlungenen Begegnungen in die Geschichte eingehen.

Was ist eine geglückte Begegnung? Wir wollen versuchen, diese Frage näher zu bestimmen, für sie Antwortelemente zusammentragen, und können dann vielleicht genauer formulieren, was die Hysterikerin erbittet, und wie der Arzt – wenn überhaupt – auf diesen Anspruch antworten kann.

„Es gibt keine glückliche Liebe", sagt Aragon. Vielleicht spricht man nicht über die glücklichen Liebesgeschichten, und nur die unglücklichen oder tragischen Liebesgeschichten erreichen das Stadium der Schrift. Bücher und Gedichtbände sind voll davon, in Volksliedern und Opern werden sie besungen. Liebende sind selten fröhlich. Die Liebe tritt nicht so sehr im Lachen und in Freudenausrufen in Erscheinung als im Leiden und in Seufzern.

Was hat die Liebe mit der Hysterie zu tun? Die Hysterikerin kämpft für das Sexuelle, für eine andere Sexualität. Es ist recht unwahrscheinlich, daß eine andere Sexualität nicht auch, ja vor allem, einen Einfluß auf die Liebe hat. Muß man hier nicht sagen, andere Liebesarten? Liebesgeschichten, die jenen, die es wagen, sich auf sie einzulassen, nicht mehr Schaden zufügen? Vielleicht. Jedenfalls sollte uns dieses Thema ein paar Gedanken wert sein.

Ist die Liebe Phantasma oder Realisierung eines Phantasmas der Vereinigung? An diesem Punkt kommt es als Folge des modernen „Denkens“, des psychologischen und psychologisierenden Denkens, zu einer Verwechslung. Danach wäre die Bindung der Mutter an ihren Säugling das Vorbild der Liebe. Alles, was wir bisher über die Familie und ihre soziologische Notwendigkeit gesagt haben, zeigt, wie notwendig es ist, diese Bindung zu glorifizieren und aus ihr ein Vorbild für alles zu machen, was der Mensch sich wünschen kann. Warum aber sollte man die Dinge nicht aus einer etwas anderen Perspektive betrachten und die Liebe zwischen Mann und Frau zum Ausgangspunkt machen? Nicht selten möchte einer der Partner wirklich ein Kind haben. Nicht nur, weil er sich dazu verpflichtet fühlt, oder weil es wirklich oder vermeintlich der Sinn seiner Mission ist. Dieses Kind wird Verlängerung, Materialisierung, Realisierung dieser besonderen Begegnung sein, d. h. es wird zum Ereignis des Übergangs ins Reale/*passage au réel**. Diese Begegnung wird übrigens oft erst *a posteriori* privilegiert sein, nachträglich müßte man sagen.

Nach den Theologen mühen sich jetzt die Psychoanalytiker vergeblich damit ab, einen Unterschied zwischen Mann und Frau zu finden, einen psychologischen natürlich. Es wäre sogar besser, sich zu fragen, ob es sich dabei nicht um einen Unterschied der Seele handelt. Manche – es waren Theologen – haben vermutet, die Frauen hätten keine Seele. So wie manche Psychoanalytiker den Einfall hatten, Frauen hätten kein Überich.

Kann man einen Beweis dafür vorlegen, daß sich in einer Liebe wirklich etwas ereignet hat, das Kind, so wird es sicherlich überflüssig, ständig etwas unter Beweis stellen zu müssen: die Männlichkeit, die richtigen Überzeugungen, die Intelligenz usw., wobei letzteres das Los des Mannes ist. Er muß immer einen Beweis erbringen, letzten Endes einen Liebesbeweis. Das Kind ist für ihn kein dem anderen dargebotener Liebesbeweis, es ist höchstens ein Beweis für ihn selbst, daß man geliebt hat.

In Wahrheit gibt es keinen Beweis der Liebe. Es kann hier nur Liebeserklärungen geben, die sich vielleicht gerade noch schreiben lassen. Aber in den Augen des Gesetzes wird so etwas Geschriebenes immer nur ein Anfang eines Beweises sein. Auch dabei kann es sich nicht um einen Beweis der Liebe handeln. Höchstens um einen ersten Anfang davon, wenn es um ein Heiratsversprechen oder eine Vaterschaftsermittlung geht. Aber das Gesetz interessiert sich nicht für die Liebe, was nicht heißt, daß sie davon nichts in sich trüge, ob es Carmen gefällt oder nicht.

Natürlich muß sich so eine Liebe ohne Beweis, auch ohne Aussicht auf

---

* A. d. Ü.: Als Analogie zum Term *passage à l'acte*.

Greifbarkeit und Beweisbarkeit, eine Liebe, die vor allem durch den Schmerz erkennbar ist, den sie mit sich bringt, wo das geliebte Objekt fehlt, eine Liebe, die anfangs immer narzißtisch ist, mit jener mütterlichen Komplizenschaft vermengen, die die Konsolidierung des kindlichen Narzißmus ermöglicht. Mit so einem Vorbild kann sich die Liebe zwischen Mann und Frau nicht zufriedengeben. Sie würde sonst unweigerlich zu einer immer größeren Entfaltung des in der Fürsorge der Frau gebadeten Mannes führen, der sich dann im Besitze aller Rechte wähnt und für allmächtig hält. Der Vorgang ist so wenig an das Geschlecht gebunden, daß er sich manchmal umkehrt. Dann übernimmt der Mann die mütterliche Rolle für eine narzißtisch fixierte Frau. Dieser Fall ist seltener, und die große Klage der Frauen lautet dann, keinen Mann gefunden zu haben, der es Diana ermöglicht, die Bürde ihrer ungezähmten Keuschheit abzulegen. Nicht, daß es an Männern fehlte, die in der Lage sind, alle Öffnungen zufriedenzustellen. Aber es fehlt an Männern, die sich nicht mit dieser auf das Organ beschränkten Rolle zufriedengeben.

Es gibt keine glückliche Liebe. Die Hysterikerin will keinen Mann, der diese Unmöglichkeit, ihr das Glück in der Liebe zu bringen, überwände, sie will einen Mann, der weiß, daß der Weg der Liebe nicht der des Glücks ist, und eben dieses Wagnis der Liebe und die an sie geknüpften Leiden auf sich nimmt.

Verlangt das nicht jede Frau? Bestimmt alle, die Frauen geworden sind. Sie verlangen es und wissen es. Die Hysterikerin aber weiß es noch nicht.

Beim nochmaligen Lesen der prophylaktischen Ratschläge von Grasset – dabei geht es gar nicht um ihn persönlich, er ist aber repräsentativ für eine bestimmte Denkart – entdeckt man, daß eben dieses hysterische Verlangen zum Schweigen gebracht und dessen klarere und bewußtere Artikulation verhindert werden soll.

Der Arzt hat die Wahl zwischen zwei Wegen. Der eine davon ist der traditionelle, hat man ihn doch gelehrt, die Symptome zum Schweigen zu bringen, und auch gemeint, eben das würde von ihm erwartet. Und wenn es sich um eine Krankheit handelte, war dies auch der richtige Weg. Nicht umsonst aber haben wir die Dimension des Liebeskummers ins Spiel gebracht. Welcher Liebende möchte von seiner Liebe geheilt werden?

Und hier zeigt sich auch der zweite Weg. Er ist wenig bekannt und schlecht erforscht, auch wenn seine Anfangsabschnitte von der durch die Werbung herangelockten Masse übervölkert sind. Man drängelt sich an den Eingangspforten der Liebe wie an den Stränden im Sommer, auf den Skipisten im Winter und an den Waldrändern. Aber wagt man sich ein wenig aufs Meer hinaus, befährt man die nichtmarkierten Hänge, und dringt man in das Innere des Waldes, so ist da plötzlich alles menschenleer.

Ein Weg? Die Hysterikerin ahnt, daß es vielleicht einen Weg gibt, einen Durchlaß, wo man sich verausgabt, wo es auch Sackgassen gibt, einen Weg, der jenseits des *„faire l'amour"* zu bahnen wäre, bleiben doch von solchen Liebesaffären oft nur Erinnerungen, deren bitterer Geschmack auch dann kaum vergeht, wenn sie zur Trophäe werden, die man der Meute zur Schau stellt. Doch Diana ließ das Geweih von Aktäon nicht an die Wand hängen.

Unaufhörlich verlangt die Hysterikerin vom Arzt, er möge bei ihrer Suche nach einem Jenseits eine Zeitlang ihr Begleiter sein. Sie weiß noch nicht, daß der Zugang zu diesem Jenseits mit einer phantasmatischen Trauer zu bezahlen ist. Wenn der Arzt sich von der damit verbundenen Wahrheit nicht schrecken läßt und nicht zurückweicht, wird er jener Fährmann sein, der seiner Patientin, man kann auch sagen: seiner Passantin, ermöglicht, von einem Ufer zum anderen hinüberzuwechseln, von der Hysterie zur Weiblichkeit.

Was ist erforderlich, damit sich das Unbewußte ereignen kann, damit eine Frau „werden" kann? Ein Mann muß ihr Lust dazu machen, eine zu sein.

WEGE EINER REVOLUTION

Die Freudsche Entdeckungsreise

Der Rückblick auf die Geschichte der Therapie erregte Heiterkeit. Zu glauben oder zu sagen, diese Heiterkeit sei allgemein verbreitet, wäre aber ein Irrtum. Nicht an allen Medizinischen Fakultäten ist die psychoanalytische Neurosenlehre Teil des Unterrichts. Außerdem ist die Psychoanalyse bei Psychiatern und Psychologen nicht gerade auf einhellige Zustimmung gestoßen. Die einen lehnen sie wegen schockierender Gesichtspunkte ab, die gewissen Moralvorstellungen offensichtlich zuwiderlaufen, die anderen meinen, es fehle ihr jegliche wissenschaftliche Grundlage, anders gesagt, sie stütze sich auf nichts Meßbares. Einmütigkeit auf diesem Gebiet wäre übrigens gar nicht wünschenswert. Nur Banalitäten können der Zustimmung aller gewiß sein. Wenn die psychoanalytischen Entdeckungen aber nur aus Banalitäten bestünden, hätte man sicherlich nicht bis zum Ende des 19. Jahrhunderts auf sie warten müssen.

Ein weiteres Beispiel für diesen Mangel an Einmütigkeit sind die Meinungsverschiedenheiten unter den Psychoanalytikern selbst. Die Verbissenheit und Polemik, in der man nicht davor zurückschreckt, nach einer Beweisführung *ad hominem* zu greifen, unterstreicht zur Genüge, was alles auf dem Spiel steht. Ist man vor allem in der Medizin von der Laschheit wissenschaftlicher Diskussionen oft betroffen, so versetzt einen die Leidenschaftlichkeit in

Erstaunen, mit der sich die Psychoanalytiker untereinander anschwärzen und gegenseitig zerfleischen. Ist das ein Beweis für einen Mangel an Objektivität in dieser Disziplin? Gibt es mehrere Formen der Psychoanalyse? Oder stellt die Psychoanalyse das in Frage, was jedermann und sei er auch Psychoanalytiker festzuhalten bestrebt ist?

Wir können natürlich nur zu der dritten Frage Stellung nehmen. Über die anderen beiden läßt sich nur reden, wenn eine solide theoretische Basis vorhanden ist.

Worin liegt das Bedrohliche der Psychoanalyse, dem sich niemand entziehen kann? Dazu wollen wir uns den Weg Freuds mit seinen Haltepunkten des Zweifels vergegenwärtigen und dabei versuchen, einige Begriffe der Psychoanalyse zu präzisieren.

Vor seinen Entdeckungen war die Laufbahn Freuds offensichtlich die eines jungen Forschers des ausgehenden 19. Jahrhunderts, einer Epoche, in der die Forschung weniger angesehen war als heute. Um eine rein wissenschaftliche Laufbahn einzuschlagen, fehlten Freud die finanziellen Mittel. Vielleicht wäre es ihm doch geglückt, wenn er sich nicht verliebt hätte. Die teilweise veröffentlichten Briefe an die Verlobte zeugen von einem Feuer, einer Leidenschaft, die man nicht erwartet, und die man nicht nur bei einem Wissenschaftler sondern bei jeder Person von Rang wahrscheinlich nur ausnahmsweise antrifft.

Wenn man die Briefe Freuds liest – und das gilt auch schon für die der Öffentlichkeit zugänglichen Fassungen – und dort die enge Verbindung zwischen seiner Arbeit und seiner Liebe entdeckt, wird man unweigerlich zunächst zu folgender Feststellung gelangen, die man vielleicht doch verallgemeinern darf: ohne Leidenschaft läßt sich nichts entdecken, nichts erfinden und nichts erobern. An der Langeweile, die einem aus den bedächtigen Zeilen vieler Autoren und Forscher entgegenschlägt, läßt sich ablesen, daß auf diesen trockenen Böden nichts wachsen kann. Das reglementierte und gesittete Denken bringt selten etwas hervor, und die Schöpfung von etwas Neuem geht häufig mit dem Geruch des Skandalösen einher. Zu arm, um eine Laufbahn ohne Überraschung einzuschlagen, und zu verliebt, um auf eine Verlobte verzichten zu können, die ihm Familientradition und kleinbürgerliche Sitten streitig machen wollten, beendet Freud seine Ausbildung mit einem Aufenthalt in Paris bei Charcot, nachdem er vorher schon Interesse an der wissenschaftlichen Neurologie und insbesondere der Neurozytologie gezeigt hatte.

In einer Zeit, als sich Grundlagenforschung und klinisches Wissen nicht gegenseitig ausschlossen, war Charcot nicht nur ein großer Kliniker, dem niemand seine Verdienste streitig machen kann, sondern auch ein ausgezeichneter Pathologe. Was diese Lehrjahre für Freud bedeuteten, ist nebenbei bemerkt gerade wegen dieser Globalität der Ausbildung für die jungen Ärzte von heute nur noch schwer nachvollziehbar. Heutzutage kann man sich kaum noch vorstellen, daß eine Ausbildung beispielsweise in einem bakteriologischen Labor in eine praktische medizinische Tätigkeit mündet. Die gegenwärtige Mode einer weitestgehenden Spezialisierung wiegt die Ärzte in einer falschen Sicherheit hinsichtlich ihres Wissens, die umso größer ist, je kleiner der Bereich ist, in dem sie arbeiten. Die Wissenschaftsgeschichte würde aber wahrscheinlich lehren, daß die entscheidenden Fortschritte nur selten durch eine Vorgehensweise erzielt wurden, bei der man geradewegs auf den Kern der Sache losging. Im Gegenteil, oft erschloß sich ein Bereich vom Rande her, oder indem man von Gebieten ausging, die an andere Disziplinen grenzten.

Zurückgewiesen von einer Wissenschaft, die er sich nicht leisten konnte, wenig interessiert an dem Klientel einer Allgemeinpraxis, in gewisser Hinsicht Paria zum einen wegen seiner Armut (zumindest einer Beinahe-Armut), zum anderen wegen seiner jüdischen Herkunft, begann Freud sich mit den Parias der Medizin zu beschäftigen, den Neurotikern und besonders den Hysterikerinnen.

Wie kam er zu seinen ersten hysterischen Patienten? Diese Frage ist leicht zu beantworten. Als er sich 1886 niederließ, waren seine ersten Klienten vermutlich die gleichen, wie die der jungen Ärzte 100 Jahre später: Hysterikerinnen, die freiwillig kamen, nachdem sie von den anderen Ärzten enttäuscht worden waren, aber auch solche, die eben von diesen Ärzten an den jüngeren Kollegen überwiesen worden waren. Sie hatten so zwei Fliegen mit einer Klappe geschlagen: sie waren lästige Kranke losgeworden und konnten damit prahlen, den jüngeren Kollegen geholfen zu haben.

Doch Freud war anders als die übrigen Ärzte. Er wagte etwas. Was heißt „etwas wagen" anderes, als sich überraschen zu lassen? Und, konfrontiert mit diesen Hysterikerinnen, die Jahrtausende hindurch nur als Schirm für die Projektionen der Männermedizin gedient hatten, entdeckte er, daß das theatralische lebende Bild nur etwas verschleiern sollte. Er entdeckte, wie sehr das, was die Hysterie den Blicken darbot, nur einem Auf-die-Probe-Stellen entsprach, analog den Gunstbezeugungen, die die Ritterfräulein ihrem Ritter auferlegt hatten. Einem umgekehrten Odysseus gleich mußte man also nur aufhören hinzusehen, und schon konnte man damit anfangen hinzuhören.

Wir haben betont, wie frappierend es ist, heute die Ausführungen von Charcot und anderen großen Klinikern des 19. aber auch des 20. Jahrhunderts zu lesen. Die Kranken werden darin beschrieben, ihr Sprechen aber wurde praktisch ausgeschlossen. Freud dagegen legte seinem ärztlichen Handeln von Anfang an und ohne zu zögern jenes dem Menschen eigentümliche Element zugrunde, die Sprache. Das heißt, er läßt sich überraschen, denn in der

Medizin hat man ihn nicht gelehrt, den Kranken zuzuhören, zu seiner Zeit noch weniger als heutzutage. Die Briefe an Fliess sind voll von der Frische jener Überraschungen, an denen er seinen Freund teilnehmen ließ.

Aber es genügt nicht, sich überraschen zu lassen. Nach einigen Jahren Praxis zweifelt Freud nicht mehr an der Wichtigkeit dessen, woran er rührt. Am 21. Mai 1894 schreibt er: „... ich bin hier ziemlich allein mit der Aufklärung der Neurosen. Sie betrachten mich so ziemlich als einen Monomanen, und ich habe die deutliche Empfindung, an eines der großen Geheimnisse der Natur gerührt zu haben. Es ist etwas Komisches um das Mißverhältnis zwischen der eigenen und der fremden Schätzung seiner geistigen Arbeit."

Freud ist also erstaunt darüber, daß diese Kranken unter der von ihm zunächst angewandten Hypnose sprechen. Dann auch darüber, daß ihr Diskurs nicht irgendetwas Beliebiges enthält, sondern direkt oder in Anspielungen die Sexualität betrifft. Schließlich darüber, daß die Leute auch ohne Hypnose zu ihm sprechen und dann ebensoviel oder sogar noch mehr sagen. Und je weniger er sie sieht, je weniger er sie berührt, je weniger er sie beaufsichtigt, desto mehr sprechen sie. Es handelt sich hier tatsächlich um ein wissenschaftliches Experiment, weil es ja reproduzierbar ist. Jeder Arzt kann die gleichen Versuchsbedingungen herstellen und das gleiche konstatieren wie Freud.

Beschränken wir uns nun auf die Hauptquelle der Entdeckungen Freuds, die Hysterie. Er hörte also den Hysterikerinnen zu; von ihnen lernte er zu schweigen, das Fragen einzustellen und sie so frei sprechen zu lassen, wie sie es noch nie durften.

Heutzutage, im Zeitalter der Emanzipation der Frau, ist es leicht zu verstehen, daß eben das den Frauen bis dahin gefehlt hatte. Immer hatte man ihren Diskurs verspottet, unterdrückt und gestrichen. Was sie zu sagen hatten, konnte und durfte nicht gesagt werden. Es wäre ein Attentat auf die Majestät des Mannes gewesen. Sogar als die Hysterie Zulauf aus dem Lager der Männer erhielt, trugen diese eher zu einer Bestätigung des hysterischen Diskurses bei, stellte sich doch heraus, daß die Männlichkeit meistens nur einer äußeren Erscheinungsform entsprach. Zu wagen, so etwas einem Mann zu sagen, war für die Hysterikerinnen eine Erfahrung, die ihnen bis dahin fehlte. Der Botschaft des Symptoms war dadurch ein Stück Freiheit gegeben worden; das Symptom wurde überflüssig.

Zu wagen, so zu einem Mann zu sprechen, habe ich gesagt. Vor allem aber war es wichtig, einem Mann zu begegnen, der es wagte zuzuhören. Dadurch enthüllte sich der Hysterikerin der Inhalt ihrer Botschaft im selben Moment, in dem sie diese aussprach. Die Analyse war geboren mit all ihren paradoxen Bedingungen: die Notwendigkeit des Analytikers, aber auch seines Schweigens, seiner Deutung, aber auch seiner Unwissenheit, denn das Wissen ist beim Patienten; schließlich noch die unausweichliche Übertragungsliebe, die das nicht gewußte Wissen des Patienten mit der gelehrten Unwissenheit des Analytikers verbindet. Auf die Gefahr hin, im Moment des Bruches, des eigentlichen Endes der Analyse, die Trauer um eine letzte Illusion erfahren zu müssen. Mit Freud muß das schwierig gewesen sein, denn Freud war keine Illusion. Für die Analysanden ist es sicherlich ein Glück, daß nicht alle Analytiker Freud heißen.

In diesem Spiel mit höchstem Einsatz bringt das Sprechen etwas hervor, so wie es auch zugleich sich selbst hervorbringt, das Sprechen, das die im Symptom gebundene Wahrheit zum Ausdruck bringt. Ist seine Botschaft befreit, so darf das Symptom zerfallen.

Hier sollte man allerdings etwas klarstellen. Bis zum Überdruß wiederholt man immer wieder, das Symptom verschwinde, wenn der Sinn des Symptoms entziffert werden konnte. Das ist eine sehr grobe Vereinfachung. Das Symptom ist nicht bloße Transskription eines verborgenen Satzes im Körper und durch den Körper. Das Symptom ist kein Kryptogramm. Es markiert vielmehr die Aufhebung einer Botschaft. Etwas konnte nur unvollständig gesagt werden. Eine Lüge war an die Stelle einer Wahrheit geschmuggelt worden. Diese fehlende Wahrheit bewirkte eine Pseudowahrheit, eine provisorische, aber starre, fixierte, sozusagen schlafende Interpretation. Das Symptom ist Teil des Rekonstruktionsversuchs der Wahrheit. Die Wahrheit ist nicht tot. Sie schläft und wartet auf den Märchenprinzen, der sie wieder zum Erwachen bringen soll. Wenn er obendrein Analytiker ist, wird er vielleicht wissen, warum die Schöne munter wird. Aber ist das der springende Punkt?

Nicht umsonst haben wir gesagt, daß jeder Arzt die Bedingungen des Freudschen Experiments wiederholen kann; der Zauberlehrling aber kann nicht ohne den Meister auskommen, und man wird ihm wohl kaum dazu raten, der ritterliche Liebhaber aller wiedererweckten Prinzessinnen zu werden. Das Symptom heilen ist eine Sache, das eigene Handeln zu begreifen eine andere. Auch hier zeigt uns Freud den Weg. Seine Zweifel, seine tastenden Versuche lassen einen Mut erkennen, der seinem Genie nicht nachsteht.

Erster Entwurf einer Theorie

Freud brauchte nicht lange, um im Diskurs seiner Hysterikerinnen die Universalität der sexuellen Thematik herauszuhören. Die Klagen seiner Patienten hatten sicher keine einheitliche Form. Um sie um ein einziges zentrales Thema herum zu gruppieren, mußte man den Mut haben, diesem Thema genug Spielraum zu lassen. Dieser erste Schritt, der darin bestand, zu hören, daß es sich um Sexuelles jenseits des Koitus handeln könnte, öffnete die Tür für den Gründungsakt jeder Psychoanalyse, die Deutung.

Man wird wohl kaum einem Trugschluß erliegen, wenn man annimmt, daß das, was Freud zu hören bekam, keine Lobeshymne auf die Sexualität war. Wenn die Sexualität eine Quelle der Freude ist, wird man kaum einen Arzt benötigen. Aber es gibt keine glückliche Liebe. Mit Hilfe einer Logik des Unbewußten ließe sich das beweisen. Da es sich hier nicht um eine Arbeit zur Theorie der Psychoanalyse handelt, ist es vermutlich einfacher, an die Erfahrung des Lesers zu appellieren und zu hoffen, daß er so viel Mut besitzt, dieser Behauptung zuzustimmen. Die Liebe hat nichts mit einer läppischen Glückseligkeit zu tun, auch nichts mit dem ungetrübten Genuß/*jouissance* eines Besitzers. Niemals ist der Mensch ungeschützter gegen das Leiden, als wenn er liebt. Daran erinnert uns Freud in *Das Unbehagen in der Kultur*. Etwas an der menschlichen Sexualität ist immer mit Unzufriedenheit verknüpft, und nur wer das auf sich nimmt, ist fähig zu lieben.

Vielleicht gibt es die Vollkommenheit – wir haben gezeigt, wie sehr die Hysterikerin sich darum sorgt – in der Liebe, allerdings ohne daß sie mit der Idylle oder dem unschuldigen Bild eins wäre, dessen paradiesischer Ursprung nur zu bekannt ist. Frau und Mann wiederholen nicht die Beziehung des Säuglings zu seiner Mutter. Sie müssen ihre Liebe erfinden und alle Führer, alle Vorbilder und Beispiele bewirken nichts anderes, als sie in den Augenblikken der Verbitterung noch zu fixieren, weil sie sie um die Rückkehr zu sich selbst bringen.

Dabei füllen doch wie zu Freuds Zeiten gerade jene die ärztliche Sprechstunde, für die sich Liebe und Sexualität nach Vorbildern oder Idealnormen richten müssen. Der Arzt schneidet gewöhnlich hier seinen Patienten das Wort ab, um sich in diesen Klagen nicht selbst erkennen zu müssen. Freud wagte es zuzuhören. Und er hörte in diesen Klagen eine Anklage gegen die Liebe, eine Anklage, die ihn zunächst glauben ließ, es gäbe auch einen Angeklagten. Irgend jemand mußte irgendwann die Gefühle der Frauen, die sich bei ihm beklagten, verletzt und sich an ihren Körpern vergriffen haben.

Die Theorie des sexuellen Traumas war die erste Formulierung, der erste Entwurf einer pathogenetischen Theorie, die Freud aus dem hysterischen Diskurs konstruierte: die Hysterikerinnen waren von einem sexuellen Ereignis überrascht worden, dessen Sinn sie nicht verstehen und dessen erregende Wirkung auf ihr Gefühlsleben sie nicht bewältigen konnten. Diese Ereignisse führten auf dem Felde der Wahrnehmung und des Bewußtseins zu einem Einbruch der bis dahin verkannten Triebe.

Das sexuelle Trauma implizierte nicht ein ungewöhnliches oder besonders heftiges Auftreten der Sexualität, sondern nur ein unerwartetes und vorzeitiges Auftreten. Was bedeutet hier unerwartet? Daß es von einer Person ausgeht, von der man eine solche Handlung nicht erwartete. Katharina z. B., in den *Studien über Hysterie*: Während seiner Ferien begegnet Freud einem Mädchen, das an allen möglichen hysterischen Halssymptomen leidet. Er läßt sie sprechen und entdeckt, daß die Symptome nach einem Vergewaltigungsversuch durch den Onkel entstanden sind. 30 Jahre später allerdings, von den Erfordernissen der Schweigepflicht entbunden, ergänzt Freud die Geschichte von Katharina durch eine Fußnote, in der er richtigstellt, daß nicht der Onkel, sondern der Vater des Mädchens der Täter war.

Die Theorie des sexuellen Traumas beschränkt sich nicht auf Vergewaltigungen oder wie auch immer geartete Verführungsversuche. Unter diesen Begriff fallen Begegnungen mit Exhibitionisten, die Entdeckung des elterlichen Verkehrs und Aufklärungsversuche zum falschen Zeitpunkt.

Aber wenn man die Dinge so sieht, wem bliebe dann – besonders heutzutage – das sexuelle Trauma erspart? Auch Freud stellte sich diese Frage. Bald erschien ihm die Theorie des sexuellen Traumas unzureichend. Sie enthielt noch einige Vorurteile, z. B. das von der Unschuld der Kinder und das, daß Väter ihre Töchter nicht begehren.

Wenn auch die kindliche Unschuld heute nicht mehr als unantastbares Dogma angesehen wird, wenn auch jeder weiß, daß es kindliche Sexualität gibt, ohne allerdings zu wissen, daß diese Kenntnis Freud zu verdanken ist, so ruft doch die Behauptung, Väter begehren ihre Töchter, immer noch beträchtliche Emotionen hervor. Es geht nicht darum, für eine Realisierung dieses Begehrens einzutreten. Aber sicherlich verdanken viele Frauen ihr Selbstvertrauen der Tatsache, vom Vater wegen ihres Charmes und ihrer weiblichen Reize geschätzt worden zu sein, ohne daß es auch nur andeutungsweise zu irgendeiner deplazierten Handlung gekommen war.

In Freuds Brief vom 21. 9. 1897 an seinen Freund Fliess wird die Wende in seiner Auffassung sichtbar.

„... Und nun will ich Dir sofort das große Geheimnis anvertrauen, das mir in den letzten Monaten langsam gedämmert hat. Ich glaube an meine Neurotica nicht mehr. Das ist wohl nicht ohne Erklärung verständlich; Du hast ja selbst glaubwürdig gefunden, was ich Dir erzählen konnte. Ich will also historisch beginnen, woher die Motive zum Unglauben gekommen sind. Die fortgesetzten Enttäuschungen bei den Versuchen, meine Analyse zum wirklichen Abschluß zu bringen, das Davonlaufen der eine Zeitlang am besten gepackten Leute, das Ausbleiben der vollen Erfolge, auf die ich gerechnet hatte, die Möglichkeit, mir die partiellen Erfolge anders, auf die gewöhnliche Art zu erklären: dies die erste Gruppe.

Dann die Überraschung, daß in sämtlichen Fällen der Vater als pervers beschuldigt werden mußte, ... die Einsicht in die nicht erwartete Häufigkeit der Hysterie, wo jedes Mal dieselbe Bedingung erhalten bleibt, während doch solche Verbreitung der Perversion gegen Kinder wenig wahrscheinlich ist. (die Perversion muß unermeßlich häufiger sein als die Hysterie, da ja Erkrankung nur eintritt, wo sich die Ereignisse gehäuft haben und ein die Abwehr schwächender Faktor hinzugetreten ist).

Dann drittens die sichere Einsicht, daß es im Unbewußten ein Realitätszeichen nicht gibt, so daß man die Wahrheit und die mit Affekt besetzte Fiktion nicht unterscheiden kann. (Demnach blieb die Lösung übrig, daß die sexuelle Phantasie sich regelmäßig des Themas der Eltern bemächtigt.)

Viertens die Überlegung, daß in der tiefgehendsten Psychose die unbewußte Erinnerung nicht durchdringt, so daß das Geheimnis der Jugenderlebnisse auch im verworrensten Delirium sich nicht verrät. Wenn man so sieht, daß das Unbewußte niemals den Widerstand des Bewußten überwindet, so sinkt auch die Erwartung, daß es in der Kur umgekehrt gehen müßte bis zur völligen Bändigung des Unbewußten durch das Bewußte. Soweit beeinflußt wurde ich bereit, auf zweierlei zu verzichten, auf die völlige Lösung einer Neurose und auf die sichere Kenntnis ihrer Ätiologie in der Kindheit. Nun weiß ich überhaupt nicht, woran ich bin, denn das theoretische Verständnis der Verdrängung und ihres Kräftespiels ist mir nicht gelungen. Es erscheint wieder diskutierbar, daß erst spätere Erlebnisse den Anstoß zu Phantasien geben, die auf die Kindheit zurückgreifen, und damit gewinnt der Faktor einer hereditären Disposition einen Machtbereich zurück, aus dem ihn zu verdrängen ich mir zur Aufgabe gestellt hatte – im Interesse der Durchleuchtung der Neurose.

Wäre ich verstimmt, unklar, ermattet, so wären solche Zweifel wohl als Schwächeerscheinung zu deuten. Da ich im gegensätzlichen Zustande bin, muß ich sie als Ergebnis ehrlicher und kräftiger intellektueller Arbeit anerkennen und stolz darauf sein, daß ich nach solcher Vertiefung solcher Kritik noch fähig bin. Ob dieser Zweifel nur eine Episode auf dem Fortschreiten zur weiteren Erkenntnis darstellt?

Merkwürdig ist auch, daß jedes Gefühl von Beschämung ausgeblieben ist, zu dem doch ein Anlaß sein könnte. Gewiß, ich werde es nicht in Dan erzählen, nicht davon reden in Askalon, im Lande der Philister, aber vor Dir und bei mir habe ich eigentlich mehr das Gefühl eines Sieges als einer Niederlage (was doch nicht Recht ist).“

Diesem Brief ist von den Herausgebern eine Fußnote beigefügt, die der auf 1924 datierten Fußnote zur Arbeit *Weitere Bemerkungen über die Abwehr-Neuropsychosen* (1896) entspricht. Diese Fußnote erhellt den Brief und faßt ihn zusammen.

„Dieser Abschnitt steht unter der Herrschaft eines Irrtums, den ich seither wiederholt bekannt und korrigiert habe. Ich verstand es damals noch nicht, die Phantasien der Analysierten über ihre Kinderjahre von realen Erinnerungen zu unterscheiden. Infolgedessen schrieb ich dem ätiologischen Moment der Verführung eine Bedeutsamkeit und Allgemeingültigkeit zu, die ihm nicht zukommen. Nach der Überwindung dieses Irrtums eröffnete sich der Einblick in die spontanen Äußerungen der kindlichen Sexualität, die ich in den ‚Drei Abhandlungen zur Sexualtheorie', 1905, beschrieben habe. Doch ist nicht alles in obigem Text Enthaltene zu verwerfen; der Verführung bleibt eine gewisse Bedeutung für die Ätiologie gewahrt, und manche psychologischen Ausführungen halte ich auch heute noch für zutreffend."

*Die Entdeckung des Phantasmas**

Was ist dieses Phantasma, das in dem Brief an Fliess wie auch in der Fußnote erscheint, und auf das wir immer wieder hingewiesen haben? Das Phantasma ist das, was den Handlungen und Plänen, den Absichten und Wünschen des Menschen zugrundeliegt. Es ist jene unbekannte Lochkarte, die die Spieluhr allen Betragens und aller Verhaltensweisen programmiert. Es ist die Wurzel dessen, was das Subjekt von seinem Unbewußten entdecken kann. Freud gebraucht diesen Begriff häufig im Plural. Es sind Phantasievorstellungen, die sich im Verlauf einer Psychoanalyse herauskristallisieren können. In seinen Arbeiten hat er dafür viele Beispiele angeführt. Eines der bekanntesten ist: „Ein Kind wird geschlagen." Diese bildhafte Vorstellung kehrt auch in den Assoziationen wieder, ohne daß das Subjekt genaueres über den Zusammenhang sagen könnte, aus dem sie entstanden ist. Es lassen sich aber, ausgehend von dieser ersten Vorstellung eine ganze Reihe von Transformationen auffinden, die zum Kern des Phantasmas laufen, dem Grundphantasma, auf das sich alle anderen nach einer Reduktion zurückführen lassen.

In diesem Grundphantasma sind – noch in der Form einer Ersatzbildung – das Subjekt, sein Objekt und die Bindung an dieses Objekt enthalten. Was ist das Objekt des Subjekts? Es ist ein von ihm abgetrennter Teil, den man deshalb als verloren ansehen kann. Auf diese Weise läßt sich begreifen, wie das, was wir Wunsch, Begehren/*désir* nennen, ausgehend vom Objektverlust erscheint. Zur Illustration des Verhältnisses von Objekt und Wunsch wer-

* A. d. Ü.: Im folgenden Text wird das französische *fantasme* immer als Phantasma übersetzt, obwohl im Text Freuds in diesem Zusammenhang immer von „Phantasie" oder „Phantasien" die Rede ist.

den wir uns nicht zu weit in den Bereich vorwagen, den Freud die Metapsychologie genannt hat, sondern uns mit einigen vereinfachten Beispielen begnügen.

Die Entwöhnung soll uns als Modell dienen. Die Beobachtung zeigt, daß die Entwöhnung beim Säugling manchmal mit einigen Schwierigkeiten einhergeht. Der Verlust der Brust konstituiert eine Erfahrung, die im Grunde nur die erste einer Reihe darstellt. Die schmerzhafte Empfindung, die als solche erst später bezeichnet wird, markiert das Bett, in dem der Wunsch ruhte; die verlorene Brust konstituiert das Objekt dieses Wunsches. Mit einem Mal sieht man, daß sich eben diese Objekte in der Reihe der oben erwähnten Erfahrungen gegenseitig ersetzen werden, während der Wunsch immer der gleiche bleibt.

Freilich können sich die Ausgestaltungen ändern, die der Wunsch erfährt. An der Brust saugen, einen Mund küssen, einen Körper liebkosen, sind verschiedene Ausgestaltungen einer Bindung an das Objekt. Ohne Schwierigkeiten kann man sich eine ganze Reihe von Anordnungen der Beziehung zu ein und demselben Objekt vorstellen. Wenn das betreffende Objekt der andere der Liebe ist, können alle Manifestationsformen von der Zärtlichkeit bis zur Grausamkeit diese Bindung gestalten. Aber welche Varianten, welche klinischen Formen diese Beziehung auch annimmt, drei Elemente sind darin unveränderlich: das Objekt, die Bindung an das Objekt und das, wovon diese Bindung ausgeht, was nie anders als durch diese Manifestationen erfaßt wird: das Subjekt. Wie man sieht, erscheint das Subjekt immer nur als Quelle des Wunsches, die Verschiedenartigkeit der Objekte ist relativ begrenzt; die Handlung, die Subjekt und Objekt miteinander verknüpft, kann im Gegensatz dazu sehr viele Formen annehmen.

In dem Phantasma „*on bat un enfant*“ (wörtliche Übersetzung: man schlägt ein Kind) ist das Kind das Objekt; die Handlung, die das Subjekt mit dem Kind verbindet, ist durch das Verb „schlagen“ repräsentiert; das Subjekt dieser Handlung aber verliert sich im unbestimmten „*on*“/man. Achtet man noch mehr auf den deutschen Text, so hat sich das Subjekt sogar noch mehr verflüchtigt: „ein Kind wird geschlagen“/„*un enfant est battu*“. Das Subjekt der Handlung ist in diesem Fall völlig verdrängt.

Die Geburt des Phantasmas, dieses wahrhaftigen Organisators des Unbewußten, ist mit den allerfrühesten Erfahrungen des menschlichen Subjekts verknüpft. In seiner Funktion als Organisator des Unbewußten strukturiert das Phantasma die ganze Persönlichkeit. Es ist in gewisser Weise das Wappen, das Chiffre-Zeichen des Subjekts, und seine Entdeckung im Verlauf einer Analyse erhellt dann die Hauptdrehpunkte und -ereignisse im Leben eines jeden, indem sie miteinander wieder in einen Zusammenhang gebracht werden. Die Elemente dieses Phantasmas sind sogar dem Unbewußten der Eltern entlehnt. Wenn es durch den Psychoanalytiker erkannt werden kann, so wird es sich dem Kind, das dem Druck der elterlichen Präsenz permanent unterworfen war, nicht mehr aufzwingen. Wer nicht mit der Psychoanalyse vertraut ist, wird das vielleicht etwas mysteriös finden. Aber die Psychoanalyse läßt sich nicht kurz zusammenfassen. Man kennt sie nicht schon, weil man einige populärwissenschaftliche Artikel über sie gelesen hat. Der Zweck dieses Teils unserer Arbeit ist schon erreicht, wenn er beim Leser den Wunsch geweckt hat, hier – vor allem bei Freud und denen, die ihm gefolgt sind – etwas mehr zu erfahren.

Einige einfache Situationen sollen uns dabei helfen, zu begreifen, worum es hier geht.

Stellen wir uns ein Kind vor, das von klein auf gesehen und gehört hat, wie seine Mutter den Vater bekrittelt und ihn mit anderen verdienstvolleren Männern, besonders ihrem eigenen Vater, verglichen hat. Unausweichlich stellt sich für dieses Kind die Frage: „Warum hat sie ihn geheiratet?" Das ist natürlich eine Fragestellung des Erwachsenen. Und in dieser Form findet man sie im Verlauf einer Analyse wieder. Aber die Urform dieser Frage hat sich wahrscheinlich schon in der Kindheit gebildet. Das Phantasma ist eine unbewußte Antwort auf diese Frage.

Eine andere Frage entsteht aus der mütterlichen Liebe selbst. Wir haben bereits die oberflächliche Erklärung eines „das ist natürlich" oder eines „das ist normal" kritisiert. Den Äußerungen der mütterlichen Liebe ausgesetzt, schleicht sich beim Subjekt die Frage ein: „Was erwartet die Mutter von mir?" Verständlich, daß so eine Frage die Phantasmen geradezu wuchern läßt.

Nach diesem Versuch einer Einordnung des Phantasmas – wir müssen immer wieder betonen, daß es sich hier wegen der Vielschichtigkeit des Gegenstands nur um einen Versuch handeln kann – muß man sich die Frage des Traumas erneut stellen. Wenn sich das als Trauma angesehene Ereignis zwischen den möglichen Personen des Phantasmas abspielt, liegt auf der Hand, daß sich letzteres dem Subjekt plötzlich enthüllt; mit dieser Entdekkung konfrontiert, die im Grunde die des eigenen Wunsches ist, kann es nur mit einer Verleugnung reagieren. Gleichwohl ist die Häufigkeit beispielsweise des Vater-Tochter-Inzestes sehr viel größer, als man sich gemeinhin vorstellt. Die Fälle, die zur Anzeige kommen, sind relativ selten. Die Zahl der Bekenntnisse bei den Psychiatern und Allgemeinärzten ist schon sehr viel größer. Das soziologische Studium der den Inzest begünstigenden Lebensverhältnisse zeigt, daß seine Häufigkeit noch über der Zahl der Bekenntnisse liegen muß.

Nun wird man aber Freud nur zustimmen können, wenn er in seinem Brief an Fliess meint, die Hysterie sei so häufig, daß man sie auf gar keinen Fall mit diesem „Trauma" erklären könne. Ich würde sogar noch weiter gehen. Man kann sich fragen, ob diese realisierten Inzeste nicht ein Gegenmittel gegen das Entstehen des Phantasmas darstellen. Man denke an das, was über die hysterische Suche gesagt wurde. Es ist die Suche nach einem Vaterbild, das die vom realen Vater offen gelassenen Lücken schließen soll.

Man kann jetzt ein Resümee darüber aufstellen, worauf die Psychoanalyse der Hysterie hinausläuft. Es geht darum, die Hysterikerin dahin zu bringen, auf die Vervollkommnung dieses realen Vaters zu verzichten, und ihm das Recht auf Unvollkommenheiten, auf Niederlagen und auf Schwächen zuzugestehen. Von da ab wird sie auch bereit sein, sich die gleichen Rechte zuzugestehen. Das heißt, sie wird sich dazu autorisieren, sich in der Gegenwart das zunutze zu machen, was sie besitzt, statt diese Gegenwart einer Zukunft zuliebe zu verpassen, einer Zukunft, die mit leeren Hoffnungen ausgestattet, immer nur noch weiter hinausgeschoben wird.

Die Objekte und die Lust

Von der Oralität war bisher noch kaum ausdrücklich die Rede. Dabei fehlt es nicht an Psychoanalytikern, die in der Oralität eines der Zentralprobleme der Hysterie sehen. Ebenso übrigens, wie andere die Bedeutung der Analität hervorheben werden. Es ist deshalb angebracht, dem Arzt eine Anleitung dafür zu geben, wie diese Auffassung eingeordnet und mit einer kohärenten Konzeption der Hysterie in Einklang gebracht werden kann.

Diese Überlegungen gehören zu der Lehre von den Reifungsstadien. Danach soll das Kind verschiedene Entwicklungsstufen durchlaufen, jede charakterisiert durch die Vorherrschaft einer Zone, einer Körperregion, meistens einer Körperöffnung, die zu einem bestimmten Zeitpunkt das Hauptinteresse des Kindes beanspruche, weil diese Zone gleichzeitig die Quelle aller Lustempfindungen sei. Es handelt sich also um eine erogene Zone. Die im allgemeinen bekannten Entwicklungsstufen sind nach diesen Zonen benannt. Es handelt sich um die orale, die anale und die phallische Phase. Das sind auch die am häufigsten vorkommenden Angaben in der Psychoanalyse.

Manche Analytiker haben nach einem gründlichen Studium der Kleinkinder die Annahme weiterer Phasen vorgeschlagen. So findet man in der psychoanalytischen Literatur Hinweise auf ein respiratorisches, muskuläres, olfaktorisches Entwicklungsstadium und anderes mehr. Jede Stufe ist durch ein bevorzugtes Objekt gekennzeichnet: Brust, Kot, Penis. Die Liste dieser besonderen Objekte läßt sich ergänzen. So hat Lacan noch zwei andere Objekte vorgeschlagen, die noch nicht auf jenen ersten Listen zu finden waren: den Blick und die Stimme.

Es geht hier nicht darum, sich ausführlich mit dem Fragenkomplex auseinanderzusetzen, den die Stadien oder Phasen und diese Objekte aufwerfen, vielmehr darum, Konzepten wieder ihren Platz in der psychoanalytischen Theorie zuzuweisen, da sie isoliert von dieser Theorie sehr leicht irreführend sind.

Zweifellos lassen sich klinisch in der Entwicklung des Neugeborenen zum Kind und sogar darüber hinaus verschiedene Phasen beschreiben. Aber es handelt sich um klinische Beschreibungen, die auf Beobachtungen beruhen. Man registriert dabei Zeichen, Material und altersspezifische Verhaltensweisen. Setzt man diese Beobachtungen einfach mit der reinen Theorie gleich, so wirkt das peinlich, es kommt zu Verständnisschwierigkeiten, hauptsächlich aber zu Irrtümern.

Niemand wird bezweifeln, daß eines der Hauptinteressen des Säuglings das Saugen ist. Man sollte trotzdem daran denken, daß er nur einen ganz kleinen Teil seiner Zeit damit verbringt, die meiste Zeit schläft er. Manchmal besteht eine Beziehung zwischen der Oralität und dem Schlaf, der Müdigkeit oder – vom klinischen Standpunkt aus gesehen – vor allem mit der Asthenie. Auf diesen Zusammenhang sollte man hinweisen, da man ihm im allgemeinen zu wenig Aufmerksamkeit schenkt.

Nun aber zu glauben, die verschiedenen Phasen seien eine Folge deutlich voneinander getrennter Abschnitte, wäre ein Fehler. Oralität und Analität, d. h. das Interesse für das Essen, insbesondere die Brust, und das Interesse für die Exkremente, vor allem für den Kot, sind eng miteinander verlötet. Natürlich wird man daran erinnern, daß die geformten Stühle beim Säugling erst nach einiger Zeit auftreten, nämlich dann, wenn er beginnt, etwas anderes zu sich zu nehmen als nur Milch (besonders Muttermilch). Eine ganze Weile hindurch beanspruchen orale und anale Aktivität zugleich das Interesse des kleinen Menschenkindes.

Freuds Entdeckung bestimmter bevorzugter Interessen in bestimmten Lebensabschnitten behält ihre Gültigkeit, aber auch einen Teil ihrer Rätselhaftigkeit.

So begnügten sich zu viele Analytiker und – nach ihnen – vor allem zu viele Psychologen damit, aus diesen Stadien die einzelnen, quasi botanischen Reifungsabschnitte des Menschen zu machen.

Ich will so eine Entwicklung nicht bestreiten. Sie ist aber vielleicht nicht allein das Ergebnis der Eroberung neuer motorischer oder sensorischer Funktionen, die schon durch eine natürliche Entwicklung bewirkt worden wäre, sondern auch an die Wirkungen der kindlichen Errungenschaften auf die Umwelt geknüpft.

So bringt beispielsweise die Entwöhnung, eine wichtige Veränderung für die Ernährungsgewohnheiten des Säuglings, auch für die Mutter eine erhebliche Umstellung mit sich, besonders wenn es sich um ein Brustkind handelte. Für die Mutter kommt es zum Verlust eines bestimmten Beziehungsmodus zu ihrem Kind, meistens auch zum Verlust einer Lust. Ist doch die Brust unbestreitbar eine erogene Zone. Welches Objekt diese Zone erregt, Säugling oder Liebespartner, ist vielleicht nicht so wichtig, wie man es für gewöhnlich annehmen möchte. Weit gefehlt, wenn man glaubt, die Beziehung zum Lustobjekt sei eine einfache Beziehung. Daß man für diese Beziehung das Wort Liebe einsetzt, vergrößert die Verwirrung nur noch mehr. Die Liebe besteht nicht bloß darin, das Lustobjekt so fest wie möglich an sich zu binden, obwohl man dieser Definition der Liebe manchmal begegnet.

Die gleichen Aporien treten auf, wenn von der phallischen Phase die Rede ist. Man muß betonen, daß die ersten Analytiker, die diese Phase zum Vorschein brachten, gleich zu Anfang den Term „phallische Phase“ verwendeten und nicht etwa „Penis-Phase“ oder so ähnlich. Ist die phallische Phase diejenige, in der die Funktion des Penis und die Lust, die sich von ihm ableitet, erworben werden? Dann wäre diese Phase nur beim männlichen Part vorhanden und man müßte ein weibliches Pendant dazu finden, z. B. eine vaginale oder vulväre Phase. Man bliebe so bei der harmonischen, anscheinend von Natur aus gegebenen Einfachheit.

Aber damit ist es nichts. Ohne sich klarzumachen, daß Phallus und Penis vielleicht nicht die gleiche Sache sind, führten die Analytiker, meistens Männer, bei der Frau eine phallische Phase ein, eine Mischung aus Sehnsucht, Neid und Anspruchshaltung gegenüber der stiefmütterlichen Natur, die andere mit dem Objekt ihres Begehrens und ihrer Lust versehen hat. Als ob eben dieser Platz des anderen (vielleicht imaginär) nur durch die Lust bezeichnet wäre, die der eine wünscht. In dieser Konzeption ist der Mann ohne Frau auf die gleiche masturbatorische Phantasietätigkeit reduziert wie die Frau ohne Mann. Nun ist diese masturbatorische Phase, die man so oft mit Stillschweigen übergeht, zweifellos nicht ohne Reiz, kann ihr doch keiner widerstehen.

Aber daß der Mann, der mit ebensoviel Sehnsucht nach der vaginalen Gastlichkeit trachtet, wie die Frau nach dem Eindringen des Penis, soweit geht, die Trägerin dieser Vagina, Spenderin aller seiner Freuden, als ein Wesen anzusehen, das ihm unterworfen, untergeordnet und im Vergleich zu ihm minderwertig sein soll, das alles ist ein noch ungelöstes Problem. Auch wir werden dazu keine Lösung vorschlagen können. Die Körperkraft allein ist wahrscheinlich keine befriedigende Erklärung. Die Enttäuschung des Mannes, nicht gebären, keine Kinder in die Welt setzen zu können, ist als Erklärung ebensowenig befriedigend. Dennoch sollte man diese Gesichtspunkte nicht vernachlässigen.

Immerhin war es nicht ganz sinnlos, einen bestimmten Moment, nicht der Entwicklung des Menschen sondern seines Wunsches, „phallische Phase" benannt zu haben. Daß der Phallus der Frau fehlt und so das Ziel ihrer Begierden zu bezeichnen oder darzustellen in der Lage ist, kann man ohne große Schwierigkeit akzeptieren. Wie steht es aber damit beim Mann? Nun, beim Mann ist es ganz genauso. In der Tat, dieser Penis, auf den er sich doch so viel einbildet, beunruhigt ihn ununterbrochen. Niemals ist er mit ihm zufrieden. Immer kann man sich einen noch größeren, noch dickeren oder noch potenteren vorstellen.* Im Vergleich zu einem Ideal ist sein eigener Penis so unbedeutend wie dessen Abwesenheit bei der Frau, auch wenn man diese Abwesenheit mit einer Klitoris ausstattet, von der weniger Frauen Gebrauch machen, als man glaubt. Der Phallus repräsentiert also für den Mann wie für die Frau das, was fehlt, um erfüllt zu sein, um einem bestimmten Ideal zu entsprechen.

Die phallische Phase ist folglich eine Phase, die der Mann wie auch die Frau zu überschreiten haben, ein Schritt, bei dem es darum geht, seine Unvollkommenheit, die eigene Kastration, wie die Psychoanalytiker sagen, anzunehmen.

Diesen kleinen Exkurs über die Phasen oder Entwicklungsstufen hätte man genauso gut in dem Kapitel „die Hysterikerin und der Geschlechtsunterschied" anbringen können. Da es sich dabei aber um einen Problemkreis handelt, der hauptsächlich von Psychoanalytikern hervorgehoben wurde, zogen wir es vor, ihn in dem Kapitel unterzubringen, das sich mit der Psychoanalyse der Hysterie und den Phantasmen befaßt.

Kehren wir nun zur Oralität zurück, um die Berührungspunkte mit der Hysterie im engeren Sinne aufzusuchen.

Bis heute hat die Klinik immer wieder auf die Bedeutung des Mundes aufmerksam gemacht. Immer handelte es sich gerade um jene orale Zone, wenn wir von Halssymptomen, Schluck- und Atemstörungen, Aphonie und Stimmveränderungen gesprochen haben.

Sofort wird klar, wie sehr diese Zone nicht nur von dessen Träger oder Trägerin, sondern auch vom anderen besetzt ist. Die Kußspiele sind nicht nur

* Hier liegt die Wurzel der Rekordsucht, deren Funktion für das Phantasma leicht zu begreifen ist.

für einen der Liebespartner von Interesse. Auch der Biß gehört zur Liebeskunst, einer Kunst, die zwar im okzidentalisierten und frigiden Europa kaum gelehrt wird, die aber, gerade weil sie sich dem Unterricht entzieht, ein Bereich geblieben ist, in dem von jedermann etwas erfunden werden kann. Kurzum, der Mund als Sexualorgan, als Hohlorgan, geeignet um den Penis zu liebkosen, ihn aufzuwecken, an ihm zu saugen, ihm als Scheide oder Futteral zu dienen, ihn zum Orgasmus zu bringen, schafft für viele Männer die am meisten gesuchte und folglich auch am meisten verbotene Lust, jene, um die man nicht zu bitten wagt, weil eine Weigerung den geheimsten Wunsch bloßstellen und die tiefste Kränkung herbeiführen würde.

Das weibliche Pendant dieses Wunsches ist der Ekel. Dora litt an einer hysterischen Aphonie und einem hysterischen Husten. Die Wahrnehmung des gegen ihren Unterleib gedrückten erigierten Penis von Herrn K. rief bei ihr den Ekel hervor, sagt Freud. Mit Erstaunen lasen wir aus der Feder eines renommierten Psychoanalytikers, die Regelblutungen beispielsweise riefen Ekel hervor, weil sie an die Exkremente erinnerten. Als ob diese nicht selbst durch die verächtlichen und zurückweisenden Reaktionen der Mutter Ekelobjekt geworden wären.

Wir haben bereits erwähnt, wie sich die Säuglingsstühle mit der Ernährungsweise ändern. Nun tritt aber, wie Frau Dolto dargelegt hat, dieser Ekel der Mütter vor dem Stuhl des Säuglings manchmal dann auf, wenn sich die goldgelben Stühle des an der Brust genährten Säuglings im Zusammenhang mit der Umstellung auf gemischte Kost in die geformten Stühle umwandeln. Von seiten der Mutter kommt es nun zu einer Ablehnung, unter der der Säugling häufig und manchmal auch ernstlich leidet. In dem Moment wird er selbst die Objekte, an die er trotz allem mit einer tiefgehenden Ambivalenz für lange Zeit gebunden bleibt, mit negativen Gefühlsreaktionen, mit Ekel besetzen.

Dieses Modell des Ekels findet man auf der Ebene der Oralität wieder. Ein Ekel vor der Sexualität, vor allen nur denkbaren Sexualorganen, wäre nicht vorstellbar, wenn das vom Ekel bezeichnete Objekt nicht zugleich durch den allerstärksten Wunsch gekennzeichnet wäre. Den Penis mit dem Mund zu liebkosen, an ihm zu saugen und zu lutschen, an ihm zu trinken und ihn auszuleeren wie eine Brust, sind solche oralen Phantasmen, die bei der weiblichen wie auch der männlichen Hysterie vorkommen.

Wenn diese Vorstellungen, wie eben erwähnt, den geheimsten Wunsch zum Ausdruck bringen, dann sind sie auch die am tiefsten verdrängten, sie sind vergraben im Unbewußten. Erst nachdem man sich ganz mit dem Sprechen versöhnt hat, sogar mit der Stimme, jenem anderen Objekt, das den Mund passiert, kann man an sie herankommen. Diese Autorisierung, alles zu sagen, ist eben im Gnadenzustand der Liebe möglich in dem man obendrein noch alles ohne Ekel tun darf. Es eröffnet sich ein Zugang zu Freuden, die man sich am allerwenigsten eingesteht. Nicht daß sie generell nicht einzugestehen wären; doch sind sie im Bewußtsein der Gruppe mit den Attributen des Obszönen, des Niedrigen, vor allem aber des Sündigen belegt.

Ein anderer, ebenfalls schon erwähnter Aspekt der Oralität betrifft die Asthenie. Jene rasche Ermüdbarkeit, die Unfähigkeit, irgendetwas in Angriff zu nehmen, die bei den Hysterikerinnen so häufige Klinophilie (Bettsucht), ja auch jene Passivität, wie man zu sagen pflegt, kann oft als Regression auf ein Stadium des Säuglings angesehen werden, der nur erwacht, wenn sich die mütterliche Brust nähert.

Aber der Mund enthält auch Zähne. Der Biß in die Brust, das Beißen beim Küssen, darin wollte man einige Aspekte jenes Hasses erblicken, der immer die Kehrseite der Liebe ist. Das ist nicht völlig falsch. Aber die Hysterikerin braucht nicht mit den Zähnen zu beißen, um wehzutun. All das, was man orale Aggressivität genannt hat, das Geschick, mit dem die Hysterikerin das verletzende Wort zu finden weiß, d. h. das Wort, das die Schwächen des anderen bloßstellt, gehört auch zu dieser Oralität. Es handelt sich um eine Waffe, die zerstörerisch sein kann, denn der, auf den sie zielt, ist der gleiche, der das Zum-Ausdruck-Kommen der hysterischen Botschaft verbietet. Das heißt, daß er sie fürchtet.

Wir haben bereits darauf hingewiesen, daß es zu weit führen würde, im Detail auf die Anorexia nervosa einzugehen, die man trotz allem als eine Manifestationsform der hysterischen Oralität ansehen kann. Wir haben diese Dimension der Oralität auch absichtlich so isoliert und die Darstellung auf ein Minimum reduziert; der Problemkreis schien uns nämlich nicht leicht zugänglich zu sein. In der Tat können wir uns schlecht vorstellen, wie man außerhalb der Psychoanalyse an diesen Bereich herankommen könnte.

Wir wollten damit nur die Konzeption des Objekts und seine Funktion im Phantasma illustrieren.

Ganz auf psychoanalytisches Terrain muß sich der Allgemeinpraktiker nicht begeben, wenn auch seine Rolle im Hinblick auf die Hysterikerin kaum überschätzt werden kann.

DER WUNSCH IN DER GEGENWART

Der Platz der Liebe

Man hätte sich auch genauso gut lang und breit über die Psychoanalyse der Hysterie auslassen können, so sehr ist es ein Faktum, daß Psychoanalyse und Hysterie gewissermaßen wesensgleich sind. Das heißt, daß bei näherem Hinsehen alles, was wir bisher über die Hysterie geschrieben haben, sogar bei den historischen Überlegungen, etwas mit der Analyse zu tun hatte. Wenn wir die mit den männlichen Auffassungen über die Hysterie verknüpften Phantasmen herausgehoben, die im Symptom verborgene hysterische Botschaft zutage gefördert haben, so erstaunlich das einem auch vorgekommen sein mag, wenn wir die mythischen Hintergründe der Paarbildung aufgezeigt, und schließlich gewisse therapeutische Praktiken geradezu als eine Verwirklichung der männlichen Phantasmagorien über den Körper der Frau gedeutet haben, so war all das nichts anderes als eine Anwendung der Psychoanalyse. Und schon bevor von den Phantasmen die Rede war, sprachen wir über Übertragung und Deutung, über Widerstand und über Lust- und Realitätsprinzip.

Es wäre deshalb irrig, glauben machen zu wollen, in diesem Buch sei nur ein einziges Kapitel der Psychoanalyse gewidmet. Aber es handelt sich doch um eine „gezähmte" Psychoanalyse. Jeder Arzt, jeder Medizinstudent, alle, die sich aus persönlichen Gründen zu den sogenannten Humanwissenschaften hingezogen fühlen, werden sich unweigerlich von einem Jenseits der augenscheinlichen Realität betroffen fühlen.

Ob es sich um den Bereich des Denkens oder den der Kunst handelt, der Realismus mit seiner Attitüde, sich für die ganze Wahrheit zu halten, ist das bequemste Alibi für alle Lügen und seien es auch nur Auslassungslügen. Wie wir betont haben, ist der Humanismus selbst eine Quelle der Lüge, denn er macht, wie Lévinas es lehrt, vor den Grenzen des Privatlebens Halt. Was aber könnte es sonst für eine Lüge geben als die, die eben diesen Lebensbereich betrifft? Sind Psychoanalyse und Sexualität miteinander koextensiv, so folgt daraus: wenn es Lüge gibt, dann wird sie auf diesem Gebiet der Begierden und Schwächen am leichtesten zu ihrem Ziel kommen: jemand etwas vorzuschwindeln, und sei es auch nur sich selbst.

Lacan hat gezeigt, daß es im Diskurs des Menschen kaum möglich ist, jeglichen Schein zu vermeiden und gerade wegen dieser Eigenschaft kann der Diskurs existieren und durch die Psychoanalyse gehört werden. Gehört, d. h. er wird dem Subjekt, das spricht, wieder zurückgegeben, aber nicht ganz so, wie es glaubte, ihn von sich gegeben zu haben. Diese kleinen Abweichungen ermöglichen es, hörbar zu machen, was jenseits einer simplen Eindeutigkeit, die ein Glaubensbekenntnis erforderte, in einer Rede enthalten ist.

Zwar muß man, um hoffen zu können, daß der andere es hört, an das glauben, was man sagt. Doch im Grunde seines Herzens ist jeder davon überzeugt, daß diese Rede steckenbleibt. Man begleitet sie deshalb mit Mimik und Gesten. Mit den Händen, mit den Augen sprechen. „Sag' es mit Blumen!" Lauter Prothesen, die die Insuffizienz der Rede bezeichnen sollen. Die Botschaft der Liebe nun – wenn's mal so kommt, daß sie erforderlich ist – sie kann, zumindest manchmal, ganz ohne das Sprechen auskommen.

Eine letzte Abschweifung: was soll das heißen „wenn eine Liebesbotschaft erforderlich ist"? Wie immer ist es nur scheinbar eine Abschweifung. Eben diese Liebesbotschaft ist nämlich im hysterischen Symptom enthalten, sie ist es auch, die sich gegen eine Welt nicht zu behaupten wagt, in der sie keinen Platz mehr hat und unbequem und peinlich ist. Die Liebe – so oft als schiefe Bahn denunziert, die zum Laster und zur Sünde führt – wird nur von den Instanzen so eingeschätzt, denen sie unverbrauchte Kräfte entzieht. Die Liebe ist ein bedeutender Energieverbraucher, sie zehrt an einem, zumindest, wenn sie die ihr von der Gesellschaft vorgeschriebenen Bahnen verläßt. Die Liebe, zunächst narzißtisch, aber mit der Möglichkeit, sich je nach Mut des einzelnen zur Liebe des anderen zu entwickeln, sollte oder könnte der unmittelbare Ausdruck des Individuums sein und hat nichts mit einer bequemen Lebensauffassung zu tun. Sie ist eine beständig schöpferische und gestaltende Kraft. Verglichen damit sind alle Erfindungen, die vom Wunsch nach gesellschaftlichem Erfolg bestimmt werden, banal und bequem, ja fast umsonst erreichbar. Die Liebe läßt keine anderen Besetzungen zu.

Man wird über so jugendliche, so veraltete Auffassungen über die Liebe erstaunt sein. Sie sind das Ergebnis einer aufmerksamen Lektüre der hysterischen Texte, der gesprochenen oder der gelesenen. Übrigens in größerem Ausmaß der gesprochenen Texte. Die Hysterikerinnen schreiben wenig. Was etwas mit der häufigen Schreibhemmung zu tun hat, über die viele intelligente und differenzierte Frauen klagen. Im Grunde hat Freud eben diese Hemmung aufgehoben, als er jene Technik erfand, bei der die Frauen „vor sich hinsprechen"* konnten, in einen Freiraum hinein, der vom anderen nicht versperrt wird. Dieser andere zeichnete sich in jenem Raum zuerst so ab, wie er durch alle Identifikationen, den gewählten und aufgezwungenen (wie sollte man sie unterscheiden?) repräsentiert ist. Nachdem jener andere demaskiert ist, entsteht in diesem Raum die Leerstelle, die von keinem imaginären anderen

* Deutsch im Original.

besetzt ist, die aber ein realer anderer einnehmen kann, damit sich das Wunder der Liebe ereignet.

Die Liebe muß erobert werden. Sie ist sicherlich allen zugänglich, aber nicht alle folgen dem anstrengenden, mühevollen Weg, der dorthin führt. Für den, der dieses Land erschlossen hat, sind die Versuchungen der Konsumgesellschaft armselige Köder. Das Fernsehen und die Geselligkeiten, sogar wenn es zum Gruppensex kommt, bieten ihm nur wenig Anreiz. Liebende sind die gefährlichsten Gegner des Systems von Produktion und Konsum. Die Liebenden scheren sich nicht um ihre gesellschaftliche Oberfläche. Und es ließen sich leicht Science-fiction-Romane ausdenken, in denen die wahren Liebenden zu verfolgten Parias, zu Juden eines Systems würden, das alle lebendigen Kräfte eines Individuums an sich reißt. Die Liebe produziert nicht, sie ist schöpferisch. Man denke an den Unterschied zwischen künstlerischer Schöpfung und industrieller Produktion. Erst eine ausschließlich profitorientierte Gesellschaft hat aus einem Kunstwerk ein Produkt allgemeinen Konsums gemacht. Liebe ist die fortwährende Wiederholung der Geste, die die Händler aus dem Tempel vertreibt.

Man wird daran Anstoß nehmen können, daß ein für Naturwissenschaftler und für Studenten der Medizin und der Humanwissenschaften gedachtes Buch viele Seiten enthält, die eher für die Midinetten von Paris bestimmt zu sein scheinen. Die Liebe hat im wissenschaftlichen Diskurs keinen Platz. Soll das heißen, daß Wissenschaftler nicht lieben? Sicherlich nicht. Manche Forscher sind mit Leidenschaft bei ihrer Arbeit und nicht von den Lorbeeren fasziniert, die sie ihnen bringen kann. Auch wird man nicht behaupten können, daß die Liebe keine Lorbeeren bringt. Sie ist aber noch zu einem ganz anderen Wunder in der Lage: sie transformiert die Lust/*plaisir* in das Genießen/*jouissance*. Diese Verwandlung ist nichts als die psychoanalytische Übersetzung des geflügelten Wortes: „Die Liebe ist stärker als der Tod." Sie kommt zwar nahe an ihn heran, hebt sich aber von seinem Hintergrund ab, während das leidenschaftslose, dem Wohlstandsbürger versprochene Glück sich mit dem flachen Horizont des Todes vermischt und sich auf ihn gründet.

Wie sollte man vermeiden, das geliebte Objekt nicht auch zu hassen, da es uns doch mit der Liebe zugleich die auslaugende Aufgabe des permanenten Über-sich-Hinausgehens auferlegt? *L'hainamoration* schreibt Lacan*. Hier ließen sich die psychoanalytischen Zuhälter einer Auffassung von Psychoanalyse, die es dem Subjekt erlaubt, „ein Behagen in der Kultur" zu empfinden, Analytiker, die glauben, ihre Arbeit ermögliche und erleichtere den Zugang

* A. d. Ü.: In etwa zu übersetzen mit: auf den Tod nicht leiden können und zugleich lieben.

zum Glück, die Gelegenheit nicht entgehen, Lacans neurotisches Symptom und das seiner Anhänger – übrigens weniger zahlreich als man glaubt – erkennen zu wollen.

Die Liebe beschäftigt den Menschen in der Gegenwart, sie nimmt ihn ganz in Anspruch und läßt ihm keinen Raum für Zukunftssorgen. Für die Liebenden gibt es kein Pensionsalter und schon gar kein vorgezogenes. Edle Gedanken zur Liebe kommen oft durch Untersuchungen und Wege zustande, wo die Liebe plötzlich endete. Auch die durch die Ehe garantierte Liebe ist zu oft eine dieser Frühgeburten, ein Weg, der nicht bis zu seinem Ende gegangen wurde.

Daß die Liebhaber schön ausgetretener Pfade durch solche Reden in Bestürzung gebracht werden, entkräftet diese in keiner Weise.

Das mindeste, was man vom Arzt verlangen kann

Was vermag der Arzt in der Konfrontation mit der Hysterie? Die vorangegangenen Seiten, besonders die über die Oralität, wiesen auf Grenzen hin, die er ohne Anwendung der Psychoanalyse nicht überschreiten kann. Diesseits dieser Grenzen werden sich bestimmt einige Psychoanalytiker gegen die Häresie empören, daß man Ärzten empfehlen kann, sich mit der Hysterie zu beschäftigen. Nun wird aber allzu leicht der enorm hohe Prozentsatz hysterischer Patienten in jedem medizinischen Klientel übersehen. Daß die Psychoanalytiker dieses ganze Klientel gerne für sich in Anspruch nähmen, ist nur zu verständlich, umso mehr als sich das Aushängeschild „Psychoanalytiker" rapide zu vermehren beginnt. Praktisch alle Gescheiterten der psychoanalytischen Erfahrung versuchen sich davon zu überzeugen, daß sie doch nicht gescheitert sind, indem sie sich als Psychoanalytiker „etablieren". Daß sie damit die Klienten gefährden, will ich damit nicht sagen; gerade in diesen Fällen nämlich ist die Analyse dadurch charakterisiert, daß gar nichts passiert.

In der Begegnung mit der Hysterikerin kommt dem Allgemeinarzt deshalb eine privilegierte Stellung zu. Zwar ist das psychoanalytische Experiment, daß die Person des Gesprächspartners eliminiert und damit den für die Entwicklung der Phantasmen notwendigen Freiraum schafft, nicht zu ersetzen, doch ebensowenig ersetzbar ist die Funktion des Arztes, dessen erste Handlung darin besteht, die Hand auf den Körper des Kranken zu legen. Jegliche Andeutung körperlichen Kontaktes zu entwerten, läuft auch auf ein Phantasma hinaus. Die Reduzierung des Menschen auf ein rein geistiges Wesen wird nur von jenen gewünscht, die vor der Sterblichkeit, der Schwäche des Körpers flüchten. Wer könnte sich eine körperlose Liebe wünschen?

Die Achtung des Körpers ist nicht da realisiert, wo man ihn verbietet. Die Achtung des Körpers zeigt sich darin, daß man seiner Berührung und seinem

Spiel wieder den Rang der vornehmsten Begegnung einräumt, die dem Menschen möglich ist.

Das mindeste, was man vom Arzt bei der Begegnung mit der Hysterikerin fordern kann, besteht darin, diese von allen Seiten bedrohte und entwertete Begegnung zu fördern und alles zu vermeiden, was sie einschränken könnte. Das ist der erste Teil der Arbeit mit der Hysterikerin. Ihm auszuweichen ist für den Praktiker im Grunde gleichbedeutend mit einem Kunstfehler.

Gibt es eine medikamentöse Therapie der Hysterie?

Die ausführlichen Zitate von Grasset haben bereits auf diese Frage geantwortet. Natürlich verschreibt man heutzutage weder Wurmpulver noch getrockneten Penis. Ebensowenig übrigens, wie den sukkulenten Penis. Wahrscheinlich gar nicht so sehr wegen der Unwirksamkeit dieser Mittel. Wer ein wenig mit der spezifischen psychiatrischen Medikation vertraut ist, für den ist ein solches Argument längst nicht mehr unwiderlegbar. Doch soll nicht bestritten werden, daß die Chemotherapie in der Behandlung eine Revolution herbeigeführt hat, auch wenn sie mehr symptomatisch als kurativ wirkt.

Ein besonderes Phänomen der gegenwärtigen Medizin ist die Industrialisierung. Die Herstellung der pharmazeutischen Produkte erfordert einen Absatzmarkt. Der enorme Einsatz von Forschungsmitteln und das Ausmaß der Produktion ermöglicht natürlich auch die Fabrikation außerordentlich wirksamer Medikamente. In einem Handwerksbetrieb kann man keine Antibiotika herstellen. Es wäre unredlich, diesen Fortschritt zu bestreiten. Ebenso unredlich wäre es aber, allen pharmazeutischen Veröffentlichungen Glauben zu schenken. Die meisten der auf den Markt gebrachten Medikamente sind wirkungslos, sie sind zumindest nicht unentbehrlich. Doch vielleicht ist das eine Voraussetzung dafür, daß die Erforschung und Entdeckung neuer Produkte weiterlaufen kann.

Mit Medikamenten jedoch beseitigt man weder eine Hysterie noch sonst irgendeine Neurose. Darauf zu spekulieren, würde zu Mißverständnissen und feindseligen Gegenübertragungsreaktionen führen. Es liefe darauf hinaus, ein Nicht-gesund-Werden durch Medikamente als Weigerung aufzufassen, gesund zu werden.

Dennoch geschieht oft gerade das. Die lange Zeit angewandten Beruhigungsmittel und Sedativa, ebenso wie die jetzigen Tranquilizer und Anxiolytika zeitigen nicht nur inkonstante Wirkungen, sondern lösen oft etwas aus, das man als paradoxe Reaktion bezeichnen muß. Barbiturate erschweren dann den Schlaf und rufen manchmal sogar eine gewisse Agitiertheit hervor; Tranquilizer bewirken Angst und Sympathikomimetika wie manche Appetitzügler schläfern ein und steigern hin und wieder sogar den Appetit.

Für die Hysterikerin und ihren Arzt ist die medikamentöse Behandlung eine stete Quelle der Enttäuschungen. Deshalb muß man nicht gleich jegliche Chemotherapie bei der Hysterie abschaffen. Dies liefe auf eine Karikatur mancher Aspekte der reinen psychoanalytischen Technik hinaus. Es kommt darauf an, die paradoxe Reaktion zu deuten, die für den hysterischen Ausdrucksmodus charakteristisch ist. Denn ganz gleich, ob es sich um eine vorgeblich oder tatsächlich gezielte medikamentöse Therapie oder um sonstige seit oder noch vor Hippokrates' Zeiten zusammengetragene Behandlungsmethoden handelt, das Hauptziel blieb die Symptomheilung, wie schon Grasset gezeigt hat.

Wenn all das, was bisher gesagt wurde, einen Sinn hat, dann den, daß das Symptom nicht zum Verstummen gebracht, nicht abgetötet werden darf. Die einzige Hilfe, die man der Hysterikerin anzubieten hat, kann nur in dem Versuch bestehen, die unter dem Symptom verborgene Botschaft zu enthüllen, ohne daß es zwischen Symptom und Botschaft mehr an Beziehung gäbe – ich habe es bereits gesagt – als zwischen dem Stein und der Eidechse, die sich unter ihm verbirgt.

Die Hysterikerin wird sich also gegen die medizinische Aggression wehren, die ihr das Symptom entreißen will, wie ein Schiffbrüchiger, dem man sein SOS-Signal entreißen wollte. Der die Manifestation des Symptoms erzwingende Druck ist ein Glaubensbekenntnis, das seinen Wert nicht dadurch einbüßt, daß es unbewußt ist. Warum Glaubensbekenntnis? Weil man an die Möglichkeit der Kommunikation wirklich glauben, besser: sie wünschen muß, wenn man ihr schon das Opfer der neurotischen Amputation zubilligt. Kommunikation! Ein richtiggehender Slogan, den man von verschiedenen Wissenschaften und Techniken übernommen hat und verwendet, um einmal mehr glauben zu machen, es gäbe Naturgesetze der menschlichen Gruppierungen. Immer aber handelt es sich nur um bestimmte soziale, vor allem aber ökonomische Notwendigkeiten, wobei, wie immer, die Liebesbindung davon ausgenommen bleibt. Nochmals muß man wiederholen, daß diese Bindung erst nach einer bestimmten Trauer existiert, der Trauer um das eigene Bild, dem Bild des allmächtigen Kindes, das wir im Phantasma gewesen sind, wie es Leclaire ausdrückt.* Gerade da kommt der mögliche Trugschluß einer Konzeption der Kommunikation zum Vorschein, die sich als Merkmal des erwachsen gewordenen Subjekts ausgibt.

In einer gut funktionierenden Gesellschaft hat jeder Bürger die Aufgabe, mit dem anderen zu kommunizieren, zu sprechen und seine Eindrücke und Ideen auszutauschen. Das ist ein Zeichen dafür, daß man sich im Gruppenver-

---

* S. Leclaire: *On tue un enfant*. Le Champ Freudien. Seuil, Paris 1975.

band wohl fühlt und in ihm glücklich ist. Man käme zu keinem Ende, wollte man einen Katalog aller Versuche anfertigen, aller Wege, die um der Kommunikation willen begangen werden. Kein Lebensabschnitt bleibt davon ausgenommen, vom Kindergarten bis zur Umgruppierung der älteren Jahrgänge im Pensionsalter und – warum nicht – im Greisenalter. Der Gruppe entgeht niemand. Kegelklub, Verein junger Ehepaare, Ehemalige der Abschlußklasse von 1981 oder Handelsvertreterverein der 795. Straße, jeder Vorwand ist recht, um die Leute zusammenzuführen und bei ihnen Interesse für ihre Umgebung und ihre Lebensbedingungen zu wecken. Gibt es einen Grund, diese Tendenz zu kritisieren? Sicherlich nicht, das Leben in der Gruppe ist nicht ohne Reize.

Nur sollte man sich vielleicht an die Fabel von James Thurber *The fairly intelligent fly* erinnern. Eine Fliege flog umher, sah eine große Versammlung anderer Fliegen und gesellte sich eilig zu ihren Artgenossen. Schon klebte sie auf einem Fliegenfänger.* Die Lehre, die Thurber aus dieser Fabel zieht, sieht etwa so aus: es gibt keine Sicherheit in der Menge, aber auch sonst nirgendwo. Was bedeutet das? Daß es gute Gründe gibt, in dem fälschlicherweise einem Herdentrieb zugeschriebenen Bestreben, sich zusammenzuschließen, eine mögliche unausgesprochene Bedeutung zu entziffern, d. h. es zu deuten. Was könnte es in dem „natürlichen“ Wunsch zu deuten geben, mit anderen Menschen – im Deutschen gibt es dafür das Wort Mitmensch** – eine Freude zu teilen?

Sicherlich ist es kein Zufall, daß man gerade in Deutschland besonders versessen auf zwischenmenschliche Beziehungen jeglicher Art ist. Die Konzentrationen der jüngsten unheimlichen Vergangenheit sind die schreckliche Karikatur dieser Tendenz, zu deren Erklärung, falls sie noch nötig sein sollte, man sich nicht mit einer Simplifikation zufrieden geben darf. Was nicht heißen soll, daß eine Deutung nicht auch einfach sein dürfte. Wie die meisten Deutungen gibt sich auch diese dem zu erkennen, der sie nicht fürchtet.

Wogegen wehrt sich die Gesamtheit der Gruppe? So gestellt, hat die Frage sogleich ihre Antwort. Die Gruppe wehrt sich gegen die unerträgliche Einsamkeit. Die Gruppe? Gibt es wirklich Beziehungen zwischen ihren Mitgliedern, oder handelt es sich um eine Ansammlung von Einsamkeiten? Die Beziehung ist nur ausnahmsweise in der Gegenwart realisiert. Wie oft suchen Verwitwete den Arzt auf, die deprimiert sind und über ihr Leid seit dem Verschwinden des Partners klagen? Und doch kann eine gründlichere Exploration häufig zutage fördern, daß es sich um eine Ehe handelte, in der

---

* Aus James Thurber: *Fables for our time.*
** Deutsch im Original.

keinerlei Kommunikation existierte. Schon oft genug wies ich auf den Mythologiecharakter der Paarbildung hin, so daß ich nicht nochmals darauf zurückkommen muß. Was eben über die Gruppen gesagt wurde, ist nichts als eine Verallgemeinerung jenes Trugbildes, dem das Paar als Alibi dienen kann. Ein Alibi, das um so weniger widerlegbar ist, als man die Realität der Liebe und auch ihre Wahrheit nicht bestreiten kann, selbst wenn sie nicht das ist, was allgemein geglaubt wird, und sie vor allem nicht mit Einmaligkeit und Ewigkeit synonym ist.

Der Erfahrung der Einsamkeit (das Wort Prüfung würde bedeuten, daß eine unter Umständen von der Vorsehung bestimmte Instanz sie fordert und für angebracht hält) kann niemand entgehen, der sich weigert, sein Leben in den Normen zu entfremden, die vom gesunden Volksempfinden vorgeschrieben werden. Ohne diese sicherlich schmerzliche Vorerfahrung einer Einsamkeit, in der sich der andere nicht mehr als Spiegel des Narziß zur Verfügung stellt, kann es keine wahre Beziehung geben. Der Tod des Narziß, seines Mythos und seiner unbewußten Phantasmen, in denen er gefangen ist, ist die Vorbedingung einer Beziehung. Daraus läßt sich ersehen, daß es hier nicht um einen Akt geht, der sich in einer Promiskuität ohne Begegnung vergeudet.

Die hysterische Botschaft, die die Möglichkeit einer Beziehung – aber einer Liebesbeziehung – behauptet, darf folglich nicht wie eine Suche nach Kommunikation im üblichen Wortsinn gehört werden. Zu oft gibt man sich damit zufrieden, dem Neurotiker seine Wiedereingliederung in die Gruppe ermöglicht zu haben. Diese Wiedereingliederung ist meistens prekär und unbeständig.

Nun hat aber die medikamentöse Therapie in der Regel die berufliche, familiäre und soziale Wiedereingliederung zum Ziel, wie es übrigens auch ihre Werbung anpreist. Der Neurotiker „darf" wieder werden wie jedermann. Ganz abgesehen davon, daß dieser „Herr Jedermann" gar nicht existiert, läuft dieses Bestreben auf nichts anderes hinaus, als das Subjekt seiner Differenz zu berauben, die es unersetzbar macht. Denn wenn auch im Register der Objektivität keiner unentbehrlich ist, so ist doch im Register der Subjektivität niemand ersetzbar. Ich scheue es nicht, mich dem Vorwurf auszusetzen, einen eingefleischten, sogar idealistischen Individualismus zu vertreten, denn es handelt sich um das letzte Bollwerk gegen den Termitenstaat, der Endlösung der Adepten der Konzentration.

Es ist somit nicht erstaunlich, daß die Medikamente bei den Hysterikerinnen andere Reaktionen hervorrufen, als man erwartet. Nicht der Gleichmacherei nachzugeben und nicht darauf zu verzichten, privilegierte Beziehungen hervorzubringen, sind die Imperative des hysterischen Unbewußten.

Ihren Ausdruck muß der Arzt fördern, wenn er nicht will, daß sie sich auf gefährlichere Weise ausdrücken.

Bezogen auf die Praxis heißt das, daß ein medikamentöses Vorgehen bei den Hysterikerinnen nur Sinn hat, wenn es von Psychotherapie begleitet wird, deren erstes Ziel darin bestehen wird, den Patienten hinsichtlich seines Schicksals wieder zuversichtlich zu stimmen. Ihn merken zu lassen, daß er in seiner subjektiven Wichtigkeit anerkannt, als Person angehört und trotz (das „wegen“ kommt später) seiner Symptome geschätzt wird, genügt oft schon, um die paradoxe Reaktion zu vermeiden, die vom Arzt wie ein Trotz empfunden wird, auf den er manchmal mit einer gewissen, natürlich unbewußten Grausamkeit reagiert.

Außer diesen für die Wirksamkeit einer Chemotherapie notwendigen Vorsichtsmaßregeln und vor der Erörterung der Psychotherapie im engeren Sinne gibt es noch einen Punkt, auf den man besonderen Nachdruck legen muß. Die therapeutische Aufgabe des Praktikers besteht nicht nur in positiven Handlungen: Medikation, verschiedene Psychotherapien. Sie besteht auch darin, falsche Wege zu vermeiden, Irrwege, die wir unter dem Motto der unheilvollen Begegnungen beschrieben haben.

Die Hysterikerin vor einem medizinischen oder chirurgischen Eingriff zu bewahren, der auf eine radikale Beseitigung des Symptoms hinzielt, dessen neurotische Natur nicht erkannt wurde, ist eine der wichtigsten Verhaltensmaßregeln im Umgang mit der Neurose.

Sich nicht gleich bei jeder einfachen Klage über Depressionen auf eine schwerwiegende thymoleptische Medikation stürzen! Nicht jede Patientin schon beim geringsten Pruritus ohne organische Ursache sofort zur Desensibilisierung drängen! Nicht diejenigen, für die ein leichter Schmerz der Vorwand ist, um einen Gesprächspartner zu finden, mit Analgetika, schon gar nicht schwerkalibrigen, vollstopfen!

Vermeiden wird man ebenso die systematische Appendektomie bei jedem Bauchschmerz, die Cholezystektomie bei jeder mehr oder weniger zufälligen Entdeckung von Gallensteinen oder die mehr oder weniger vollständige, vielleicht sogar erweiterte Hysterektomie, wenn man die Ursache für eine Blutungsunregelmäßigkeit bei einem kleinen Fibrom vermutet. Es geht hier nicht darum, die Monströsitäten heraufzubeschwören, die jeder nach einer gewissen Zeit in seiner Praxis erleben wird, sondern um die Mahnung, daß jeder medizinische oder chirurgische Eingriff, der durch den Gesundheitszustand des Patienten nicht absolut indiziert ist, ein Kunstfehler ist.

Wir können jetzt zum letzten Punkt dieser Untersuchung übergehen.

Der Psychotherapeut wider Willen

Was ist ein Psychotherapeut?

Ein Bild von René Magritte mit dem Titel „Der Therapeut" kann diese Frage vielleicht beantworten. Ein Mann sitzt auf einer Bühne, neben sich hat er einen Ledersack. Sein Rumpf ist durch einen offenen Käfig dargestellt. In ihm sieht man eine Taube sitzen, eine zweite befindet sich außerhalb des Käfigs. Dieser ist teilweise durch eine Decke verhüllt, ein Hut ist dem Ganzen aufgesetzt.

Man ist versucht, eine brillante Deutung dieses Gebildes zu geben und seinen Titel durch diese Deutung zu erklären. Nun, es gibt aber keine Deutung, jeder kann seine eigene ausarbeiten, und wenn er sie auch jeden Augenblick, nach jeder neuen Erfahrung neu ausarbeiten müßte.

Der Therapeut von Magritte ist ein surrealistisches Objekt. Es lädt uns zu einer anderen Sichtweise der Dinge ein, einer Sichtweise, die sich von den Regeln und dem Erlernten, den Traditionen und der Sicherheit losgelöst hat.

Das Bild antwortet zunächst auf einen unvermeidlichen Einwand: jeder Allgemeinpraktiker wird sagen „niemand hat uns während unseres Studiums die Psychotherapie gelehrt". Das ist richtig – glücklicherweise! Hin und wieder redet man den jungen Psychiatern ein, man unterweise sie in der Psychotherapie. Ein großer Teil dieses Unterrichts aber ist oft eher schädlich – es ist dies kein zu hartes Wort – als nützlich!

Wie spielt sich dieser Unterricht ab? Die Vorlesungen können Aufmerksamkeit und Interesse wecken, insofern sie die Position des Lehrenden hinsichtlich einer Frage oder eines Problems angeben. Vorausgesetzt, sie werden nicht als *die* Wahrheit wie das Evangelium oder die Offenbarung verkündet. Sie haben unter anderem den Sinn, Kritik anzuregen und den kritischen Geist zu stimulieren, den die Überfülle des Stoffes, die der eigenen Forschungs- und Erfindungsgabe kaum Platz läßt, häufig abgestumpft hat. Die Arbeit in Gruppen spielt sich meistens in Form der „Supervision" ab, ein Begriff, der aus den angelsächsischen Ländern importiert wurde. Die Neulinge der Psychotherapie tragen ihre Fälle einem Supervisor vor, einem Supertherapeuten, d. h. einem von höherer Qualifikation. Was er auch sagt, er kann dieser *appellation contrôlée*, diesem Gütesiegel*, das oft auch durch das Etikett „Kontrollanalytiker" ersetzt wird, nicht entgehen. Und was der Student mit größter Sicherheit von dieser Praxis behält, ist die Überzeugung, daß es Leute gibt, die mehr wissen als er selbst, und daß er sich nur ihrer Weisheit anzuvertrauen hätte, um zu wissen, was man für einen Kranken am

---

* A. d. Ü.: *Appellation contrôlée*, ein Gütezeichen für Weine.

Tage vor seinem Tod hätte tun müssen, wie Toinette sagte.* Er vergißt, daß dieser Supervisor (Mann oder Frau) auch nur jemand ist, der früher die gleichen Ängste erlebt hat, denen er jetzt ausgesetzt ist. Jemand, dessen Wissen vor allem in folgendem besteht: daß der Psychotherapeut während seiner ganzen Laufbahn den Ängsten nicht entrinnen kann, die ihm seine Arbeit auferlegt. Es gibt kein Rezeptbuch der Psychotherapie. Das Symptom und die Neurose insgesamt sind surrealistische Objekte. Sie sind schwanger mit allen Entdeckungen, Erfindungen und Gedichten. Darüber hinaus auch Quell aller Lüste, aller besonderen Augenblicke des Lebens. Was durch die Psychotherapie geboren wird, ist eine Rede, eine neuartige Rede, die sich der abgenutzten und durch die Unterwerfung unter vorgeschriebene Denkweisen entwürdigten Rede entgegenstellt.

Als unentbehrliche Mindestvoraussetzung für die Psychotherapie muß der Therapeut auf die Überzeugung verzichten, daß er die Wege des Lebens, des Glücks und der Lust kennt, und daß seine Aufgabe darin bestünde, den Patienten auf diese richtigen Wege zu bringen. Im Gegenteil, er hat mit dem, der sich ihm anvertraut, jeweils spezifische Wege zu entdecken, die sich wahrscheinlich von den eigenen unterscheiden und vielleicht sogar ihnen entgegengesetzt verlaufen. Er wird erstaunt, schockiert oder irritiert sein. Seine Aufgabe besteht folglich nicht darin, beim Patienten zu zerstören, was ihn, den Therapeuten, überrascht, sondern zu erforschen, weshalb er sich daran stößt oder darüber ärgert.

Diese Rückkehr zu sich selbst erfordert oft Anstrengungen und löst Ängste aus. Es ist der Preis, den man zu zahlen hat, um unbekannte Aspekte der eigenen Person zu entdecken. Immer ergibt sich daraus eine Erweiterung, eine Bereicherung der eigenen Existenz, was das sicherste Zeichen dafür ist, daß man gemeinsam eine Entdeckung gemacht hat und der Patient davon ebenso profitiert wie der Arzt.

Gerade beim Therapeuten, der sich selbst als surrealistisches Objekt entdecken wird, sitzen die „Widerstände". Nur mit Mühe erkennt man seine eigene Neurose, und es fällt einem nicht leicht, die markierten und beruhigenden Wege zu verlassen, die zu einer gesicherten Zukunft führen. Es gibt keine Sicherheit, ist die Aussage der Fabel von Thurber. Der nächste Tag kann der Kehraus des heutigen sein, und das ganze Leben des Menschen kann zum surrealistischen Objekt werden, das aus Bruchstücken besteht, die keine offensichtliche Beziehung zueinander haben. Die einzige Beständigkeit ist das Subjekt selbst, das in keiner Weise Herr dessen ist, was auf es zukommt. Man

---

* A. d. Ü.: Aus Molière: *Der eingebildete Kranke*. III. Akt, 10. Aufzug.

kann nur empfehlen, sich dem Mißtrauen der Hysterikerin gegen feststehende Ideen und als stabil geltende Werte anzuschließen.

Der Verzicht auf eine Sicherheit der Zukunft ist der Weg zu einem Leben in der Gegenwart. Zu einem Wunsch in der Gegenwart.

Nicht alle sind dazu in der Lage. Manche Neurosen wehren sich dagegen und verweigern sich. Vielleicht sind sie für das Subjekt das kleinere Übel. Es wäre falsch, sie um jeden Preis ändern zu wollen.

Der Arzt aber, der diesen Weg zu begehen wagt, wird aus Notwehr, wider seinen Willen, zum Psychotherapeuten.

Für manche kann dieser Weg zur Psychoanalyse führen. Andere werden ihre eigenen Methoden entwickeln.

Die Kodifizierung mancher Techniken wird ihnen dabei helfen können. Entspannungsübungen, Hypnose, körperliche Ausdrucksübungen usw. gehören hierher, je nach Geschmack und den Möglichkeiten des einzelnen. Jede Technik hat ihren Reiz, vorausgesetzt, man nimmt sie als das, was sie ist: eine Technik und nicht ein Endpunkt, so wenig wie eine letzte Wahrheit. In der Kunst heißt es, jede Technik darf entweiht werden, wenn man ihr ein Kind machen will.

Jeder Arzt, der über seine Erfahrung sprechen will, wird immer einen Psychiater oder einen Psychoanalytiker finden, der bereit ist, zuzuhören. Beispielsweise im Rahmen einer Balint-Gruppe, oder in noch zu erfindenden Formen, denn die Erfindung bleibt das Zauberwort, die Erfindung, die im Gefolge der Hysterikerin geboren wird.

Schluß

Es geht nicht darum zu schließen, abzuschließen.

Dieses Buch wird seinen Zweck erreicht haben, wenn sich dem Leser mehr Fragen aufgetan haben, als er zu Anfang hatte. Nicht einmal die Frage, ob die Hysterie eine Krankheit ist oder nicht, hat eine Antwort erhalten. Sicher ist, daß sie uns alle angeht. Der Arzt kann der Hysterie nicht gleichgültig gegenüberstehen. Er kann viel für sie tun. Gleichzeitig kann er, wenn er der Hysterie folgt, ebensoviel für sich tun.

Es war auch die Rede von der Liebe und dem Tod, der Lüge und der Wahrheit.

Eine Wahrheit, die nicht sättigt und alles zu wünschen übrig läßt.

Das folgende Zitat von Lacan soll am Ende stehen:

„*Car la vérité s'y avère complexe par essence, humble en ses offices et étrangère à la réalité, insoumise au choix du sexe, parente de la mort et, à tout prendre, plutôt inhumaine, Diane peut-être ... Actéon trop coupable à courre la déesse, proie où se prend, veneur, l'ombre que tu deviens, laisse la meute aller sans que ton pas se presse, Diane à ce qu'ils vaudront reconnaîtra les chiens ...*"*

---

* J. Lacan: *La chose freudienne*. In: *Ecrits*. Seuil Paris 1966, 436.
„Denn die Wahrheit erweist sich hier als vom Wesen her komplex, demütig in ihrem Amt und nicht der Realität zugehörig, nicht dem Geschlecht gehorchend, verwandt dem Tod und alles in allem, eher inhuman, Diana vielleicht ... Aktäon, zu frevelhaft bei der Jagd nach der Göttin, Jäger, der sich in der Beute fängt, Schatten, der Du wirst, laß' die Meute los, ohne daß Dein Schritt sich eilt, Diana wird ihre Hunde daran erkennen, was sie wert sind ...

Heinrich Racker
Übertragung und Gegenübertragung

Studien zur psychoanalytischen Technik

Aus dem Spanischen übertragen und herausgegeben von Gisela Krichhauff
4. Auflage 1993. 227 Seiten. Kart. DM 32,– (3-497-01006-5)

„Schon immer, seit ich als Analytiker arbeite, hat es mich beeindruckt und nachdenklich gemacht, wenn ich auf die bemerkenswerte Kluft stieß zwischen dem sehr geweiteten und vertieften psychoanalytischen Wissen und den noch so begrenzten Möglichkeiten, dieses Wissen auch für die psychische Wandlung der Analysanden nutzbar zu machen. Meine Betroffenheit durch diese Diskrepanz hat mich immer wieder dazu gebracht, Probleme der Technik zu untersuchen, und sie war es auch hauptsächlich, die mich veranlaßt hat, die in diesem Buch zusammengefaßten Studien auszuarbeiten.“ H. R.

Fritz Riemann
Grundformen der Angst

Eine tiefenpsychologische Studie

1993 (480. Tsd.). 212 Seiten. Kart. DM 24,80 (3-497-00749-8)

Angst gehört unvermeidlich zu unserem Leben. Die Geschichte der Menschheit läßt immer neue Versuche erkennen, Angst zu bewältigen, zu vermindern, zu überwinden oder zu binden. Mut, Vertrauen, Erkenntnis, Macht, Hoffnung, Glaube und Liebe können uns helfen, Angst anzunehmen, uns mit ihr auseinanderzusetzen, sie immer wieder neu zu besiegen.

Fritz Schweighofer
Das Privattheater der Anna O.

Ein psychoanalytisches Lehrstück. Ein Emanzipationsdrama

1987. 174 Seiten. 8 Abb. Kart. DM 23,80 (3-497-01130-4)

War der erste „Fall“ der Psychoanalyse Theater, mit Bertha Pappenheim in der Rolle der Anna O.? Hat Freud seine Thesen einem gut inszenierten Liebesdrama zu verdanken? Die Biographie Bertha Pappenheims, einer Frau, deren ungewöhnliches Leben tiefe Spuren auf zwei so verschiedenen Gebieten wie der Psychoanalyse und der Frauenemanzipation hinterließ, wirft neues Licht auf die Entstehungsgeschichte der Psychoanalyse.

Serge K. D. Sulz (Hrsg.)
Verständnis und Therapie der Depression

1986. 404 Seiten. 24 Abb. Geb. DM 69,80 (3-497-01081-2)

In diesem Übersichtswerk stellen namhafte Vertreter der wichtigsten psychotherapeutischen Richtungen ihr Verständnis und ihre Therapie der Depression dar.

Ernst Reinhardt Verlag München Basel